傷寒・金匱薬物事典

総監修　伊田　喜光（横浜薬科大学薬学部教授）

監　修　根本　幸夫（昭和大学薬学部非常勤講師）
　　　　鳥居塚和生（昭和大学薬学部教授）

はじめに

伊田喜光

　素晴らしい本が出来上がった．根本氏との遊びがここまで発展してこようとは，彼とのお付き合いが始まった当初は想像さえしていなかった．

　彼が突然昭和大学の私の研究室を訪れたのは，もう10年ほども前のことである．以来，漢方とその歴史から現在の状況などについて，いろいろな会話をしてきた．ある時，彼の「薬学はなぜ漢方に取り組まないのか」という質問に対して，私は生薬学に携わる者の一人として，勝手な私見をいくつか述べた．例えば，

・そのスタートにおいて，生薬学は本草学と密着していたものの，多くの「生薬学研究室」が「生薬学・植物化学研究室」と名前を替えたように，専ら生薬や薬用植物の成分研究に興味の対象が移行している．
・私が未だに敬愛して止まない恩師川崎敏男先生でさえ，生薬やそれから構成される漢方薬については薬物としての価値に関しては否定的であり，成分研究の対象とした生薬は数えるほどしかなかった．このことは，川崎先生だけではなく，多くの薬学研究者が生薬・漢方薬に対して同様の認識であったし，この状況は現在も続いている．
・生薬や漢方薬の活性研究に関しては，薬理学の興味の対象とされず，これに興味をもつ一部の生薬学研究者が自らプロトコールを立ち上げ，興味ある知見を得てはいたが，薬理学的稚拙さを指摘されはしても，本格的な薬理学研究の対象とされることは極めて希であった．
・加えて近年，学問も「都会化」し，研究者としての評価に関しても発表論文数や掲載雑誌などによって取り沙汰されるなど，いわゆるグローバリゼーションが先行し，「田舎的」な植物分類学や本草学的研究は急速に排除される側に追いやられていった．
・こうした状況の中，「漢方学」なるものは薬学領域では育つどころか，排除される傾向の方が強く，薬学出身者の手中から次第に離れていった．
・一方，漢方の解説書はこれまでいくつも出版されてきたが，多くは『傷寒論』や『金匱要略』に関する漢文の参考書もどきであり，症例が示されてはいても著者の見解は必ずしも具体的でなく，むしろ独善的で難解なものが多いように思われる．したがって，これらの書物を手にするものは薬学関係者にさえ少なく，漢方は薬学者の研究対象とはなり難い．
　などである．

　根本氏が半端な漢方家でないことに気付かされたのはどれくらい経ってのことであったろうか（実際，彼は漢方家に留まらず，現代希な博物学者であると私は認識している）．

　そうしたある日，彼に「根本漢方」なるものを書かないかと提案した．先ずは彼自身が

彼の中に育んできた漢方とその思想をすべて吐き出して，世の漢方家の評価を問い，これによって得られる，より具体的な見方の中から研究すべき問題点が明らかになるだろうと素人なりに考えたからである．その私に，彼は「先生，一緒に遊びましょう」ときた．

口は災いの元というが，以来，「生薬・ハーブの世界的動向」に始まって，つい先日の『モンゴル医薬学の世界』刊行に至るまで，私は未だに赤面の日々を続けている．だが，私たちの遊びは，やっと道半ばなのである．

本書は，『傷寒論』と『金匱要略』中の全薬物169種が，当時どのように用いられていたかを，周辺の薬物書をも検討しながら，原典により忠実であることを心がけて調査研究したものである．最近，薬学の世界に，ようやく漢方研究復活の兆しが見え始めてきた．そうした今，本書の誕生はまことに時宜を得たものである．実務家や研究者にはもちろん，初学者にとっても分かりやすい有用な事典として貴重な資料になり得るものと思われる．

この遊びに関して，各方面の方々からご批判・ご教示を仰ぎたい．

終わりに臨み，本書が仕上がるまでには，実に数多くの方々に携わっていただいた．これらの方々に心から御礼を申し上げます．制作に関しては，総合漢方研究会と昭和大学薬学部生薬学・植物薬品化学教室のスタッフを中心に，東北薬科大学，昭和薬科大学，共立薬科大学，日本大学医学部の方々の協力を得ました．とりわけ，労を厭わず綿密な資料調査をやってくださった西島啓晃氏，大石雅子氏ならびに根本幸夫氏の多大な努力に深く感謝いたします．また，本書に対する過分な推薦文を頂戴した寺澤捷年先生ならびに花輪壽彦先生に深謝申し上げます．

日本薬局方収載生薬については，お茶の水女子大学の佐竹元吉教授，日本漢方協会副会長の三上正利氏，国立医薬品食品衛生研究所の川原信夫氏のご教示を受け，現在流通している生薬の調査等については，株式会社栃本天海堂，小太郎漢方製薬株式会社，株式会社ウチダ和漢薬，三和生薬株式会社，松浦漢方株式会社，丹平中田株式会社，株式会社ツムラなどの協力を得ました．また本書の刊行に尽力してくださった万来舎の藤本敏雄氏と大石直孝氏，ならびに表紙をデザインしてくださったホワイトルームの木内政幸氏に心から感謝いたします．

『傷寒・金匱薬物事典』の制作にあたって

根本幸夫

　近年，日本の薬学部・医学部において漢方の再認識が進み，例えば新設の横浜薬科大学に漢方薬学科が設置されるような状況になったが，現在もなお日本の漢方や中国の中医学の基本となっている『傷寒論』と『金匱要略』収載処方の構成薬物の解説書がない．処方を構成している薬物の効能が解らなければ，真の意味においてその処方を理解することはできない．今回本書を出版した最も大きな理由は，まさにここにあった．

　平成13年，日本において一般用漢方処方として認められている210処方の全構成生薬の解説書『漢方210処方生薬解説』（じほう）を前国立医薬品食品衛生研究所生薬部長の佐竹元吉氏の協力を得て出版したが，この『210処方』中に『傷寒論』『金匱要略』収載の全ての薬物が入っているわけではない．『210処方』において，上掲両書に由来するものならびにその関連処方は89処方であり，約43％にすぎなかった．

　それらの構成生薬の効能や用法も時代によって違いがあり，赤小豆や木通のように現在の我々の常識とは異なった用法も多々みられる．薬物の中には現在では基原が不明となっているものもあり，また同一処方の薬物であっても中国と日本では基原を異にするものも少なくない．本書ではこれらの点にも留意して，できるだけ専門用語を減らし，どうしても用いざるを得ない専門用語については用語解説をつけて補うこととした．また薬効や用法を示す引用文献は，『傷寒論』や『金匱要略』とほぼ同時代の成立と考えられる『神農本草経』や，時代の近接する『名医別録（めいいべつろく）』を中心に，宋代の『重修政和経史証類備用本草（じゅうしゅうせいわけいししょうるいびようほんぞう）』で補った．さらに古方派の文献としては『重校薬徴（じゅうこうやくちょう）』を中心に『気血水薬徴（きけつすいやくちょう）』を加味し，足りない部分は宇津木昆台（うつぎこんだい）の『薬能方法弁（やくのうほうほうべん）』をもって補った．また中医学の立場からは『中薬学講義』を加え，現代の薬効は『中薬大辞典』を中心に置き，古方・中医学いずれの立場からも理解しやすいように配慮した．配合応用については，筆者が現在執筆中である『傷寒雑病論の処方原理』を中心にまとめた．

　今回の出版に際しては，まことに多くの方々の協力を得た．お一人ずつの名前をあげる紙幅はないが，この場を借りて衷心より感謝を申し上げたい．

　なお本書が，昭和大学でお世話になった伊田喜光教授の退任と横浜薬科大学漢方薬学科長着任の慶事にあわせて出版の運びとなったことは，望外の喜びである．一冊の書物として，思い半ばに過ぎるとは未だ必ずしも言い得ないが，今後多くの方のご指導により，より充実したものとなることを深く願うものである．

『傷寒・金匱薬物事典』を監修して

鳥居塚和生

　漢方医学の勉強を始めた時に，漢方処方名や生薬名が漢字であることに戸惑いを覚える方も少なくないと思われる．また「木防已湯」で用いられる生薬は，木防已ではなく漢防已のことであると後になって教えられたりすると，『傷寒論』『金匱要略』を読むのはなかなか大変なことと思えてきたりする．

　伊田喜光先生，根本幸夫先生の自序にあるように，本書は『傷寒論』『金匱要略』に収載される生薬について，つまびらかな解説を付けたものである．処方の持つ方格ともいうべき効果や効能を理解するうえでは，それを構成する生薬の基原や薬効・薬理の理解が不可欠である．処方を理解するために生薬の理解が必要であり，生薬を理解する上では，処方の理解が必要である．この両者を上手く結びつけられてこそ漢方処方の理解と，処方の運用がより一層進むものといえよう．このような有機的な形で結びつけるために，初学者にとっても，また漢方医学をご専門とする方々にとっても本書が果たす役割は大きいものではないかと期待される．

　本書がこのように上梓されるにあたっては，実は伊田先生，根本先生の並々ならぬご指導とご努力があり，資料を丁寧に吟味されお二人で何度も推敲を行っているところを見ている．天然物化学をご専門とされる伊田先生，漢方医学はもとより様々なことにご造詣の深い根本先生のお二人が手がけたからこそ，このような類書のない新しい切り口の書籍が出来上がったものといえよう．またそのための綿密な資料調査を支えたのは，主に総合漢方研究会の西島，大石両先生であることも特記すべき点である．

　今回，私も監修の栄に浴することができたが，両先生のご指導を受けながら目を通したに過ぎない．時間的な制約もあり，誤植や誤記など不備な点を見逃してしまっているのではないかと秘かに危惧している．そのような不備な点についての責は私に帰するものであり，読者諸賢のご指摘をお願いしたい．

『傷寒論』と『金匱要略』について

　『傷寒論』と『金匱要略』はもともと1つの医書であって，後漢末期に張仲景が著した『傷寒雑病論』が時代の変遷によって2書に分かれたものであったと考えられている．

　現在伝わる『傷寒論』の自序によれば，張仲景は名を機と称し，河南省南陽の出身で，湖南省長沙の太守（郡の長官）をしていたことが判る．張仲景が『傷寒雑病論』を著した時期は「余が宗族もと多し，さきに二百に余る．建安紀年（196年）以来，なお未だ十年ならざるに，その死亡するもの三分の二にあり，傷寒は十のその七をしめる」とあることより，196年から10年以内ということになる．この時代はまさに動乱期で，184年には黄巾の乱が起こり，192年には曹操が挙兵し，208年には赤壁の戦いがあるという後漢とはいっても三国志の群雄割拠する戦乱の時代であった．そしてその10年未満の間に，張仲景の一族二百余名のうち3分の2の130名ほどが死に，そのうちの70%にあたる100名弱が傷寒という急性熱性病で死んだというのである．張仲景はこの事実に発奮して，「乃ち勤めて古訓を求め，博く衆方をとり，素問，九巻（『霊枢』），八十一難（『難経』），陰陽大論，胎臚薬録，ならびに平脈弁証を撰用して傷寒雑病論あわせて十六巻を為す」とあるように，当時残っていた優秀処方を集め，上記の種々の医書や薬物書を参考にして，急性熱性病の発病から死に至る過程を分析して6段階に分け，個々の段階と症状に応じて薬剤を処方する体系をもった『傷寒論』と，慢性病について論じた『雑病論』とをあわせて16巻の医書を創ったのである．この原著は戦乱の中，まもなく散逸することとなったが，「傷寒論」の部分だけは，西晋の王叔和によって収集整理され，『傷寒論』として世に出ることとなった．しかし，やがてこの書も散逸してしまう．その後，唐時代に，孫思邈の『千金翼方』の巻9と巻10に『傷寒論』のかなりの部分が採録された．そして宋代になって，印刷技術が飛躍的に発展した時，校正医書局の林億や高保衡によって，それまで残っていた諸本や引用文献が考証，校勘され，『傷寒論』全10巻として刊行された．これが今日広く伝わる種々の版本のもとになったものである．この宋代に刊行されたものを，俗に『宋版傷寒論』というが，これも現存するものはなく，現在伝わるものは，明代に趙開美が復刻した趙開美本と呼ばれるものである．なお，この宋の校正を経ず伝播しているものも存在する．金の成無已の『注解傷寒論』や古本傷寒論といわれる『康治本傷寒論』や『康平本傷寒論』などである．

　一方『金匱要略』のもととされている「雑病論」の散逸は『傷寒論』以上に甚だしく，『脈経』，『甲乙経』，『諸病源候論』，『千金方』，『外台秘要』，『小品方』などにその引用文が収載されているのみであったが，北宋時代に翰林院において『傷寒雑病論』の要約版ともいえる『金匱玉函要略方』が発見された．これは上中下3巻からなり，上巻は傷寒病について書かれ，中巻は雑病，下巻は婦人病と方剤について書かれていた．林億

『傷寒論』と『金匱要略』について

らは本書をもとにして，上巻の傷寒部を削除し，方剤部分を病証別に並べ替え，さらに欠如していると思われる部分を上記の『外台秘要』などの諸文献から補って，『金匱方論(きんきほうろん)』全25篇262方として刊行した．これが現在『金匱要略』として伝わる書物のもととなった本である．しかしこの北宋時代の『金匱方論』も現存してはおらず，元代以降の版本が残るのみである．

本書では底本として，現在残っている最善本といわれる，明・趙開美本『傷寒論』と元・鄧(とう)珍(ちん)本『金匱要略』(いずれも北里研究所附属東洋医学総合研究所・医史文献研究室編，燎原書店)を用いている．

今回，本書では，生姜，乾姜を別類とし，烏頭，天雄，附子などは一類とみなして，全169の薬物について記載した．張仲景の生きた時代は動乱期であったが，『傷寒論』や『金匱要略』の使用薬物の産地は南方産の桂枝，訶梨勒，北方産の人参，麻黄，甘草，蜀からは蜀椒，呉からは呉茱萸など，全国規模に及んでいる．またこの両書の成立と近接した時代にできた『神農(しんのう)本草経(ほんぞうきょう)』や『名医別録(めいいべつろく)』などの本草書収載薬物と，大部分は重なっているが，これらの本草書に未収載のものも用いられ，また収載されている薬物であっても使用されている薬効は各本草書と必ずしも同じではなく，張仲景独自の用法も多数見られる．さらに，薬物の出現頻度中に桂枝湯の構成薬物が圧倒的に多いことや，桂枝湯の加減方(かげんほう)の多さからみるに，桂枝湯を中心とした独自の処方形成理論もすでに成立していたと考えてよい．

このように『傷寒論』『金匱要略』を学ぶことは，個々の処方を知って実際に臨床の力を上げるというだけではなく，張仲景の処方学をも同時に学ぶことになるのである．そして，そのためには両書中の薬物の効能と用法をしっかり把握することが重要となるのである．

もくじ

はじめに　伊田喜光 …………………………………………………………… 3
『傷寒・金匱薬物事典』の制作にあたって　根本幸夫 ……………………… 5
『傷寒・金匱薬物事典』を監修して　鳥居塚和生 …………………………… 6
『傷寒論』と『金匱要略』について …………………………………………… 7
凡例 ……………………………………………………………………………… 13

発汗発表薬　21

- 麻黄（まおう） ……………………… 21
- 桂枝（けいし） ……………………… 23
- 防風（ぼうふう） …………………… 27
- 升麻（しょうま） …………………… 28
- 葛根（かっこん） …………………… 29
- 生姜（しょうきょう） ……………… 30
- 独活（どくかつ） …………………… 32
- 菊花（きっか） ……………………… 33

清熱薬　35

I　清熱薬 ……………………………… 35
- 石膏（せっこう） …………………… 35
- 知母（ちも） ………………………… 37
- 寒水石（かんすいせき） …………… 38
- 柴胡（さいこ） ……………………… 39
- 白頭翁（はくとうおう） …………… 41
- 白薇（びゃくび） …………………… 42
- 竹茹（ちくじょ） …………………… 42
- 竹葉（ちくよう） …………………… 43
- 葦茎（いけい） ……………………… 44
- 白蘞（びゃくれん） ………………… 45
- 連翹（れんしょう） ………………… 46
- 鶏子白（けいしはく） ……………… 48
- 蜂窠（ほうか） ……………………… 49

- 黄連（おうれん） …………………… 49
- 黄芩（おうごん） …………………… 51
- 黄柏（おうばく） …………………… 53
- 消石（しょうせき） ………………… 54
- 苦参（くじん） ……………………… 56
- 秦皮（しんぴ） ……………………… 57
- 梓白皮（しはくひ） ………………… 58

II　清熱除煩薬 ………………………… 58
- 山梔子（さんしし） ………………… 58
- 香豉（こうし） ……………………… 60

止瀉薬　62

- 赤石脂（しゃくせきし） …………… 62
- 白石脂（はくせきし） …………… 63
- 禹餘粮（うよりょう） ……………… 64

瀉下薬　66

- 大黄（だいおう） …………………… 66
- 芒硝（ぼうしょう） ………………… 68
- 麻子仁（ましにん） ………………… 70
- 商陸根（しょうりくこん） ………… 71
- 猪膏（ちょこう） …………………… 72
- 甘遂（かんつい） …………………… 73
- 芫花（げんか） ……………………… 74
- 大戟（だいげき） …………………… 75
- 巴豆（はず） ………………………… 75

もくじ

温補薬　　77

- 附子類（ぶしるい）・・・・・・・・・・・・・・ 77
- 乾姜（かんきょう）・・・・・・・・・・・・・・ 82
- 細辛（さいしん）・・・・・・・・・・・・・・・・ 84
- 呉茱萸（ごしゅゆ）・・・・・・・・・・・・・・ 86
- 蜀椒（しょくしょう）・・・・・・・・・・・・ 87
- 葱白（そうはく）・・・・・・・・・・・・・・・・ 89
- 羊肉（ようにく）・・・・・・・・・・・・・・・・ 90

気薬　　91

I　行気薬・・・・・・・・・・・・・・・・・・・・・ 91
- 厚朴（こうぼく）・・・・・・・・・・・・・・・・ 91
- 枳実（きじつ）・・・・・・・・・・・・・・・・・・ 93
- 橘皮（きっぴ）・・・・・・・・・・・・・・・・・・ 94
- 薤白（がいはく）・・・・・・・・・・・・・・・・ 96
- 木通（もくつう）・・・・・・・・・・・・・・・・ 97
- 真朱（しんしゅ）・・・・・・・・・・・・・・・・ 98
- 酒類（しゅるい）・・・・・・・・・・・・・・・・ 99

II　降気精神安定薬・・・・・・・・・・・・ 100
- 竜骨（りゅうこつ）・・・・・・・・・・・・・・ 100
- 牡蛎（ぼれい）・・・・・・・・・・・・・・・・・・ 102
- 紫石英（しせきえい）・・・・・・・・・・・・ 104
- 甘草（かんぞう）・・・・・・・・・・・・・・・・ 104
- 蘇葉（そよう）・・・・・・・・・・・・・・・・・・ 108
- 甘李根白皮（かんりこんはくひ）・・・・・ 109
- 代赭石（たいしゃせき）・・・・・・・・・・ 110
- 鉛丹（えんたん）・・・・・・・・・・・・・・・・ 111

III　補気精神安定薬・・・・・・・・・・・・ 111
- 酸棗仁（さんそうにん）・・・・・・・・・・ 112
- 小麦（しょうばく）・・・・・・・・・・・・・・ 113
- 大棗（たいそう）・・・・・・・・・・・・・・・・ 114
- 柏実（はくじつ）・・・・・・・・・・・・・・・・ 116

補益強壮薬　　117

- 人参（にんじん）・・・・・・・・・・・・・・・・ 117
- 黄耆（おうぎ）・・・・・・・・・・・・・・・・・・ 120
- 山薬（さんやく）・・・・・・・・・・・・・・・・ 121
- 山茱萸（さんしゅゆ）・・・・・・・・・・・・ 122
- 膠飴（こうい）・・・・・・・・・・・・・・・・・・ 123
- 神麹（しんきく）・・・・・・・・・・・・・・・・ 124
- 鶏子黄（けいしおう）・・・・・・・・・・・・ 125
- 獺肝（だっかん）・・・・・・・・・・・・・・・・ 126
- 大豆黄巻（だいずおうけん）・・・・・・ 127
- 蜜（みつ）・・・・・・・・・・・・・・・・・・・・・・ 128

補津薬　　130

- 麦門冬（ばくもんどう）・・・・・・・・・・ 130
- 天門冬（てんもんどう）・・・・・・・・・・ 131
- 百合（びゃくごう）・・・・・・・・・・・・・・ 132
- 栝楼根（かろこん）・・・・・・・・・・・・・・ 133
- 萎蕤（いずい）・・・・・・・・・・・・・・・・・・ 134
- 粳米（こうべい）・・・・・・・・・・・・・・・・ 135
- 文蛤（ぶんごう）・・・・・・・・・・・・・・・・ 136
- 鱉甲（べっこう）・・・・・・・・・・・・・・・・ 138
- 猪胆（ちょたん）・・・・・・・・・・・・・・・・ 139
- 人尿（じんにょう）・・・・・・・・・・・・・・ 140

利水・去湿薬　　142

- 滑石（かっせき）・・・・・・・・・・・・・・・・ 142
- 猪苓（ちょれい）・・・・・・・・・・・・・・・・ 144
- 防已（ぼうい）・・・・・・・・・・・・・・・・・・ 145
- 薏苡仁（よくいにん）・・・・・・・・・・・・ 147
- 茯苓（ぶくりょう）・・・・・・・・・・・・・・ 148
- 白朮（びゃくじゅつ）・・・・・・・・・・・・ 150
- 茵蔯蒿（いんちんこう）・・・・・・・・・・ 152
- 沢瀉（たくしゃ）・・・・・・・・・・・・・・・・ 153

冬葵子（とうきし） ……………… 155	伏竜肝（ぶくりゅうかん） ……… 190
石韋（せきい） …………………… 156	側柏葉（そくはくよう） ………… 191
瞿麦（くばく） …………………… 156	王不留行（おうふるぎょう） …… 192
葶藶子（ていれきし） …………… 157	桑白皮（そうはくひ） …………… 193
海藻（かいそう） ………………… 159	蒴藋細葉（さくちょうさいよう） … 194
椒目（しょうもく） ……………… 159	馬通汁（ばつうじゅう） ………… 195
白魚（はくぎょ） ………………… 160	Ⅲ 活血駆瘀血薬 ………………… 195
蒲灰（ほかい） …………………… 161	牡丹皮（ぼたんぴ） ……………… 196
乱髪（らんぱつ） ………………… 162	桃仁（とうにん） ………………… 197
葽花（じょうか） ………………… 163	川芎（せんきゅう） ……………… 199

鎮咳去痰薬　　165

杏仁（きょうにん） ……………… 165	乾漆（かんしつ） ………………… 200
貝母（ばいも） …………………… 167	土瓜根（どかこん） ……………… 201
桔梗（ききょう） ………………… 168	紅花（こうか） …………………… 202
五味子（ごみし） ………………… 169	紫葳（しい） ……………………… 203
半夏（はんげ） …………………… 171	新絳（しんこう） ………………… 204
栝楼実（かろじつ） ……………… 173	䖟虫（ぼうちゅう） ……………… 205
射干（やかん） …………………… 174	水蛭（すいてつ） ………………… 206
訶子（かし） ……………………… 175	䗪虫（しゃちゅう） ……………… 206
沢漆（たくしつ） ………………… 176	蠐螬（せいそう） ………………… 208
款冬花（かんとうか） …………… 177	鼠婦（そふ） ……………………… 209
紫苑（しおん） …………………… 178	蜣蜋（きょうろう） ……………… 209
皂莢（そうきょう） ……………… 178	
白前（びゃくぜん） ……………… 180	

排膿薬　　211

冬瓜子（とうがし） ……………… 211
赤小豆（せきしょうず） ………… 212
敗醤（はいしょう） ……………… 213

血薬　　181

Ⅰ 補血薬 …………………………… 181
阿膠（あきょう） ………………… 181
当帰（とうき） …………………… 183
芍薬（しゃくやく） ……………… 185
地黄（じおう） …………………… 187
Ⅱ 止血薬 …………………………… 189
艾葉（がいよう） ………………… 189

催吐薬　　215

瓜蒂（かてい） …………………… 215

駆虫薬　　217

烏梅（うばい） …………………… 217

もくじ

雑療薬　219

- 旋復花（せんぷくか）……………… 219
- 蜀漆（しょくしつ）………………… 220
- 鶏屎白（けいしはく）……………… 221
- 蜘蛛（ちちゅ）……………………… 222
- 猪膚（ちょふ）……………………… 223
- 褌（こん）…………………………… 223
- 苦酒（くしゅ）……………………… 224

外用薬　226

- 礬石（ばんせき）…………………… 226
- 雄黄（ゆうおう）…………………… 227
- 粉類（ふんるい）…………………… 228
- 戎塩（じゅうえん）………………… 230
- 蛇床子（じゃしょうし）…………… 232

服用補助薬　233

- 大麦粥汁（だいばくじゅくじゅう）……… 233
- 熱粥（ねつじゅく）………………… 234
- 槐枝（かいし）……………………… 234
- 水類（すいるい）…………………… 235

用法未詳　243

- 雲母（うんも）……………………… 243
- 鍛竈下灰（たんそうかはい）……… 243

基原未詳　245

- 狼牙（ろうが）……………………… 245
- 紫参（しじん）……………………… 246

付録

- 『傷寒論』『金匱要略』における度量衡 ……………… 249
- 修治——薬物の調整加工法 ……………………………… 251
- 『傷寒論』『金匱要略』処方一覧 ……………………… 255
- 用語解説 ………………………………………………… 304
- 薬物名索引 ……………………………………………… 317
- 処方名索引 ……………………………………………… 324

- あとがき ………………………………………………………………… 331
- 参考文献一覧 …………………………………………………………… 332
- 編著者一覧 ……………………………………………………………… 335

凡例

底本について

　本書は『明・趙開美本 傷寒論』『元・鄧珍本 金匱要略』(いずれも燎原書店，1988 年) の以下の部分をもとに考証している．薬物数，処方数などもすべてこの部分を対象としている．

- ▶『傷寒論』全編，すなわち「辨太陽病脉証并治上」〜「辨発汗吐下後病脉証并治」である．
- ▶『金匱要略』全編から「雑療方」以下 3 編 (雑療方，禽獣魚蟲禁忌并治，果實菜穀禁忌并治) を除いた部分，すなわち「臟腑経絡先後病脉証〜婦人雑病脉証并治」である．

　上記底本の『明・趙開美本 傷寒論』は，国立公文書館内閣文庫所蔵の明・万暦 27 年趙開美刊「仲景全書」のうち，第 1 〜 4 冊の『傷寒論』を影印したものである．『元・鄧珍本 金匱要略』は，北京大学図書館所蔵の元刻『新編金匱方論』を影印したものである．

【「雑療方」以下 3 編を除いた理由について】

　従来から指摘があるように，「雑療方」以下の 3 編は他の編とは明らかに文体が異なり，もとは『傷寒論』『金匱要略』の本文とは別系にあった内容で，後に合編されたものと考えられる．例えば，『傷寒論』『金匱要略』の編纂された漢代に「陳皮」の名称は存在しなかったにもかかわらず，雑療方の処方中に「陳皮」が配合されている．本書では「雑療方」以下 3 編を，後世，追加された文章であると考え，『金匱要略』全編からこれを除き，考証した．

薬物数について

　全 169 薬物を収載．このうち『傷寒論』収載薬物総数は 91，『金匱要略』収載薬物総数は 154，両書に重複収載される薬物数は 76 である．

　古来より『傷寒論』『金匱要略』に収載される薬物数については，その数え方により違いが生じている．本書では以下の方法により決定した．

1. 『傷寒論』『金匱要略』(上記「底本について」参照) に収載される全処方に記載される全薬物から抽出した．

   また本書では加味方中にのみ記載される薬物，および『傷寒論』『金匱要略』において服用補助薬として用いられている薬物も取り上げた．以下の 4 種の薬物である．

   ▷加味方中にのみ記載される薬物：**柏実，葶花**．

   ▷服用補助薬：**水類，熱粥**．

2. 以下のものは同一薬物として数えた．

   1) 黄蘗・蘗皮・黄柏, 2) 艾葉・艾, 3) 葛根・生葛, 4) 瓜子・瓜瓣, 5) 瓜蒂・苽蒂, 6) 栝楼根・括蔞根, 7) 栝楼実・括蔞実・括蔞, 8) 乾姜・乾薑, 9) 苦酒・醋, 10) 桂枝・桂・桂心, 11) 香豉・豉, 12) 粳米・米, 13) 梔子・肥梔子, 14) 薯蕷・署蕷・署預, 15) 芍薬・白芍薬, 16) 生姜・生薑・姜, 17) 生地黄・乾地黄, 18) 消石・赤消, 19) 蜀椒・川椒, 20) 葱白・葱, 21) 代赭石・代赭, 22) 大棗・棗・棗肉・大

肥棗・肥大棗・棗膏，23) 大麦粥汁・麦粥，24) 竹茹・生竹茹，25) 猪膏・猪脂，26) 猪胆汁・大猪胆，27) 葶藶子・葶藶，28) 熱粥・熱稀粥・糜粥・粥，29) 柏実・栢実，30) 芒硝・芒消，31) 防風・防丰，32) 牡丹皮・牡丹，33) 麻子仁・麻仁，34) 蜜・白蜜・食蜜・煉蜜，35) 射干・烏扇，36) 狼牙・生狼牙．

3．以下の薬物については，諸説あるが1つの薬物として数えた．
　▷**戎塩と塩**：基原が異なるという説もあるが明確でないため．
　▷**粉類（粉・白粉）**：米粉と鉛粉の2種の薬物を使い分けるという説があるが明確でないため．
　▷**防已と木防已**：唐代以降，基原についての議論はあるが，『傷寒論』『金匱要略』当時は2種のものかどうか明確ではないため．

4．以下の薬物については，「〜類」として複数薬物をまとめ，1つの薬物と数えた．
　▷**酒類（酒・清酒・白酒・美清酒）**．
　▷**水類（水・甘爛水・沸湯・熱湯・煖水・白飲・潦水・麻沸湯・清漿水・漿水・醋漿水・泉水・井花水・東流水）**．
　▷**附子類（附子・烏頭・川烏・天雄）**．
　なお附子類にまとめた各薬物については，修治法・部位・用法などは異なるが全体を一類とした．

5．「**生姜**」と「**乾姜**」は，基原植物は同一であるが，用法が異なるため別生薬として数えた．

処方数について

　全処方268処方を収載．このうち『傷寒論』収載処方総数は112，『金匱要略』収載処方総数は198，両書に重複収載される処方数は42である．

　古来より『傷寒論』『金匱要略』に収載される処方数については，その数え方により違いが生じている．本書では以下の方法により決定した．

1．『傷寒論』『金匱要略』（p.13「底本について」参照）に収載される全処方を調査検討した．
2．配合薬物のみ記載があって処方名の記載がないもの（『傷寒論』の「**雄黃熏之**」，『金匱要略』の「**大猪胆汁1枚　醋**」），および処方名のみ記載があり配合薬物の記載がないもの（『傷寒論』の**禹餘粮丸**，『金匱要略』の**黃連粉，膠姜湯，杏子湯，葶藶丸，附子湯，梨芦甘草湯**）に関しては総数外とした．
3．「**越婢加朮湯**」と「**千金方越婢加朮湯**」のように，処方名に付して出典の記載があるものについては，配合薬物が同一もしくはほぼ一致していれば同一処方として数えた（詳細については，巻末の「処方一覧」を参照）．
4．以下の処方は処方名が異なるものの，配合薬物・分量・製剤方・服用法がほぼ一致するため，同一処方とみなし処方名の統一をはかった．各処方の冒頭にあげた処方名を採用している（詳細については巻末の「処方一覧」を参照）．
　1) 一物苽蒂湯・苽蒂湯，2) 烏頭桂枝湯・抵当烏頭桂枝湯，3) 烏頭煎・大烏頭煎，4) 黃耆芍薬桂枝苦酒湯・耆芍桂酒湯，5) 甘草乾姜茯苓白朮湯・甘姜苓朮湯，6) 芎帰膠艾湯・膠艾湯，7) 去桂加白朮湯・白朮附

凡例

子湯，8）桂枝湯・陽旦湯，9）桂枝加竜骨牡蛎湯・桂枝竜骨牡蛎湯，10）桂枝去芍薬加蜀漆牡蛎竜骨救逆湯・桂枝去芍薬加蜀漆牡蛎竜骨救逆湯・桂枝救逆湯，11）桂枝去芍薬加麻黄細辛附子湯・桂枝去芍加麻辛附子湯，12）桂枝生姜枳実湯・桂姜枳実湯，13）桂苓五味甘草湯・茯苓桂枝五味子甘草湯，14）呉茱萸湯・茱萸湯，15）柴胡桂枝乾姜湯・柴胡桂姜湯，16）炙甘草湯・復脈湯，17）赤石脂丸・烏頭赤石脂丸，18）小陥胸湯・三物小陥胸湯，19）小半夏加茯苓湯・半夏加茯苓湯・小半夏茯苓湯，20）赤豆当帰散・赤小豆当帰散，21）旋復花湯・旋覆花湯，22）猪膏髪煎・膏髪煎，23）葶藶大棗瀉肺湯・亭歴大棗瀉肺湯，24）当帰貝母苦参丸・帰母苦参丸，25）白散・三物小白散・外台桔梗白散，26）白通加猪胆汁湯・白通加猪胆湯，27）八味腎気丸・腎気丸・崔氏八味丸，28）白虎加人参湯・白虎人参湯，29）茯苓桂枝白朮甘草湯・苓桂朮甘湯，30）防已椒目葶藶大黄丸・已椒藶黄丸，31）麻黄杏仁甘草石膏湯・麻黄杏子甘草石膏湯，32）蜜煎・蜜煎導，33）木防已湯去石膏加茯苓芒消湯・木防已加茯苓芒硝湯，34）薏苡附子散・薏苡仁附子散，35）苓甘五味姜辛湯・桂苓五味甘草湯去桂加乾姜細辛．

5．『傷寒論』収載の「**黄芩湯**」と，『金匱要略』収載の「**外台黄芩湯**」（出典『外台秘要』）は薬味が異なるため別処方として数えた．

6．配合薬物が一致するが，分量が大きく異なったり，製剤方などに異同のあるものは別処方とした．
　▷分量が大きく異なるもの：**厚朴三物湯と厚朴大黄湯**．
　▷分量がほぼ一致するが，製剤方・服用法・用途に違いがみられるもの：**麻黄附子湯と麻黄附子甘草湯．去桂加白朮湯と朮附子湯．半夏瀉心湯と甘草瀉心湯．人参湯と理中丸**．

『傷寒論』『金匱要略』収載処方数

	処方名・配合薬物ともに記載あり	配合薬物のみの記載で処方名の記載なし	処方名のみの記載で配合薬物の記載なし
『傷寒論』	112 処方	1 処方 **	1 処方 **
『金匱要略』	198 処方	1 処方 **	6 処方 **
合計	268 処方 *	2 処方	7 処方

＊両書に重複収載される処方は 42 処方である．　　＊＊上記「処方数について 2」参照．

文字の表記について

『傷寒論』『金匱要略』の底本において，漢字の旧字・異字が使われている場合は，基本的に現代に通用している字体に変更した．変更した文字は以下の通りである．ただしその他の文献を引用している箇所については，原典の表記を残した箇所もある（仮名遣いの誤りも含む）．

當→当　歸→帰　澤→沢　雞→鶏　蠣→蛎　麥→麦　藥→薬　薑→姜　樓→楼　參→参　獨→独　龍→竜
實→実　豬→猪　柴→柴　朮→朮　蔕→蒂　蘇→蘇　栢→柏　膽→胆　莖→茎　胷→胸　陷→陥　虫→虫
黑→黒　黃→煮　熬→熬　兩→両　个→箇　乙→1　弌→2　貳→2　参→3　伍→5　陸→6　拾→10

本書の見方

■薬物名について

1. 基本的に，『傷寒論』『金匱要略』に記載された名称で薬物名を表示した．また同一の薬物で，『傷寒論』『金匱要略』中に複数の薬物名が存在する場合（棗肉など薬用部位を示すものも含む）はそれを列挙し，その全てについて『傷寒論』『金匱要略』のいずれに収載された薬物名であるのかをそれぞれ傷金マークを用いて区別した．
2. 一部，現在通用している薬物名のほうが読者にわかりやすいと思われるものについては，それを冒頭に表示．ただしその場合も『傷寒論』『金匱要略』における薬物名を併記した．
3. 『傷寒論』『金匱要略』において，旧字体で表記されているものについては現在の字体にあらためている（p.15「文字の表記について」参照）．

■漢方用語について

原典の引用部分を除き，漢方用語についてはできる限り現代語に直して解説した．漢方用語を用いた場合は，その用語について巻末の「用語解説」において説明を加えている．

基 原

1. 日本の公定書（『第十五改正日本薬局方』『局外生薬規格』）に収載される薬物は，それに準拠しそれぞれ＜日局15収載＞，＜局外生規収載＞と記載．ただし『傷寒論』『金匱要略』の時代の基原と明らかに異なると考えられる薬物に関しては，訂正を加えた（**橘皮**，**生姜**，**乾姜**）．
2. 公定書に収載されていない生薬に関しては，参考文献（p.332参照）をもとに基原を考証した．
3. 日本と中国で基原に差異が見られる薬物については，『中華人民共和国薬典』（2005年版）をもとに中国における基原を付記した．

異名・別名

本書の生薬名と引用文献における生薬名に差異がある場合には，異名・別名として記載．その他必要と思われる名称についてもこの項に記載した．

成 分

参考文献（p.332参照）をもとに記載．この他，生薬学・植物学に関する論文も多数参考にした．

引用文献

1. 『傷寒論』『金匱要略』に近接した時代の本草書として『神農本草経』を，日本の古方派の文献として『重校薬徴』『薬徴続編』『気血水薬徴』を，現在の中医学の文献として『中薬学講義』を選定し，それぞれにおいて当該薬物の効能主治の記載がある場合はすべて収載した．
2. 『神農本草経』に当該薬物の効能主治の記載がない場合，およびその他必要と思われる場合には『名医別録』の記述を収載した．『神農本草経』および『名医別録』に当該薬物の効能主治の記載がない場合には，『重修政和経史証類備用本草』の記述を収載した．
3. 『重校薬徴』『薬徴続編』『気血水薬徴』に当該薬物の効能主治の記載がない場合，およびその他必要と思われる場合には『薬能方法弁』の記述を収載した．

4．必要に応じてその他の文献の記述を収載した個所がある．

> 性　味

性味とは薬物がもつ性質（寒・涼・平・温・熱）と味（酸・苦・甘・辛・鹹）を示したものである．『中薬大辞典』をもとに，歴代本草書および現代中薬学書を参考に検討して記載した．

> 現代における効能主治

現代における当該薬物の効能と主治を，『中薬大辞典』をもとに，歴代本草書および現代中薬学書を参考に検討して記載した．

〈傷寒論・金匱要略における運用法〉

◆効能主治◆

『傷寒論』『金匱要略』の全条文を比較し，歴代本草書を参考に検討を加え考証した．

◆代表的な配合応用と処方◆

『傷寒論』『金匱要略』における代表的な配合応用について，チャートで記載した．なお，組み合わせの相手となる薬物についても薬効を示し，あわせてその配合をもつ処方の処方名を記載した．

◆配合処方◆

1．『傷寒論』『金匱要略』（p.13「底本について」参照）に収載される全処方から，当該薬物の配合されている処方を全て列挙した．
2．処方名のみ記載があり配合薬物の記載がないもの，および配合薬物のみ記載があり処方名の記載がないものは，配合処方の項に取り上げなかった（p.14「処方数について 2」参照）．
3．処方名に出典が付されたもの（「**千金方越婢加朮湯**」の「**千金方**」など）については，基本的に出典名を除いて記載した．
   【例外】**外台黄芩湯**（『傷寒論』収載の**黄芩湯**と区別するため，『金匱要略』収載の**外台黄芩湯**は出典名を付したまま記載）．
4．『傷寒論』『金匱要略』における処方名と現在の通名が異なる処方については，『傷寒論』『金匱要略』における処方名の後ろにカッコ書きで通名を併記した．
5．同一処方および別処方としたものについては，p.14～15の「処方数について 4，5，6」を参照．
6．「**栢実**」と「**蕘花**」は，『傷寒論』『金匱要略』において処方薬味としての記載はなく，加味方中にのみ記載されているが，本書ではこれらについて「配合処方」の項に以下のように記載した．
   栢実：竹皮大丸（加味方中）．　**蕘花**：小青竜湯（加味方中）．

※注　一類にまとめた「粉類」「水類」の項に属する薬物，および「赤石脂」の項に含めて記述した白石脂については，白抜きの小見出しを立てて個別に解説を加えた．また，「附子類」の項においては特に重要な生附子と炮附子について項目を立てて詳述した．

傷寒・金匱薬物事典

発汗発表薬

　発汗発表薬とは，発汗させ表部にある邪を排除させる薬物のことである．発汗薬もしくは発表薬もしくは発汗解表薬と表記されることもあるが，全て同義である．『傷寒論』『金匱要略』における発汗方剤としては，主に太陽病に用いられるものとして，桂枝湯，桂枝加葛根湯，葛根湯，麻黄湯，小青竜湯，大青竜湯があり，また桂枝湯と麻黄湯を合方した桂枝麻黄各半湯（桂麻各半湯），桂枝二麻黄一湯がある．少陰病では，麻黄細辛附子湯と麻黄附子甘草湯などがある．これらの発汗方剤を形成する発汗薬は，麻黄，桂枝，葛根，生姜であるが，主薬となっているのは麻黄と桂枝で，他薬が発汗作用を補佐する形となっている．特に陰病で陽気不足の場合は，温補作用の強い附子や細辛などで補っている．また表実証が甚だしく高熱の場合には，大青竜湯のように清熱薬の石膏を配して，解熱作用を補っている．他に発汗作用はやや弱いが，升麻，防風，独活，菊花がある．またこれらの発汗薬以外にも『傷寒論』『金匱要略』には，香豉，蘇葉など発汗作用をもった薬物が登場するが，『傷寒論』『金匱要略』において，これらは発汗薬としては用いられていない．

麻黄 傷/金

基　原	マオウ科 *Ephedra sinica* Stapf, *E. intermedia* Schrenk et C. A. Meyer または *E. equisetina* Bunge の地上茎〈日局15収載．局方規格：本品を乾燥したものは定量する時，総アルカロイド〔エフェドリン（$C_{10}H_{15}NO$：165.23）およびプソイドエフェドリン（$C_{10}H_{15}NO$：165.23）〕0.7%以上を含む〉．
異名・別名	浄麻黄，蜜炙麻黄，草麻黄，木賊麻黄，中麻黄．
成　分	アルカロイド（*l*-エフェドリン，*d*-プソイドエフェドリン），フラボノイド，タンニンなど．
引用文献	**神農本草経**▶中風，傷寒，頭痛，温瘧を主る．表を発して汗を出し，邪熱の気を去り，欬逆上気を止め，寒熱を除き，癥堅積聚を破る． **重校薬徴**▶喘咳水気を主治す．故に一身黄腫，悪風，悪寒，無汗を治し，頭痛，発熱，身疼，骨節痛を兼治す． **気血水薬徴**▶表に瘀水あるものを治す．
性　味	辛苦，温．
現代における効能主治	発汗し感冒を治す，止咳・止喘する，湿を除き筋肉関節痛を治す，利尿し浮腫を除く．発熱・悪寒・関節痛を伴う感冒で無汗のもの，頭痛，鼻炎，リウマチ，神経痛，咳嗽，喘息，浮腫，水腫，風疹を治す．

麻黄・桂枝

付記 近年アメリカで，麻黄がダイエタリーサプリメントとして用いられた．しかし知識不足による大量服用の結果，エフェドリンの中毒症状を起こすという重篤な事故が起きたため，現在では，栄養補助食品としての販売は禁止となっている．なお日本では，従来より麻黄の食品への使用は禁止である．

傷寒論・金匱要略における運用法

◆効能主治◆

『傷寒論』『金匱要略』中，最も強い発汗作用を有し，発汗発表し，実証のカゼや急性熱性病の初期に用いる．また鎮咳作用も強力で，特に表証の鎮咳去痰作用に優れている．また利水・去湿薬と配合して，実証の関節筋肉の炎症および痛みを治し，水腫，浮腫を除く．

①**発汗発表作用**——太陽病の基本治療法であり，桂枝とともにその中心となる．

②**鎮咳去痰作用**——咳嗽，喘息などの病証に用いた場合や他の鎮咳去痰作用をもつ生薬と配合すると相乗的に鎮咳去痰作用を示す．

③**去風湿鎮痛作用**——風邪と湿邪が原因する神経痛，リウマチ，関節炎などに対応する．『傷寒論』『金匱要略』では風邪に対しては発汗法をそのまま用い，湿邪に対しては発汗薬＋利水・去湿薬で対応することを原則としている．

◆代表的な配合応用と処方◆

発汗発表作用

麻黄 ＋ 桂枝 －発汗発表－ → 麻黄湯，葛根湯，小青竜湯，大青竜湯，桂枝二越婢一湯

強い発汗作用によって感冒を治す．『傷寒論』における発汗法の基本配合．

＋ 炮附子 －補陽－ → 麻黄細辛附子湯，麻黄附子甘草湯

少陰病の直中少陰の感冒に用い，補陽発表剤の役割を果たす．陽証でも悪寒の強い時，冷感の強い神経痛，リウマチ，関節炎，腰痛などにも応用できる．

＋ 甘草 －補気・発汗補助－ → 麻黄湯，葛根湯，小青竜湯，大青竜湯，桂枝二越婢一湯

正気を補い，麻黄の発汗作用により正気が損傷するのを防ぐ．鎮痛作用や鎮咳去痰作用を増強する．

鎮咳去痰作用

＋ 杏仁 －鎮咳－ → 麻黄杏仁甘草石膏湯，麻黄湯，大青竜湯，厚朴麻黄湯

陽証の鎮咳去痰法の基本配合．熱状の強い時は石膏を加える．

麻黄

+ 石膏 －清熱消炎－ → 麻黄杏仁甘草石膏湯

熱性疾患による高熱・熱感・口渇・煩躁，肺の炎症による咳嗽・呼吸促迫・喘咳を治す．

+ 細辛 －温補鎮咳－ → 麻黄細辛附子湯，小青竜湯，射干麻黄湯，厚朴麻黄湯

冷えや悪寒の伴う喘息，咳嗽に用いる基本配合．

/去風湿鎮痛作用/

+ 薏苡仁 －利水去湿－ または 白朮 －利水去湿－ → 麻黄杏仁薏苡甘草湯＊，麻黄加朮湯＊＊，越婢加朮湯＊＊

実証の水腫・浮腫・関節水腫，湿邪が原因にある神経痛・リウマチ・関節炎などに用いる．発汗薬＋利水去湿薬の配合である．

+ 石膏 －清熱消炎－ → 越婢加朮湯

筋肉・関節の消炎鎮痛をはかる．

＊は薏苡仁，＊＊は白朮を用いる処方

発汗発表薬

<配合処方> 烏頭湯，越婢加朮湯，越婢加半夏湯，越婢湯，葛根加半夏湯，葛根湯，甘草麻黄湯，桂枝去芍薬加麻黄細辛附子湯，桂枝芍薬知母湯（桂芍知母湯），桂枝二越婢一湯，桂枝二麻黄一湯，桂枝麻黄各半湯（桂麻各半湯），厚朴麻黄湯，三黄湯，小青竜加石膏湯，小青竜湯，続命湯，大青竜湯，半夏麻黄丸，文蛤湯，牡蛎湯，麻黄加朮湯，麻黄杏仁甘草石膏湯（麻杏甘石湯），麻黄杏仁薏苡甘草湯（麻杏薏甘湯），麻黄細辛附子湯（麻黄附子細辛湯），麻黄醇酒湯，麻黄升麻湯，麻黄湯，麻黄附子甘草湯，麻黄附子湯，麻黄連翹赤小豆湯，射干麻黄湯．以上32処方．

桂枝（傷・金） 桂（金） 桂心（傷）

- **基原** クスノキ科 *Cinnamomum cassia* Blume の樹皮または周皮の一部を除いたもの〈日局15ではケイヒ（桂皮）の名称で収載〉．
- **異名・別名** 桂皮，肉桂，牡桂，紫桂，玉桂．
- **成分** 精油（ケイアルデヒド），ジテルペノイド，カテキン類，タンニンなど．
- **引用文献** **神農本草経**▶上気欬逆，結気，喉痺，吐吸を主り，関節を利し，中を補い気を益す（牡桂の項より引用）．

  重校薬徴▶上衝を主治す．故に奔豚，頭痛，冒悸を治す．発熱，悪風，自汗，身体疼煩，骨節疼痛，経水の変を兼治す（桂枝の項より引用）．

桂枝(けいし)

気血水薬徴	▶気逆して上るのものを治す.
中薬学講義	▶発汗解肌, 温経通陽.
性味	辛甘, 温.
現代における効能主治	発汗発表する, 上衝した気を下げる, 温補し経脈の流通をよくする. 感冒による頭部・肩背部・四肢・関節の疼痛, 胸痺, 生理不順を治す.

傷寒論・金匱要略における運用法

◆効能主治◆

桂枝は種々の作用を有する. 軽い発汗作用があるので, 虚証のカゼの発表薬として用いる. 麻黄などの強い発汗薬と配合すると, 実証のカゼの発表薬となる. また降気作用により, 気の上衝する疾患を治す. また他薬との配合により駆瘀血作用と鎮痛作用を有す.

①**発汗発表作用**──軽い発汗作用があるので, 虚証のカゼに用いる. 発汗法の中心薬物である.

②**治筋肉関節痛作用**──カゼなどの熱性病に伴う関節痛や筋肉痛を治す. 麻黄を中心とした発汗剤を配合して対応するが, 湿邪や水滞, または陰病になって寒邪が強くなっている場合には, 発汗剤をベースに白朮や薏苡仁などの利水薬を加えたり, 附子などの温補鎮痛薬を加えて対応する.

③**行気治胸痺作用**──上焦と下焦の気のバランスが狂い上焦が陽虚となって, 胸部から心下部にかけて気結して痛むものを胸痺という. この胸部の気結を治す.

④**降気精神安定作用**──上衝した気を降ろし, 精神安定をはかる.

⑤**駆瘀血作用**──桂枝は単独で駆瘀血作用を示すことは少ないが, 桃仁, 牡丹皮, 芍薬, 土瓜根, 水蛭, 虻虫, 䗪虫などと配合すると駆瘀血作用と降気作用を同時に示すようになる.

⑥**治腹痛虚労作用**──強壮し, 自汗を治す.

⑦**水滞導引作用**──利水薬に配合するとよく水滞を動かす.

◆代表的な配合応用と処方◆

発汗発表作用

桂枝 + 麻黄（発汗発表）→ 麻黄湯, 葛根湯

実証の病証で強い発汗発表を促したい場合に用いる. 『傷寒論』における発汗法の基本配合.

桂枝 + 生姜（発汗発表）→ 桂枝湯

虚証の病証で軽い発汗発表を促したい場合に用いる.

治筋肉関節痛作用

桂枝 + 麻黄（発汗止痛）+ 白朮（利水）→ 麻黄加朮湯

発汗薬が強いほど利水薬を加えた時, 利湿鎮痛作用は強くなるので, この配合を用いることが多い.

発汗発表薬

桂枝

+ 炮附子 −温補止痛− → 桂枝加附子湯, 桂枝附子湯

陰病に陥るか, 寒邪の侵襲によって陽気不足となった場合で, 四肢がけいれんしたり痛む時に用いる.

+ 石膏 −清熱− → 白虎加桂枝湯, 大青竜湯

津液不足で, 発熱疼痛がある場合か, 発汗だけでは解熱できない場合に用いる. 後者の場合は麻黄を加えることが多いが, 前者には加えない.

行気治胸痺作用

+ 枳実 −行気緊張緩和− → 枳実薤白桂枝湯

胸痺の治療の主薬は栝楼実や薤白であるが, この配合は補助作用として気の緊張を解き, 気の上衝を下げる作用をする. 気逆による胸部の痞え, 心懸痛に有効である.

+ 防已 −利水− → 木防已湯

胸部の水滞を下焦に引き, 利水をはかる.

降気精神安定作用

+ 甘草 −精神安定− → 桂枝去芍薬湯, 桂枝加桂湯

降気精神安定作用の最も基本的な配合.

+ 竜骨 −降気精神安定− **+ 牡蛎** −降気精神安定− → 桂枝甘草竜骨牡蛎湯, 柴胡加竜骨牡蛎湯, 桂枝加竜骨牡蛎湯

気の上衝・不調和により起こる煩躁・動悸・不眠を治す.

+ 茯苓 −精神安定− → 茯苓桂枝甘草大棗湯, 茯苓桂枝白朮甘草湯

気の上衝に伴って生ずるめまい・腹部の動悸・頭痛・不安感を治す.

+ 大棗 −補気精神安定− → 桂枝去芍薬湯, 茯苓桂枝甘草大棗湯

降気作用を有する.

桂枝・防風

桂枝

+ 桃仁 －駆瘀血－ → 桂枝茯苓丸, 桃核承気湯

駆瘀血作用

瘀血により生ずる冷え性・生理不順・生理痛・血行不順を治す．駆瘀血を目標にする時，便秘は同時に治しておく．その場合は大黄を加味する．

治腹痛虚労作用

+ 芍薬 －緊張緩和強壮－ → 小建中湯

腹痛や虚労を治療する．

+ 黄耆 －強壮－ → 黄耆建中湯, 黄耆芍薬桂枝苦酒湯

表水を動かし，寝汗や発汗過多と虚労を治す．

水滞導引作用

+ 利水薬 → 五苓散, 茯苓甘草湯, 防已茯苓湯

よく水滞を動かす．

<配合処方> 茵蔯五苓散, 烏頭桂枝湯, 烏梅丸, 温経湯, 黄耆桂枝五物湯, 黄耆建中湯, 黄耆芍薬桂枝苦酒湯, 外台黄芩湯, 黄連湯, 葛根加半夏湯, 葛根湯, 括蔞桂枝湯, 甘草附子湯, 枳実薤白桂枝湯, 桂枝加黄耆湯, 桂枝加葛根湯, 桂枝加桂湯, 桂枝加厚朴杏子湯, 桂枝加芍薬生姜各一両人参三両新加湯, 桂枝加芍薬湯, 桂枝加大黄湯（桂枝加芍薬大黄湯）, 桂枝加附子湯, 桂枝加竜骨牡蛎湯, 桂枝甘草湯, 桂枝甘草竜骨牡蛎湯, 桂枝去芍薬加蜀漆牡蛎竜骨救逆湯, 桂枝去芍薬加皂莢湯, 桂枝去芍薬加附子湯, 桂枝去芍薬加麻黄細辛附子湯, 桂枝去芍薬湯, 桂枝芍薬知母湯（桂枝知母湯）, 桂枝生姜枳実湯, 桂枝湯, 桂枝二越婢一湯, 桂枝二麻黄一湯, 桂枝人参湯, 桂枝茯苓丸, 桂枝附子湯, 桂枝麻黄各半湯（桂麻各半湯）, 桂苓五味甘草湯, 侯氏黒散, 厚朴七物湯, 五苓散, 柴胡加竜骨牡蛎湯, 柴胡桂枝乾姜湯, 柴胡桂枝湯, 炙甘草湯, 小建中湯, 小青竜加石膏湯, 小青竜湯, 薯蕷丸, 続命湯, 大青竜湯, 沢漆湯, 竹皮大丸, 竹葉湯, 蜘蛛散, 天雄散, 桃核承気湯, 当帰四逆加呉茱萸生姜湯, 当帰四逆湯, 土瓜根散, 内補当帰建中湯（当帰建中湯）, 八味腎気丸（八味地黄丸）, 半夏散及湯, 白虎加桂枝湯, 風引湯, 茯苓甘草湯, 茯苓桂枝甘草大棗湯（苓桂甘棗湯）, 茯苓桂枝白朮甘草湯（苓桂朮甘湯）, 茯苓沢瀉湯, 鱉甲煎丸, 防已地黄湯, 防已茯苓湯, 麻黄加朮湯, 麻黄升麻湯, 麻黄湯, 木防已湯, 木防已湯去石膏加茯苓芒消湯．以上79処方．

防風㊎　防丰㊎

基　原	セリ科 *Saposhnikovia divaricata* Schischkin の根および根茎〈日局 15 収載〉.
異名・別名	宇田防風, 種防風, 筆防風, 真防風, 唐防風.
成　分	クマリン誘導体（デルトイン, ベルガプテン）, クロモン誘導体など.
引用文献	**神農本草経▶** 大風, 頭眩痛, 悪風, 風邪, 目盲見る所無し, 風, 身を行周し, 骨節疼痛, 煩満するを主る. **薬能方法弁▶** 風を去り湿に勝つの要薬たり. 上部の血症, 上焦の風邪, 目赤, 瘡瘍, 頭痛, 目眩, 脊痛, 項強, 周身盡痛を治す. 太陽経の主薬たり, 其の功葛根に似て辨別あり. 方法に因りて其詳を知るべし. **中薬学講義▶** 祛風勝湿.
性　味	辛甘, 温.
現代における効能主治	発汗し, 風邪を除く, 湿を除き止痛する. 感冒, 頭痛, めまい, 首の硬直, 風寒湿痺, 関節の疼痛, 四肢の引きつれ・けいれん, 破傷風を治す.

傷寒論・金匱要略における運用法

◆効能主治◆

発汗して風邪を除き, また利水薬と配合して体表の湿を除くことにより, 筋肉・関節の痛み, および頭痛を鎮痛する.

①**発汗発表作用**──風邪などの外感病の頭痛や関節痛, 筋肉痛を治す. 多くは防風＋桂枝＋生姜の配合で用いられ, 発汗発表力は, 桂枝＋生姜と桂枝＋麻黄の中間に位置する.

②**利湿鎮痛作用**──発汗薬である防風に白朮などの利水薬を配合して, 関節痛や筋肉痛を治す.

◆代表的な配合応用と処方◆

発汗発表作用

防風 ＋ 桂枝（発汗発表） ＋ 生姜（発汗発表） → 竹葉湯

発汗発表作用を増強し, 風邪による筋肉・関節の痛み, 頭痛を治す.

利湿鎮痛作用

＋ 白朮（利水） → 桂枝芍薬知母湯

発汗薬＋利水薬の配合. 神経痛, リウマチ, 関節炎などに用い, 湿邪を除き鎮痛する. さらに麻黄などの発汗薬や炮附子などの温補鎮痛薬を加えると, 作用はより増強される.

＜配合処方＞桂枝芍薬知母湯（桂芍知母湯）, 侯氏黒散, 薯蕷丸, 竹葉湯, 防已地黄湯. 以上 5 処方.

升麻 傷/金

基　原	キンポウゲ科①サラシナショウマ *Cimicifuga simplex* Wormskjord，② *C. dahurica*（Turcz.）Maximmowicz，③ *C. foetida* Linné または ④ *C. heracleifolia* Komarov の根茎〈日局 15 収載〉．中国では，②③④を基原植物としている．
異名・別名	関升麻，北升麻，西升麻，鶏骨升麻，鬼瞼升麻，緑升麻，周升麻．
成　分	トリテルペノイド（シミゲノール，メチルシミゲノール）およびその配糖体，クロモン誘導体など．
引用文献	**神農本草経**▶百毒を解し，百精，老物，殃鬼を殺し，温疫，障気，邪気，蠱毒を辟くを主る． **薬能方法弁**▶能気を散じ，毒欝を発す．故に時行の邪気，温疫，吐膿，寒熱下利，久泄，風腫，赤眼，口瘡，斑疹，諸悪瘡，癰疽，諸失血を治し，痘瘡，麻疹を発越す． **中薬学講義**▶発表透疹，解毒，昇陽挙陥．
性　味	甘辛微苦，涼．
現代における効能主治	升提作用，発汗作用，透疹を促す，解毒する．急性伝染病，頭痛発熱，喉痛，口瘡，斑疹不透，熱をもった化膿性の腫れもの，腹部の気虚により下痢の続くもの，脱肛，帯下の長引くもの，子宮脱を治す．

傷寒論・金匱要略における運用法

◆**効能主治**◆

発表解熱し，咽喉痛，斑疹を治す．

参考：升麻の升提作用は金元時代以降に登場する．

◆**代表的な配合応用と処方**◆

解熱作用

升麻 ＋ 麻黄 ―発表― → 麻黄升麻湯

発表解熱作用を発揮する．

＋ 鱉甲 ―補津清熱― → 升麻鱉甲湯，升麻鱉甲湯去雄黄蜀椒

清熱し，斑疹，咽喉痛を治す．

＜配合処方＞升麻鱉甲湯，升麻鱉甲湯去雄黄蜀椒，麻黄升麻湯．以上 3 処方．

葛根（かっこん）傷金　生葛（しょうかつ）金

基原	マメ科クズ *Pueraria lobata* Ohwi の周皮を除いた根〈日局15収載〉.
異名・別名	板葛根（ばんかっこん），角葛根（かくかっこん），甘葛（かんかつ）.
成分	デンプン，イソフラボノイド配糖体（プエラリン），イソフラボノイド（ダイゼイン，フェルモノネチン，ゲニステイン），トリテルペノイドサポニンなど.
引用文献	**神農本草経**▶消渇（しょうかち），身大いに熱し，嘔吐，諸痺を主り，陰気を起こし，諸毒を解す.
	重校薬徴▶項背強急（こうはいきょうきゅう）を主治し，喘（ぜん）して汗出ずるを兼治す.
	気血水薬徴▶血気迫って，上に凝る者を治す.
	中薬学講義▶升陽発表，解肌透疹，生津止渇.
性味	甘辛，平.
現代における効能主治	本品は辛涼（しんりょう）発表薬類に属し軽度の発汗作用を有す．発疹不十分な状態に用い発疹を促す，下痢を止める，除煩（じょはん）し口渇を止める．感冒で頭痛し，項（うなじ）がこわばったもの，煩熱（はんねつ）し口渇を伴うもの，下痢，斑疹不透（はんしんふとう），高血圧症，狭心症，難聴を治す.

傷寒論・金匱要略における運用法

◆効能主治◆
発汗発表して，頭痛，項背（こうはい）のこわばりを治す．また発汗発表して下痢を治す．

①**発汗治頭項痛作用**——発汗作用はあまり強くはないが，頭痛，肩痛を治す作用は優れている．

②**止瀉作用**——単独ではさほど強くはないが，他の健胃止瀉薬の黄連，黄芩や発汗薬の麻黄などと配合すると顕著となる．

◆代表的な配合応用と処方◆

発汗治頭項痛作用

葛根 ＋ 桂枝 －発表－ → 桂枝加葛根湯（けいしかかっこんとう）

寒邪による項背（こうはい）および肩背部の筋肉のこりや痛みをとり，軽い発表作用も兼ねる．

＋ 麻黄 －発汗発表－ → 葛根湯（かっこんとう）

発汗を促し，頭痛，項背のこわばりを伴う感冒を治す．

葛根・生姜

止瀉作用

葛根 ＋ 麻黄（発汗発表）→ 葛根湯

体内の水分を発汗に誘導することによって，腸中の水分バランスを調え，下痢を治す．

＋ 黄連（清熱止瀉）→ 葛根黄芩黄連湯

発表作用により，体内の水分バランスを調え，黄連の止瀉作用を助けて，下痢を治す．さらに健胃止瀉薬の黄芩を加味するとこの作用は強化される．

＜配合処方＞ 葛根黄芩黄連湯（葛根黄連黄芩湯），葛根加半夏湯，葛根湯，桂枝加葛根湯，竹葉湯，奔豚湯．以上6処方．

生姜㊎　姜㊎　生薑㊷

基原 ショウガ科ショウガ Zingiber officinale Roscoe の根茎の生のもの〈日局15におけるショウキョウ（生姜）は，ショウガの乾燥したものを指し，傷寒論における生姜とは異なる〉．
※備考参照．

異名・別名 生姜汁．

成分 精油（α-チンギベレン），辛味成分（[6]-ギンゲロール，[6]-ショウガオール）など．

引用文献
神農本草経▶胸満，欬逆上気を主り，中を温め，血を止め，汗を出す．風湿の痺を逐い，腸澼下痢を主る．生は尤も良し（乾姜の項より引用）．
名医別録▶傷寒，頭痛，鼻塞，欬逆上気するを主る，嘔吐を止む．
重校薬徴▶結滞水毒を主治す．故に乾嘔，吐下，厥冷，煩躁，腹痛，胸痛，腰痛，小便不利，小便自利，咳唾涎末を治す（乾姜の項より引用）．生姜は嘔を主治するなり．乾姜は結滞の水を主治するなり（乾姜の互考の項より引用）．
薬徴続編▶嘔するを主治す．故に乾嘔，噫，噦逆を兼治す．
中薬学講義▶発汗解表，温中止嘔，温肺止咳．

性味 辛，温．

現代における効能主治 発汗し寒を除く，止嘔する，去痰する．感冒，嘔吐，痰飲，喘咳，腹部の脹りと膨満感，下痢を治す．半夏・天南星・魚蟹・鳥獣の肉の毒を解す．

付記 目の充血や痔疾に生姜を多量服用すると，患部の充血を促進するので，使用量に留意する．

傷寒論・金匱要略における運用法

◆効能主治◆

『傷寒論』『金匱要略』の中心をなす止嘔薬で，多くは半夏とともに用いる．軽い発汗作用があるので，発表補助薬として用いる．また，温補健胃作用を有し，胃腸機能を調える．また，諸薬の解毒作用を有す．

①止嘔作用——『傷寒論』『金匱要略』において止嘔作用の基本となる生薬．嘔吐を伴う疾患のほとんどに用いられる．特に生姜（生のショウガ）は，乾燥したものに比べ，この作用に優れる．

②発汗作用——麻黄や桂枝に比べれば，その作用は弱いが，発汗補助薬として配合される．

③温補健胃作用——胃腸を温め，機能を調える．通常，生姜＋甘草＋大棗の配合で用いられることが多い．

④諸薬の解毒作用——半夏のもつえぐみ成分の3,4-ジグリコシリックベンズアルデヒドや口唇粘膜に対する刺激物質シュウ酸カルシウムの作用を抑えて，服用しやすくさせる．

◆代表的な配合応用と処方◆

止嘔作用

生姜 ＋ 半夏（止嘔） → 小半夏湯，小半夏加茯苓湯，半夏厚朴湯

半夏のえぐみを抑え，止嘔作用を増強する．『傷寒論』における止嘔を目的とした最も基本的な配合法．

＋ 半夏（止嘔） ＋ 茯苓（利水） → 小半夏加茯苓湯，半夏厚朴湯

胃内停水があって，嘔吐する場合に用いる．茯苓を加えることによって，胃内停水を除去する作用が増強される．

＋ 橘皮（止嘔・止噦逆） → 橘皮湯，橘皮竹茹湯

止嘔・止噦逆の基本配合．胸部の水滞または気滞があり，逆気を伴う噦逆，乾嘔，手足の厥逆を治す．

＋ 呉茱萸（去寒） → 呉茱萸湯

陰病における止嘔の名方．少陰病を中心とする陰病で胃内の寒飲が原因で起こる嘔吐・頭痛・下痢に用いる．

発汗作用

＋ 桂枝（発表） → 桂枝湯

表虚で自汗するものに対する軽い発表作用を有す．

生姜・独活・菊花

生姜

温補健胃作用

生姜 ＋ 甘草（補気健胃） ＋ 大棗（補気健胃） → 桂枝湯，生姜瀉心湯

胃腸の機能を調え，気を補う．『傷寒論』『金匱要略』中の多くの処方に温補健胃剤として配合される．

＋ 人参（温補健胃） → 生姜瀉心湯

胃腸を温め，胃気を補い，止嘔し，食欲増進をはかる．

＜配合処方＞烏頭桂枝湯，温経湯，越婢加朮湯，越婢加半夏湯，越婢湯，黄耆桂枝五物湯，黄耆建中湯，黄芩加半夏生姜湯，葛根加半夏湯，葛根湯，括蔞桂枝湯，乾姜人参半夏丸，橘枳姜湯，橘皮竹茹湯，橘皮湯，去桂加白朮湯，桂枝加黄耆湯，桂枝加葛根湯，桂枝加桂湯，桂枝加厚朴杏子湯，桂枝加芍薬生姜各一両人参三両新加湯，桂枝加芍薬湯，桂枝加大黄湯（桂枝加芍薬大黄湯），桂枝加附子湯，桂枝加竜骨牡蛎湯，桂枝去桂加茯苓白朮湯，桂枝去芍薬加蜀漆牡蛎竜骨救逆湯，桂枝去芍薬加皂莢湯，桂枝去芍薬加附子湯，桂枝去芍薬加麻黄細辛附子湯，桂枝去芍薬湯，桂枝芍薬知母湯（桂枝知母湯），桂枝生姜枳実湯，桂枝湯，桂枝二越婢一湯，桂枝二麻黄一湯，桂枝附子湯，桂枝麻黄各半湯（桂麻各半湯），厚朴七物湯，厚朴生姜半夏甘草人参湯，呉茱萸湯，柴胡加芒消湯，柴胡加竜骨牡蛎湯，柴胡去半夏加括蔞湯，柴胡桂枝湯，梔子生姜豉湯，炙甘草湯，朮附子湯，生姜甘草湯，生姜瀉心湯，生姜半夏湯，小建中湯，小柴胡湯，小半夏加茯苓湯，小半夏湯，真武湯，旋復代赭湯，大柴胡湯，大青竜湯，沢漆湯，竹葉湯，当帰四逆加呉茱萸生姜湯，当帰生姜羊肉湯，内補当帰建中湯（当帰建中湯），排膿湯，半夏厚朴湯，茯苓飲，茯苓甘草湯，茯苓沢瀉湯，文蛤湯，防已黄耆湯，奔豚湯，麻黄連軺赤小豆湯，射干麻黄湯．以上74処方．

◆備考◆

『傷寒論』『金匱要略』における「生姜」は，生のショウガの根茎であり，「乾姜」は，現在日本で流通している局方品の「生姜」（ショウガの根茎を乾燥したもの）にあたる．ただし，隋唐以降になると，乾燥したものだけでなく，熱を加えて修治したものも「乾姜」という名称で記載していた可能性もあり，「乾姜」という語は時代によってかなり混乱して使われていると考えた方がよい．なお，局方品の「乾姜」はショウガの根茎を煮沸した後乾燥させたものであり，熱を加えて修治したものにあたる．

独活 金

基原	セリ科シシウド *Angelica pubescens* Maximowicz またはその他近縁植物の根〈本品は局外生規におけるトウドクカツ（唐独活）にあたる〉．※備考参照
異名・別名	唐独活，獨活，独滑，長生草．
成分	クマリン誘導体（アンゲロール，アンゲリコン，オストール），精油，脂肪油など．
引用文献	神農本草経▶風寒の撃つ所，金瘡，止痛，賁豚，癇痙女子の疝瘕を主る． 薬能方法弁▶能頭痛，頭旋，目眩，痙癇湿痺，関節，疼痛を治す．（中略）能水血を温

散し，疼痛を和す．
中薬学講義▶祛風，勝湿，止痛．

性　　味	辛苦，温．
現代における効能主治	感冒を治す，湿を除き，体を温め，寒を散らす，止痛する．風寒湿痺，腰膝の重だるい痛み，手足のけいれん痛，慢性気管支炎，頭痛，歯痛を治す．

傷寒論・金匱要略における運用法

◆効能主治◆
発汗を促し，湿を除き，筋，関節の痛みを治す．

◆代表的な配合応用と処方◆

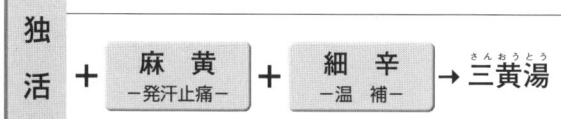

発表止痛作用

独活 ＋ 麻黄 －発汗止痛－ ＋ 細辛 －温補－ → 三黄湯（さんおうとう）

体を温め，発汗して体表の湿を除き，筋，関節の痛みを治す．

＜配合処方＞三黄湯．以上1処方．

◆備考◆
『傷寒論』『金匱要略』においての「独活」は唐独活と考えられるが，日本では江戸期に唐独活の流通がなく，ウコギ科のウド（*Aralia cordata* Thunberg）の根茎を代用したため，日本産の「独活」は，ウドとなった．中国ではこの植物を九眼独活（きゅうがんどくかつ）とよんでいる．現在中国では，「独活」はシシウドの近縁植物である *Angelica pubescens* Maxim. f. *biserrata* Shan et Yuan が用いられるが，日本の局外生薬規格ではウドをドクカツ（独活），シシウドおよびその近縁植物をトウドクカツ（唐独活）として両者を認めている．日本市場では，以前はウドの流通量が多かったが，現在では唐独活の流通量が増加している．漢方エキス剤はメーカーにより違い，両方が使用されている．

菊花（きっか）金

基　原	キク科①キク *Chrysanthemum morifolium* Ramatulle または②シマカンギク *C. indicum* Linné の頭花〈日局15収載〉．中国では，①を基原植物としている．
異名・別名	①甘菊（かんぎく），黄甘菊（おうかんぎく），甘菊花（かんきっか），杭菊花（こうきっか），②野菊花（のぎくか）．
成　分	精油，クレサンテミン，フラボノイドなど．
引用文献	**神農本草経**▶風，頭眩（ずげん），腫痛，目脱せんと欲し涙出ずるもの，皮膚の死肌（しき），悪風（おふう），湿痺（しっぴ）を主（つかさど）る．

菊花・石膏（きっか・せっこう）

薬能方法弁 ▶ 野菊花, (中略) 能く上部頭目, 心胸の水を下降し, 目を明かにし, 翳膜を去り, 上竅を利す, 一切の眼疾, 通治せざるなし. 甘菊花, 熱を除き, 風を散じ, 目血を養ひ, 翳膜を去り, 頭目の風熱, 眩暈, 湿痺, 遊風を治す, 菊花, 甘苦倶に枕にすれば, 最も頭痛を治す.

中薬学講義 ▶ 疏風除熱, 解疔毒, 養肝明目.

性味 甘苦, 涼.

現代における効能主治 風邪を除く, 清熱する, 明目し充血をとる. 眼痛, 頭痛, めまい, 胸部の煩悶感, 疔瘡を治す.

傷寒論・金匱要略における運用法

◆**効能主治**◆
外感の風熱を治し, 頭痛, 眼痛などの炎症を除き痛みを止める.

◆**代表的な配合応用と処方**◆

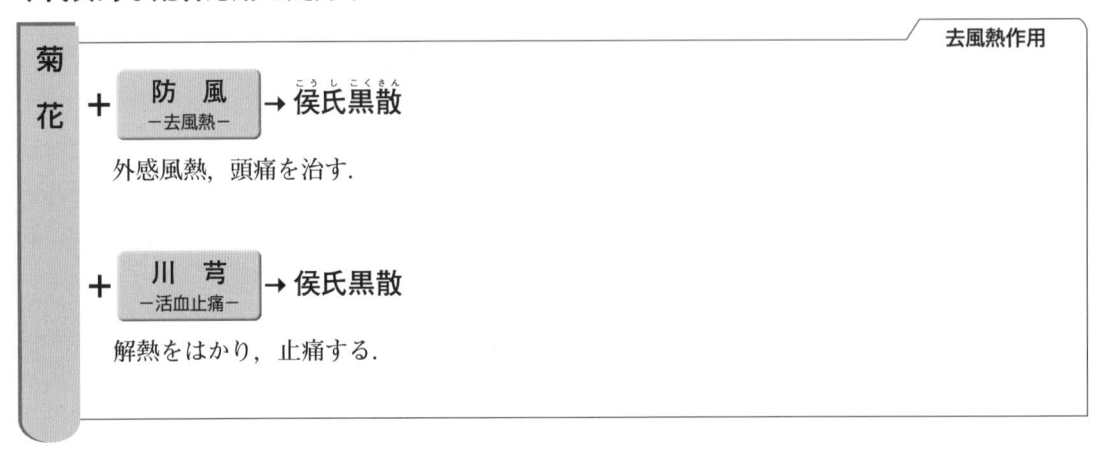

去風熱作用

菊花 + 防風（去風熱）→ 侯氏黒散（こうしこくさん）
外感風熱, 頭痛を治す.

菊花 + 川芎（活血止痛）→ 侯氏黒散
解熱をはかり, 止痛する.

＜配合処方＞ 侯氏黒散. 以上1処方.

清熱薬

　清熱とは，発汗薬による発汗作用を通じた解熱ではなく，寒涼の性質をもった薬物により，冷やすことで解熱することをいう．清熱薬を大きく分けると，陽明病の主要方剤である白虎湯類の主薬となる石膏，知母や，少陽病の主要方剤である柴胡剤の主薬となる柴胡がある．その他，胃腸系を中心とした清熱薬には瀉心湯類の主薬となる黄連，黄芩があり，また黄柏，白頭翁もある．そしてこの4者は，止瀉薬も兼ねている．他の清熱薬としては消石，苦参，秦皮，梓白皮がある．また清熱作用と煩熱を治す除煩作用を兼ねた清熱薬を清熱除煩薬といい，山梔子，香豉がある．なお，大黄や芒硝なども清熱薬ではあるが，その主作用によって瀉下薬に分類した．

I　清熱薬

　清熱薬に配当される薬物としては，白虎湯を構成する石膏，知母を中心として，寒水石，柴胡，白頭翁，白薇，竹茹，竹葉，葦茎，白蘞，連軺，鶏子白，蜂窠，黄連，黄芩，黄柏，消石，苦参，秦皮，梓白皮がある．柴胡は後世，辛涼発表薬や升提薬として分類されるようになるが，『傷寒論』『金匱要略』では清熱薬として用いている．特に，少陽病の清熱に用いられる柴胡剤の主薬としての用法が中心である．

石膏（せっこう）傷/金

基原	天然の含水硫酸カルシウムで，組成はほぼ $CaSO_4 \cdot 2H_2O$〈日局15収載〉．
異名・別名	細石，細理石，軟石膏，白虎．
成分	$CaSO_4 \cdot 2H_2O$．
引用文献	**神農本草経**▶中風寒熱，心下逆気，驚喘，口乾舌焦，息する能わず，腹中堅痛を主る．邪鬼を除き，乳を産じ，金瘡を主る． **重校薬徴**▶煩渇を主治し，譫語，煩躁，身熱，頭熱，喘を兼治す． **気血水薬徴**▶伏熱して血気のびざるものを治す． **中薬学講義**▶清熱瀉火，除煩止渇．
性味	辛甘，寒．
現代における効能主治	肌のほてりや炎症をとる，体内の熱を鎮め，除煩し，止渇する，強火で焼いて塗布すると，肌の回復を促し外傷やできものを治す．熱病で高熱が下がらぬもの，心煩神昏，うわ言を発し狂のごとくなるもの，口渇し咽乾するもの，肺の炎症による喘咳，暑気あたりで自汗するもの，胃熱頭痛，歯痛，熱の内にこもったできもの，発斑発疹，口中ので

きものを治す．外用では化膿性の腫れもの，潰瘍の口の塞がらないもの，やけどを治す．

傷寒論・金匱要略における運用法

◆効能主治◆

　清熱して，炎症を除き，煩を治し，止渇し，鎮痛し，鎮咳する．

①**清熱鎮咳作用**——肺部の炎症による喘咳に対し，炎症を鎮め喘咳を治す．

②**清熱鎮痛作用**——筋肉・関節の消炎鎮痛をはかる．

③**清熱除煩止渇作用**——陽明病で，高熱があり，津液不足で，口渇の甚だしい場合に，解熱をはかり煩渇を止める．

◆代表的な配合応用と処方◆

石膏

清熱鎮咳作用

＋ 麻黄（鎮咳去痰）→ 小青龍加石膏湯

咳，痰，喘息などの呼吸器系の病状がある場合には，鎮咳去痰し，喘息症状を鎮静する．

＋ 麻黄（鎮咳去痰）＋ 杏仁（鎮咳）→ 麻黄杏仁甘草石膏湯

肺に炎症があって，自汗があり，激しい咳や痰を伴う場合に用いる．ただし紅舌で，口渇，口乾が強く，津液不足に陥っている場合には用いない．

清熱鎮痛作用

＋ 麻黄（去風湿鎮痛）→ 越婢湯

湿邪による関節腫痛，関節水腫があり，患部に炎症がある場合には，清熱鎮痛作用として働く．

＋ 麻黄（去風湿鎮痛）＋ 白朮（利水）→ 越婢加朮湯

利湿，清熱，鎮痛作用をもつ．炎症性のリウマチや関節炎，浮腫などに用いられる．

清熱除煩止渇作用

＋ 知母（清熱生津）→ 白虎湯，白虎加人参湯

腎炎など津液不足で口渇を伴う陽明病の高熱の病証によく適応する．応用として高熱はなくとも甚だしい口渇を伴う糖尿病や皮膚の炎症の甚だしいアトピー性皮膚炎にも効果がある．

＋ 知母（清熱生津）＋ 粳米（生津）→ 白虎湯，白虎加人参湯

生津作用と清熱作用を兼ねる．白虎湯類の基本配合．

<配合処方> 越婢加朮湯, 越婢加半夏湯, 越婢湯, 桂枝二越婢一湯, 厚朴麻黄湯, 小青竜加石膏湯, 続命湯, 大青竜湯, 竹皮大丸, 竹葉石膏湯, 白虎加桂枝湯, 白虎加人参湯, 白虎湯, 風引湯, 文蛤湯, 麻黄杏仁甘草石膏湯（麻杏甘石湯）, 麻黄升麻湯, 木防已湯. 以上18処方.

知母 [傷][金]

基原 ユリ科ハナスゲ *Anemarrhena asphodeloides* Bunge の根茎〈日局15収載〉.

異名・別名 蚳母, 蝭母, 地参, 毛知母, 知母肉, 連母.

成分 ステロイドサポニン（チモサポニンA-I〜IV, B-I,II）, キサントン類（マンギフェリン, イソマンギフェリン）など.

引用文献
神農本草経▶消渇, 熱中を主り, 邪気, 肢体の浮腫を除き, 水を下し, 不足を補い, 気を益す.

薬徴続編▶煩熱を主治す.

薬能方法弁▶能熱を清し, 燥を潤し, 陰を滋し, 痰を消し, 嗽を定め, 渇を止め, 胎を安ず, 傷寒, 煩熱, 骨蒸虚労, 燥渇, 虚煩, 久瘧, 下痢を治し, 二便を利し, 浮腫を消し, 胃熱を和して, 腸を滑らかにし, 尫羸を救ふて, 脚腫を消す.

中薬学講義▶清熱除煩, 瀉肺滋腎.

性味 苦, 寒.

現代における効能主治 津液を補い清熱する, 煩躁を除き, 腸の津液を補い通便をはかる. 発熱による煩躁不快感, 糖尿病など口渇の強い病, 骨蒸労熱, 肺の炎症による咳嗽, 乾燥性便秘, 小便不利を治す.

傷寒論・金匱要略における運用法

◆効能主治◆

清熱作用および生津作用に優れ, 津液不足による煩悶や不眠を治す. また発表薬とともに用いて関節の炎症と痛みを治す.

①**清熱作用**——清熱作用のみならず生津作用も有す. ただし, 清熱作用は石膏に及ばない.

②**治虚煩作用**——清熱作用と生津作用が複合して, 津液不足による煩悶感や不眠を治す. 百合や酸棗仁を配合する.

③**鎮痛消炎作用**——清熱生津作用は関節痛などの炎症にも有効である. 多くは桂枝, 防風, 麻黄などの発汗発表薬とともに用いる.

◆代表的な配合応用と処方◆

清熱作用

知母 + 石膏 －清熱－ → 白虎湯, 白虎加人参湯, 白虎加桂枝湯

知母は石膏の清熱作用を補佐して, 高熱を治し, また生津作用により津液の損傷を防ぐ. 甚だしい口渇を伴う糖尿病や皮膚の炎症の強いアトピー性皮膚炎にも応用される.

知母・寒水石・柴胡

知母

治虚煩作用

知母 + 百合（滋陰清熱）→ 百合知母湯

津液不足による余熱を治し，煩悶感を除く．

+ 酸棗仁（除煩・治不眠）→ 酸棗湯

虚労による煩悶感を除き，あわせて不眠を治す．

鎮痛消炎作用

+ 桂枝（発汗発表）→ 桂枝芍薬知母湯

関節患部の炎症腫痛を治す．この場合の関節腫痛は一般の関節腫痛とは異なり，あたかも鶴の関節のように関節が赤く腫れる特徴がある（鶴膝風）．

+ 桂枝（発表）+ 麻黄（発表）→ 麻黄升麻湯

肺の炎症による諸症状を治す．

＜配合処方＞桂枝芍薬知母湯（桂芍知母湯），酸棗湯（酸棗仁湯），百合知母湯，白虎加桂枝湯，白虎加人参湯，白虎湯，麻黄升麻湯．以上7処方．

寒水石 金

- **基原** 古代の寒水石は天然の石灰芒硝 Glauberite である．※備考参照
- **異名・別名** 凝水石，白水石，凌水石．
- **成分** 石灰芒硝 Glauberite：$Na_2Ca(SO_4)_2$．
- **引用文献** **神農本草経** ▶ 身熱，腹中積聚，邪気，皮中火に焼くがごとく，煩満を主る（凝水石の項より引用）．

  薬能方法弁 ▶ 能く外感内発，俱に熱気猛盛，口渇水腫を治し，一切熱気，散漫盛烈なるを和し，又痘序熱甚く，直視瘛瘲，開き難きを治す．

  中薬学講義 ▶ 清熱瀉火，除煩止渇．
- **性味** 辛鹹，寒．
- **現代における効能主治** 清熱消炎作用をもつ，通脈する，炎症に伴う腫れを治す．流行性熱病，慢性の熱症状，吐瀉，水腫，尿閉，歯茎出血，丹毒，やけどを治す．

傷寒論・金匱要略における運用法

◆**効能主治**◆

清熱して，気血のめぐりをよくする．

◆**代表的な配合応用と処方**◆

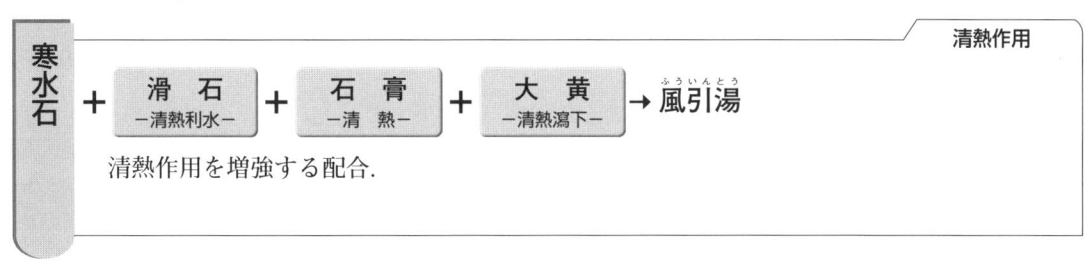

清熱作用

寒水石 ＋ 滑石（清熱利水）＋ 石膏（清熱）＋ 大黄（清熱瀉下）→ 風引湯（ふういんとう）

清熱作用を増強する配合．

＜配合処方＞風引湯．以上1処方．

◆**備考**◆

古来より寒水石の基原には混乱がみられるが，『正倉院薬物を中心とする古代石薬の研究』によれば，寒水石の基原を，石灰芒硝 Glauberite（$Na_2Ca(SO_4)_2$）であると結論づけている．その根拠は『名医別録（めいいべつろく）』『神農本草経集注（しっちゅう）』の記述と石灰芒硝の化学的・物理的性質が一致することによる．本書もこの説を妥当と考え，寒水石の基原を天然の石灰芒硝とした．

なお『正倉院薬物を中心とする古代石薬の研究』によれば，寒水石の基原について，すでに唐代にはその混乱がみられ，それ以降，方解石 Calcite（$CaCO_3$）や石膏 Gypsum（$CaSO_4 \cdot 2H_2O$）や硬石膏 Anhydrite（$CaSO_4$）を寒水石にあてるようになったとしている．このことは唐代に中国から日本に渡ったと考えられる正倉院の寒水石が，方解石 Calcite であることからもうかがえる．

現在の市場においても，こうした混乱が尾を引き，寒水石として，方解石 Calcite，石膏 Gypsum，硬石膏 Anhydrite の3者が流通している．

清熱薬　Ⅰ　清熱薬

柴胡（さいこ）［傷］［金］

基原　セリ科ミシマサイコ *Bupleurum falcatum* Linné の根〈日局15収載．局方規格：本品は換算した生薬の乾燥物に対し，総サポニン（サイコサポニン a およびサイコサポニン d）0.35％以上を含む〉．中国では，*B. chinense* DC. および *B. scorzonerifolium* Willd を基原植物とするが，これらは，*B. falcatum* Linné の地域変種と考えられる．

異名・別名　茈胡（さいこ），茈葫（さいこ），三島柴胡（みしまさいこ），伊豆柴胡（いずさいこ），鎌倉柴胡（かまくらさいこ），植柴胡（しょくさいこ），北柴胡（ほくさいこ），天津柴胡（てんしんさいこ）．

成分　トリテルペノイドサポニン（サイコサポニン a〜f），ステロール類など．

引用文献　神農本草経▷心腹を主り，腸胃中の結気（けっき），飲食積聚（しゃくじゅ），寒熱邪気を去り，陳（ふる）きを推し新きに至らしむ（茈胡の項より引用）．

重校薬徴（きょうこうやくちょう）▷胸脇苦満（きょうきょうくまん）を主治し，往来寒熱，腹中痛，黄疸を兼治す．

柴胡(さいこ)・白頭翁(はくとうおう)

気血水薬徴 ▶ 水気外襲のものを治す.
中薬学講義 ▶ 和解退熱, 疏肝解鬱, 升挙陽気.
性　味　苦, 涼.
現代における効能主治　少陽症の熱症状を治す, 疏肝(そかん)する, 沈滞した気を上昇させる. 往来寒熱, 胸脇苦満, 口苦, 聴力障害, 頭痛, めまい, マラリア, 下痢, 脱肛, 月経不順, 子宮下垂を治す.

傷寒論・金匱要略における運用法

◆効能主治◆

少陽病の清熱の要薬にして, 微熱, 往来寒熱を治し, 胸背部の緊張を緩和して, 胸脇苦満(きょうきょうくまん), 腹痛を治す.

①**少陽病清熱作用**——少陽病の微熱, 往来寒熱などの熱症状を治す. 高熱にはあまり用いられない.
②**緊張緩和作用**——芍薬, 枳実とともに用いて胸脇苦満や背部緊張痛を治す.

◆代表的な配合応用と処方◆

柴胡

［少陽病清熱作用］
＋ 黄芩(おうごん) －清熱－ → 小柴胡湯(しょうさいことう), 大柴胡湯(だいさいことう), 柴胡桂枝乾姜湯(さいこけいしかんきょうとう), 柴胡加竜骨牡蛎湯(さいこかりゅうこつぼれいとう)

慢性化したカゼや肺炎・肝炎などで, 少陽病の証を呈し, 微熱や往来寒熱のある場合には必ず用いる配合である.

［緊張緩和作用］
＋ 芍薬(しゃくやく) －緊張緩和－ ＋ 枳実(きじつ) －行気緊張緩和－ → 大柴胡湯, 四逆散(しぎゃくさん)

患部の緊張緩和をはかり, 気の流通を促し, 痛みや凝りや胸腹部の膨満感を治す. さらに甘草が加わり四逆散となると, 少陰病の四肢厥冷(けつれい)を治す.

＜配合処方＞柴胡加芒消湯, 柴胡加竜骨牡蛎湯, 柴胡去半夏加括蔞湯, 柴胡桂枝乾姜湯, 柴胡桂枝湯, 四逆散, 小柴胡湯, 薯蕷丸, 大柴胡湯, 鼈甲煎丸. 以上10処方.

◆備考◆

1)『傷寒論』における柴胡は, 少陽病の清熱薬として特徴的に用いられたが, 金元時代以降, その薬能も変化し, 升提(しょうてい)薬として用いられることが多くなった. 例えば, 補中益気湯のように, 黄耆, 升麻とともに升提作用（沈滞した気を上昇させる作用）を目的として用いられたのである. さらに, 清代から現代に至って温病(うんびょう)学説が盛んになると, 辛涼発表(しんりょう)薬として用いられるようになった. 現代の日本漢方では,『傷寒論』における用法を中心としながら, 後世の用法も取り入れられている.
2) 柴胡を使用した代表的な方剤に小柴胡湯がある. 近年, 肝障害の患者への投与で間質性肺炎を起こすとして厚生労働省から医薬品等安全性情報が出されたが, これが何に起因するかは明確にされていない. また, 柴胡については副作用の原因と考えられるものは今のところ認められていない.

白頭翁 傷/金
はくとうおう

基　原	キンポウゲ科ヒロハオキナグサ *Pulsatilla chinensis*（Bge.）Regel の根.
異名・別名	野丈人，胡王使者，白頭公.
成　分	protoanemonin およびその縮合物 anemonin.
引用文献	**神農本草経**▶温瘧，狂易，寒熱，癥瘕，積聚，癭気を主り，血を逐い，痛を止め，金瘡を療す.
	重校薬徴▶熱利下重を主治す.
	気血水薬徴▶内に熱あって，水を逐うものを治す.
	薬能方法弁▶能血を行らし，下焦を堅うし，腸胃に入って，血分を和す，故に熱毒血利を治す.
	中薬学講義▶清熱解毒，涼血治痢.
性　味	苦，寒.
現代における効能主治	清熱涼血作用により，炎症を鎮め，血便下痢を治す．マラリア様の悪寒発熱，鼻出血，痔出血を治す.

傷寒論・金匱要略における運用法

◆効能主治◆

大腸・肛門部の炎症を鎮め，下痢・血便を治し，痛みを止める．

①**清熱止瀉作用**──腸内の炎症を鎮め，下痢を止め，鎮痛する．

②**鎮静鎮痛作用**──大腸・肛門部の炎症を鎮め，鎮痛をはかり，痛みに伴う精神不安を治す．

◆代表的な配合応用と処方◆

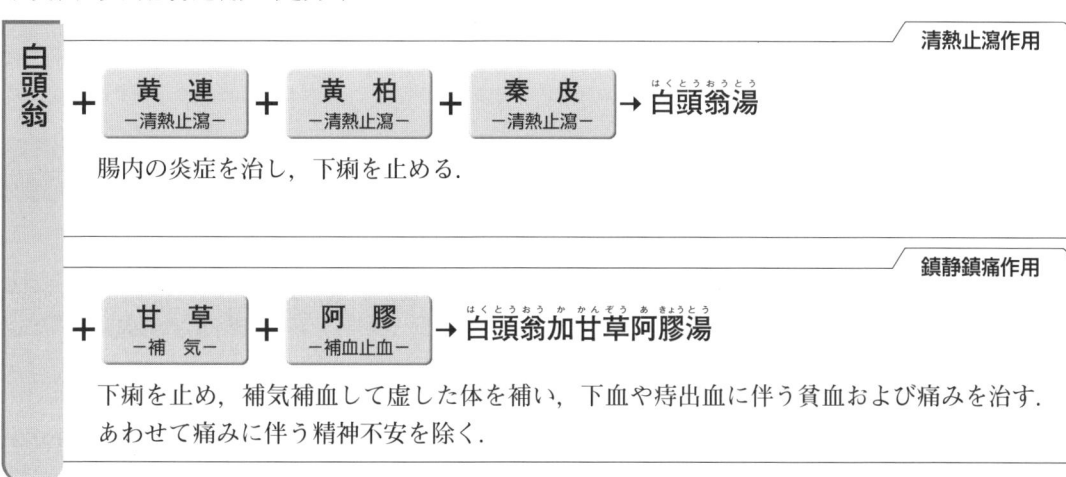

清熱止瀉作用

白頭翁 ＋ 黄連（清熱止瀉） ＋ 黄柏（清熱止瀉） ＋ 秦皮（清熱止瀉） → 白頭翁湯

腸内の炎症を治し，下痢を止める．

鎮静鎮痛作用

白頭翁 ＋ 甘草（補気） ＋ 阿膠（補血止血） → 白頭翁加甘草阿膠湯

下痢を止め，補気補血して虚した体を補い，下血や痔出血に伴う貧血および痛みを治す．あわせて痛みに伴う精神不安を除く．

＜配合処方＞白頭翁加甘草阿膠湯，白頭翁湯．以上2処方．

清熱薬　Ⅰ　清熱薬

白薇 [金]

基　原	ガガイモ科フナバラソウ *Cynanchum atratum* Bunge または *C. versicolor* Bunge の根および根茎.
異名・別名	白微.
成　分	シナンコール, 強心配糖体, 精油など.
引用文献	**神農本草経**▶ 暴の中風, 身熱肢満, 忽忽として人を知らず, 狂惑, 邪気寒熱, 酸疼, 温瘧洗洗として, 発作時に有るを主る. **薬能方法弁**▶ 主として血熱を瀉し, 陰気を利し, 水気を下し, 乳を生じ, 其痛みを止む. **中薬学講義**▶ 清熱涼血.
性　味	苦鹹, 寒.
現代における効能主治	清熱する, 血熱を除く. 陰虚内熱, 風湿の高熱, 嗜眠, 肺に炎症があり咳嗽・血痰するもの, 温病で瘧状の発熱をするもの, 癉瘧, 産後の血液不足による虚煩, 膀胱炎などの小便不利, 血尿, リウマチ痛, るいれきを治す.

傷寒論・金匱要略における運用法

◆効能主治◆

清熱し, 血熱を除く.

◆代表的な配合応用と処方◆

清熱作用

白薇 ＋ 石膏 −清熱− → 竹皮大丸

清熱して, 煩熱を除く.

＜配合処方＞竹皮大丸. 以上 1 処方.

竹茹 [金]　生竹茹 [金]

基　原	イネ科① *Bambusa tuldoides* Munro, ② ハチク *Phyllostachys nigra* Munro var. *henonis* Stapf ex Rendle または ③ マダケ *P. bambusoides* Siebold et Zuccarini の稈の内層（注：外皮を削りとった皮下の中間層のこと）〈局外生規収載〉. 中国では, ①②および *Sinocalamus beecheyanus* (Munro) McClure var. *pubescens* P. F. Li を基原植物としている.
異名・別名	竹筎, 青竹茹, 淡竹茹, 淡竹皮茹.

成　分	トリテルペノイド，ペントサン，リグニン，セルロースなど．
引用文献	**名医別録**▶嘔啘，温気，寒熱，吐血，崩中して筋に溢るを主る（淡竹の項の皮筎の部分より引用）． **薬能方法弁**▶能血を涼し，熱を除く，故に上焦の煩熱，気を温功あり，并に寒熱，噎膈，嘔啘，驚癇，肺痿，吐血，衄血，崩中，胎動，乳痛，乳癰を治す． **中薬学講義**▶清熱止嘔，滌痰開鬱．
性　味	甘，涼．
現代における効能主治	清熱する，血熱を鎮める，痰を除く，止嘔する．熱によって煩悶するもの，嘔吐，噦逆，熱痰，喘咳，吐血，鼻出血，不正子宮出血，悪阻，胎動不安，驚癇を治す．

傷寒論・金匱要略における運用法

◆**効能主治**◆

胃の炎症を鎮め，噦逆と嘔吐を治す．

◆**代表的な配合応用と処方**◆

止嘔・噦逆作用

竹筎 ＋ 生姜（止嘔）→ 橘皮竹筎湯
胃の炎症をとり，止嘔する．

＋ 甘草（降気健胃）→ 竹皮大丸
胃気を調え止嘔する．

＜配合処方＞橘皮竹筎湯，竹皮大丸．以上2処方．

ちくよう 竹葉 傷 金

基　原	イネ科ハチク *Phyllostachys nigra* の葉．
異名・別名	淡竹葉，竹叶．
成　分	トリテルペノイド（グルチノール，グルチノン），ペントーザン，リグニン．
引用文献	**神農本草経**▶欬逆上気して溢し，筋急し，悪瘍を主る，小虫を殺す． **名医別録**▶煩熱，風痙，喉痺，嘔吐を除く．毒を消す． **薬能方法弁**▶能心胸を涼し，胃気を緩め，痰を消し，渇を止め，上焦の煩熱を除く，故に欬逆，喘促，嘔噦，吐血，失音，小児の驚癇を治す．

性 味	甘，淡，寒．

中薬学講義▶清熱除煩（竹叶の項より引用）．

現代における効能主治	津液を補い，清熱し，除煩する．利尿作用をもつ．熱病による煩渇，小児のひきつけ，咳逆による吐血，鼻出血，のぼせ，小便不利，血尿，口中糜爛を治す．

傷寒論・金匱要略における運用法

◆効能主治◆

清熱し，あわせて咳逆上気を治す．

参考：後世の用法である，小便不利・血尿や小児の夜泣きに対する用法はまだみられない．

①清熱作用──清熱作用により，上焦部の煩熱を除き，気の上衝を鎮める．

②鎮咳作用──呼吸器系の津液を補い，炎症を鎮めることにより，咳を止める．

◆代表的な配合応用と処方◆

竹葉

【清熱作用】

+ 石膏 −清熱− → 竹葉石膏湯

清熱して気の上衝を治す．

+ 葛根 −発汗− + 防風 −発汗− → 竹葉湯

発汗作用と清熱作用の配合により，解熱して，気の上衝，頭痛を治す．

【鎮咳作用】

+ 桔梗 −鎮咳− + 甘草 −緊張緩和− → 竹葉湯

桔梗と甘草の配合は桔梗湯となり，緊張緩和と鎮咳作用に優れるが，竹葉の配合により，鎮咳作用を増強する．

＜配合処方＞竹葉石膏湯，竹葉湯．以上2処方．

葦茎 金

基 原	イネ科ヨシ *Phragmites communis* Trin. の茎．
異名・別名	芦茎，蘆茎．
成 分	ペントサン，リグニン．
引用文献	**本草綱目**▶霍乱嘔逆，肺癰煩熱．癰疽には，灰に焼いて淋汁を取り，膏に煎じて用ゐる．

悪肉を蝕し，黒子を去る（蘆の茎葉の項より引用）．

薬能方法弁▶蘆根と其主治同じ．（中略）能心肺上焦の熱を清うし，嘔逆，反胃，消渇，客熱，内熱，鬱血を治し，水を利し，小便数を止む．

| 性　味 | 甘，寒． |

| 現代における効能主治 | 消炎・排膿・利水作用をもつ．嘔逆，吐き下し，肺癰，煩熱を治す． |

傷寒論・金匱要略における運用法

◆**効能主治**◆

清熱して，排膿を促し，肺癰を治す．

◆**代表的な配合応用と処方**◆

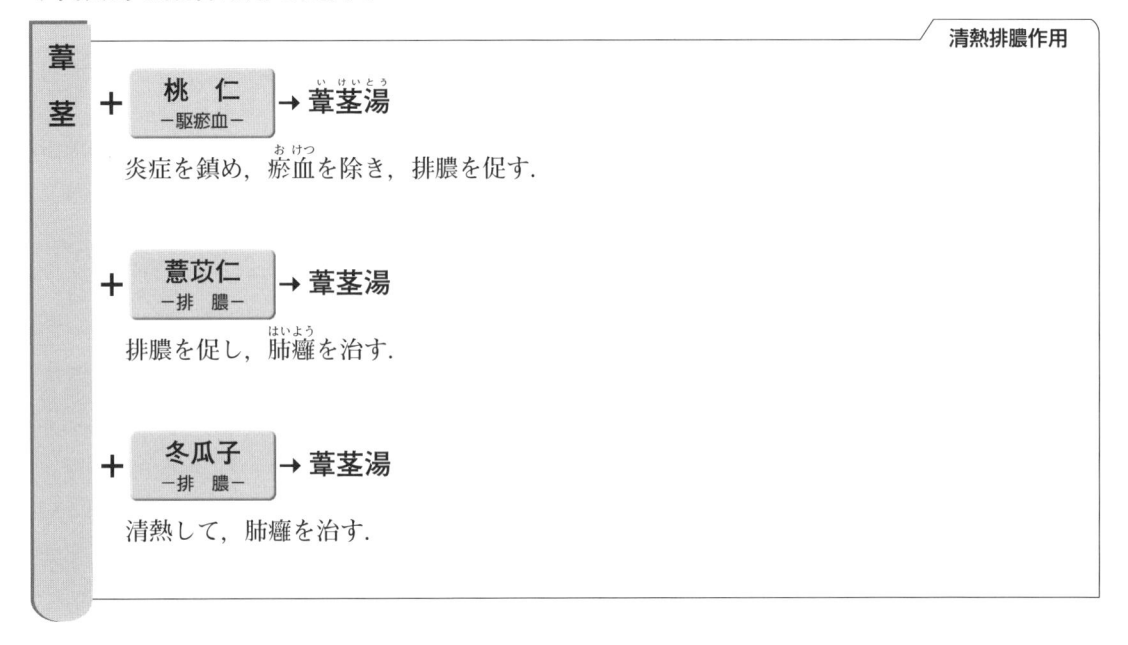

清熱排膿作用

葦茎 ＋ 桃仁 －駆瘀血－ → 葦茎湯
炎症を鎮め，瘀血を除き，排膿を促す．

葦茎 ＋ 薏苡仁 －排膿－ → 葦茎湯
排膿を促し，肺癰を治す．

葦茎 ＋ 冬瓜子 －排膿－ → 葦茎湯
清熱して，肺癰を治す．

＜配合処方＞葦茎湯．以上1処方．

◆**備考**◆

葦茎の類似生薬に芦根（ヨシの根茎）がある．歴代本草書は主に芦根を取り上げ葦茎はあまりみられない．『名医別録』によると，芦根は「消渇の客熱を主り小便利を止む」とあり，現代では解熱・止渇・利尿作用が知られている．近年まで両者は混用されてきたが，食薬区分の見直しに伴い現在一般には葦茎のみが流通している．両者の効能は類似するが，葦茎は排膿，芦根は生津止渇作用に優れる．

白蘞　白歛 [金]

| 基　原 | ブドウ科カガミグサ *Ampelopsis japonica* (Thunb.) Makino の根． |

白蘞

異名・別名	白斂, 白根, 昆侖, 兔核, 白草.
成分	粘液質, デンプン（詳細不明）.
引用文献	**神農本草経**▶癰腫疽瘡を主り, 結気を散じ, 痛を止め, 熱を除き, 目中赤, 小児驚癇, 温瘧, 女子の陰中腫痛を主る. **薬能方法弁**▶古えより伝説に, 熱を除き, 火毒を解し, 結気を散じ, 肌を生じ, 痛を止む. **中薬学講義**▶清熱解毒, 消癰腫.
性味	苦甘辛, 涼.
現代における効能主治	清熱解毒, 散結, 美肌, 止痛作用をもつ. 化膿性の腫れもの, 疔瘡, るいれき, やけど, マラリア様の寒熱で熱症状が強いもの, ひきつけ, 血便, 下痢, 腸風, 痔を治す.

傷寒論・金匱要略における運用法

◆**効能主治**◆

清熱して, 結気を散じ, 止痛する.

◆**代表的な配合応用と処方**◆

清熱作用

白蘞 ＋ 柴胡 －清熱－ → 薯蕷丸

清熱して, 結気を散じる.

＜配合処方＞ 薯蕷丸. 以上1処方.

連軺

基原	モクセイ科レンギョウ *Forsythia suspensa* (Thunb.) Vahl の根. ※備考参照
異名・別名	連翹根.
成分	未詳.
引用文献	**神農本草経**▶熱気を下し, 陰精を益し, 人面をして悦好せしめ, 目を明らかにするを主る（翹根の項より引用）. **薬能方法弁**▶連軺は即ち連翹の根なり, 其主治粗同じき中に, 利水の功勝れり, 故に能く瘀熱より醸す所の水を通利す, 同物にして, 根と実との識別あるを察すべし（連軺の項より引用）.
性味	苦, 寒.
現代における効能主治	急性熱性病で, 黄疸を起こしかけたものを治す.

傷寒論・金匱要略における運用法

◆**効能主治**◆

清熱作用をもつ.

◆**代表的な配合応用と処方**◆

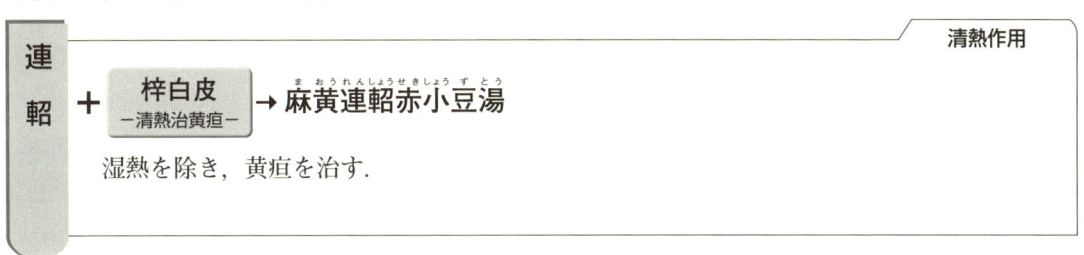

```
連翹 + 梓白皮 → 麻黄連翹赤小豆湯                清熱作用
       －清熱治黄疸－
  湿熱を除き，黄疸を治す.
```

<配合処方> 麻黄連翹赤小豆湯. 以上1処方.

◆**備考**◆

連翹については，歴史的に不明の部分が多く，明らかであるのは以下の点である．

1)「連軺」は，歴代の本草書をみるに『神農本草経』を始め，宋以前の本草書に記載がない．また，元代の王好古の『湯液本草』および明代の李時珍の『本草綱目』において「連軺」の名称はみられるが，いずれも『傷寒論』の注にある「連翹根是」を引き，「連軺は連翹根のことを云う」といった意味の記述があるにすぎない．

いずれにしても，『傷寒論』からの引用以外には「連軺」の名称は存在しない．

2)「翹根」は，『神農本草経』に記載はあるが，「連翹」とは別項目にあり，また『神農本草経集注』の注には「方薬不復用，俗人無識者」として薬に用いたことがなく，知る人もいないとしている．また，唐代の『新修本草』では，「翹根」を「有名無用」（名前はあるが用いたことがない）の部に入れ，「陶弘景不識今醫博識人亦不識」（陶弘景は識らず，今の医者や博識者もまた識らない）としている．

明代の李時珍は『本草綱目』において「連翹根」を「翹根」とし，「連翹」の項目に合した．

3) 宋版『傷寒論』には連軺に「連翹根是」との注があるが，この注が宋以前のいつの時点で付記されたのかは不明である．また，唐代の『千金翼方』の「巻九陽明病状」には，麻黄連軺赤小豆湯と同一の条文があるが，そこでは，『傷寒論』において「連軺」と記載されている個所全てが「連翹」と記載されている．

これらのことから，以下の可能性が考えられる．

①『傷寒論』『金匱要略』の時代には，「連軺」という名称の薬物であったが，後代，「連翹」という名称に変化した．

②『傷寒論』『金匱要略』の時代には「連軺」というものが存在したが，以後全く用いられなくなって薬物そのものも不明となり，唐代に連翹（根）と考えられた．

したがって，厳密にいえば，『傷寒論』『金匱要略』で用いられた連軺が『神農本草経』にいう「翹根」にあたるか，またそれが現在の「連翹根」であるかは，明確ではないといえる．ただ，現在においては，「連軺」は「連翹根」と考えるのが通説となっている．

清熱薬

Ⅰ 清熱薬

鶏子白　鶏子 [傷]

基　原	キジ科ニワトリ *Gallus domestics* Briss. の卵の白身.
異名・別名	鶏卵白，鶏子清.
成　分	水分，タンパク質（オボアルブミン，オボムコイド，オボムチン，コンアルブミン，リゾチームなど）.
引用文献	**名医別録**▶目熱赤痛を療し，心下伏熱を除き，煩満咳逆，小児下洩を止め，婦人産難，胞衣出ざるを療す．醯に之を漬けること一宿，黄疸を療し，大煩熱を破る（雞子の項の卵白より引用）. **薬能方法弁**▶能く皮膚の破爛を愈す，故に湯火傷に擦て，其腐爛を燥かすこと，手に應じて治す，若早くこれを擦るときは，其血を和し，水を燥かして，必ず水泡膿爛の患を免る（雞子白の項より引用）.
性　味	甘，涼.
現代における 効能主治	肺の津液を潤し，咽喉を通利する，清熱し，腫れものの解毒をする．咽頭痛，目の充血，咳逆，下痢，マラリア，やけど，炎症の強い腫れものを治す.

傷寒論・金匱要略における運用法

◆**効能主治**◆

咽喉部の清熱作用をもつ.

◆**代表的な配合応用と処方**◆

清熱解毒作用

鶏子白 ＋ 苦酒 －駆瘀血－ → 苦酒湯

咽喉部の炎症を除き，できものや腫れものを治し，声の出なくなったものを治す.

＋ 半夏 －利咽－ → 苦酒湯

半夏の刺激性を緩和し，咽喉を通利す.

＜配合処方＞苦酒湯．以上1処方.

蜂窠 ㊎

基　原	スズメバチ科キホシアシナガバチ *Polistes mandarinus*, またはその近縁昆虫が作る巣.
異名・別名	蜂窩, 蜂窠, 蜂巣, 露蜂房, 蜂腸, 百穿.
成　分	ミツロウ, カルシウム, 鉄, タンパク質, 揮発油.
引用文献	**神農本草経**▶驚癇瘈瘲, 寒熱邪気, 癲疾, 鬼精, 蠱毒, 腸痔を主る（露蜂房の項より引用）. **薬能方法弁**▶能内伏の毒血を発し, 驚癇, 瘈瘲, 附骨癰疽の隠れて臓腑に在るを治す, 瘰癧の瘻を成す者に塗る, 又風蝕の牙痛を止む, 又小児の重舌に傅て功あり. **中薬学講義**▶攻毒殺虫（露蜂房の項より引用）.
性　味	甘, 平.
現代における効能主治	去風, 殺菌作用をもつ. 含漱剤として虫歯痛に用いる. ひきつけ, 風痺, 蕁麻疹, 急性乳腺炎, 疔毒, るいれき, 痔, 頭皮白癬, 蜂さされによる腫れや痛みを治す.

傷寒論・金匱要略における運用法

◆効能主治◆

瘧に対する清熱補助作用をもつ.

◆代表的な配合応用と処方◆

蜂窠 ＋ 鱉甲 －生津清熱－ → **鱉甲煎丸**　　　　清熱補助作用

鱉甲の生津清熱作用を補助し, 瘧に伴う寒熱を治す.

＜配合処方＞鱉甲煎丸. 以上1処方.

黄連 ㊽㊎

基　原	キンポウゲ科オウレン① *Coptis japonica* Makino, ② *C. chinensis* Franchet, ③ *C. deltoidea* C. Y. Cheng et Hsiao または ④ *C. teeta* Wallich の根をほとんど除いた根茎〈日局15収載. 局方規格：本品は定量する時, 換算した生薬の乾燥物に対し, ベルベリン〔ベルベリン塩化物（$C_{20}H_{18}ClNO_4$：371.81）として〕4.2%以上を含む〉. 中国では, ②③④を基原植物としている.
異名・別名	川連, 川黄連, 雲連.

黄連・黄芩

成　分	アルカロイド（ベルベリン，パルマチン），フェルラ酸など．
引用文献	**神農本草経**▶熱気の目痛，皆傷の涙出，明目，腸澼の腹痛下痢，婦人の陰中腫痛を主る． **重校薬徴**▶心中煩悸を主治し，心下痞，吐下，腹中痛を兼治す． **気血水薬徴**▶心中に気鬱するものを主治す． **中薬学講義**▶清熱燥湿，清心除煩，瀉火解毒．
性　味	苦，寒．
現代における効能主治	清熱し炎症を治す，湿を除く，寄生虫を駆除する．腸チフスなどの高熱を伴う流行性熱病，種々の下痢，嘔吐，腹痛，目の充血・吐血・下血・鼻出血などの出血性疾患，湿疹，口内炎，咽痛．外用して関節炎，打ち身を治す．

傷寒論・金匱要略における運用法

◆**効能主治**◆

清熱作用を中心に止瀉または通便をはかり，止嘔する．また止血作用も有す．

①**清熱作用**——胃腸炎・胃潰瘍などの胃腸系の炎症を治し，あわせて炎症性の下痢に用いる．また，胃部の炎症に由来する嘔吐・口内炎も治す．

②**止嘔作用**——胃熱があって嘔するものを治す．

③**止血作用**——清熱止血作用がある．この作用はともに配合される生薬によって増強される．

◆**代表的な配合応用と処方**◆

清熱作用

黄連 ＋ **黄芩**（清熱止瀉）→ 半夏瀉心湯，葛根黄芩黄連湯

止瀉を主る瀉心湯類の基本配合である．心下痞に下痢，嘔吐，食欲不振，胃潰瘍，十二指腸潰瘍などを兼ねるものを治す．

＋ **黄柏**（清熱止瀉）→ 白頭翁湯

内服して胃腸の炎症を除き，軟便，腹痛，残便感，腹満を伴うような下痢を治す．『傷寒論』『金匱要略』中の用法ではないが，この配合は外用湿布薬としても用いられる．

＋ **葛根**（発表止瀉）→ 葛根黄芩黄連湯

発表作用により体内の水分バランスを調え，黄連の止瀉作用を助ける．

＋ **大黄**（瀉下清熱）→ 大黄黄連瀉心湯，瀉心湯，附子瀉心湯

清熱通便作用を示す．心下痞に便秘を兼ねるもの，吐血，衄血，血便を兼ねるものに用いる．

黄連 + 栝楼実 －去痰飲－ → 小陥胸湯（しょうかんきょうとう）

胸部から心下部にかけて熱と痰飲（たんいん）があり，結胸を起こしているものを治す．

止嘔作用

+ 乾姜 －温補止嘔－ → 乾姜黄芩黄連人参湯（かんきょうおうごんおうれんにんじんとう）

胃の炎症を鎮めながら，全体としては体を温め陽気を巡（めぐ）らし，止嘔する．

+ 乾姜 －止嘔－ + 半夏 －止嘔－ → 黄連湯（おうれんとう），半夏瀉心湯（はんげしゃしんとう），甘草瀉心湯（かんぞうしゃしんとう），生姜瀉心湯（しょうきょうしゃしんとう）

止嘔作用が増強される．

止血作用

+ 阿膠 －補血止血－ → 黄連阿膠湯（おうれんあきょうとう），白頭翁加甘草阿膠湯（はくとうおうかかんぞうあきょうとう）

単に止血するだけでなく，同時に補血も兼ねる．

<配合処方> 烏梅丸，黄連阿膠湯，黄連湯，葛根黄芩黄連湯（葛根黄連黄芩湯），乾姜黄芩黄連人参湯，甘草瀉心湯，瀉心湯（三黄瀉心湯），小陥胸湯，生姜瀉心湯，大黄黄連瀉心湯，白頭翁加甘草阿膠湯，白頭翁湯，半夏瀉心湯，附子瀉心湯．以上14処方．

清熱薬　Ⅰ　清熱薬

黄芩（おうごん）傷金

| 基原 | シソ科コガネバナ *Scutellaria baicalensis* Georgi の周皮を除いた根〈日局15収載．局方規格：本品は定量するとき換算した生薬の乾燥物に対し，バイカリン（$C_{21}H_{18}O_{11}$：446.36）10.0％以上を含む〉．
| 異名・別名 | 条芩（じょうごん），枯芩（ここん），片芩（へんごん），尖芩（せんごん）．
| 成分 | フラボノイド（オウゴニン，バイカリン，バイカレイン）など．
| 引用文献 | **神農本草経**▶諸熱黄疸，腸澼泄痢，水を逐い，血閉（けっぺい）を下し，悪瘡（あくそう），疽触（そしょく），火傷（つけど）を主る．
重校薬徴▶心下痞（しんかひ）を主治す．胸脇苦満（きょうきょうくまん），心煩（しんぱん），煩熱（はんねつ）下利を兼治す．
気血水薬徴▶気鬱（うっ）して下達せざるものを治す．
中薬学講義▶清熱燥湿，止血，安胎．
| 性味 | 苦，寒．

黄芩・黄柏

現代における効能主治

清熱する，湿熱を除く，止血する，安胎作用を有す．高熱による煩渇，肺の炎症による咳嗽，湿熱による下痢，黄疸，熱または結石などによる排尿障害，嘔気，鼻出血，子宮出血，遺精，目の充血性の腫痛，流産しかかったもの，できもの，化膿性の腫れものを治す．

傷寒論・金匱要略における運用法

◆効能主治◆

　清熱作用により，少陽病の熱症状を改善し，胃腸の炎症による下痢を治す．また発熱を伴う出血を止め，よく妊婦の安胎をはかり，流産を予防する．また血熱性の皮膚疾患に用いて，炎症を治し，止痒する．

①**清熱作用**——胃腸・肝臓・肺の炎症を治し，少陽病の発熱に対し解熱作用を発揮する．
②**止瀉作用**——胃腸の炎症による下痢に有効である．
③**安胎作用**——妊婦の流産防止に用いる．特に，炎症や発熱を伴うものに有効である．
④**止血作用**——発熱を伴う出血性疾患（鼻出血・吐血・血便・子宮出血）に有効である．
⑤**止痒作用**——血熱性の皮膚疾患に用いる．

◆代表的な配合応用と処方◆

清熱作用

黄芩 ＋ 柴胡 －清熱－ → 小柴胡湯

少陽病の往来寒熱・胸脇苦満・咳嗽・口苦咽乾・食欲不振・嘔気を治す．

止瀉作用

＋ 黄連 －清熱止瀉－ → 葛根黄芩黄連湯，半夏瀉心湯，甘草瀉心湯，生姜瀉心湯

少陽病の胃熱，口苦，白苔をもつ病証に用いられ，胃腸の炎症による下痢，心下痞の病証を治す．胃潰瘍，十二指腸潰瘍などの充血性・出血性疾患にも効果がある．

＋ 芍薬 －緊張緩和－ → 黄芩湯

腸の炎症に由来する下痢で，腹痛と下腹部重脹感があり，便は粘着様で残便感を伴うものに用いる．発熱性疾患に伴うことが多い．

安胎作用

＋ 白朮 －安胎－ → 当帰散

後世，安胎の聖薬といわれた配合．特に，炎症や発熱を伴うものに有効である．

黄芩 + **当帰** −安胎− → 当帰散

子宮機能を調え，安胎をはかる．

止血作用

+ **阿膠** −止血− → 黄連阿膠湯，黄土湯

体力の弱った人の出血性疾患（鼻出血・痔出血・子宮出血・血便・血尿など）に用いられる．

止痒作用

+ **苦参** −清熱止痒− → 三物黄芩湯

皮膚の患部に炎症または熱感があり，痒くてたまらないものに用いる．

清熱薬 Ⅰ 清熱薬

＜配合処方＞黄芩加半夏生姜湯，黄芩湯，外台黄芩湯，黄土湯，王不留行散，黄連阿膠湯，葛根黄芩黄連湯（葛根黄連黄芩湯），乾姜黄芩黄連人参湯，甘草瀉心湯，侯氏黒散，柴胡加芒消湯，柴胡加竜骨牡蛎湯，柴胡去半夏加括蔞湯，柴胡桂枝乾姜湯，柴胡桂枝湯，三黄湯，三物黄芩湯，瀉心湯（三黄瀉心湯），生姜瀉心湯，小柴胡湯，大黄䗪虫丸，大柴胡湯，沢漆湯，当帰散，半夏瀉心湯，附子瀉心湯，鼈甲煎丸，奔豚湯，麻黄升麻湯．以上29処方．

黄柏 黄蘗㊞㊎ 蘗皮㊎ 黄栢㊎
（おうばく）（おうばく）（ばくひ）（おうばく）

基原 ミカン科①キハダ *Phellodendron amurense* Ruprecht または② *P. chinense* Schneider の周皮を除いた樹皮〈日局15収載．局方規格：本品は定量する時換算した生薬の乾燥物に対し，ベルベリン〔ベルベリン塩化物（$C_{20}H_{18}ClNO_4$：371.81）として〕1.2％以上を含む〉．中国では，②を基原植物とするものを黄柏，①を基原植物とするものを関黄柏と称する．

異名・別名 蘗皮，蘗木．

成分 アルカロイド（ベルベリン，パルマチン），苦味質（オウバクノン，リモニン）など．

引用文献 **神農本草経**▶五臓腸胃中の結熱，黄疸，腸痔を主り，泄痢，女子の赤白漏下，陰の傷，蝕瘡を止める（蘗木の項より引用）．

薬能方法弁▶能発黄を和し，血瘀を瀉し，胸膈を通じ，目赤，耳鳴，小便不利，黄疸を治し，虫を殺し，蚘を安んず（黄蘗の項より引用）．

中薬学講義▶清熱燥湿，瀉火解毒．

性味 苦，寒．

黄柏・消石

| 現代における効能主治 | 清熱する，湿を除く，清熱し炎症を鎮める．外用して消炎湿布薬として用いる．下痢，糖尿病，黄疸，下半身麻痺，夢精，遺精，排尿困難，痔，血便，出血を伴う帯下，骨蒸労熱，目の充血性の腫痛，口内炎，できものを治す．|

傷寒論・金匱要略における運用法

◆効能主治◆

　清熱止瀉作用により，熱性疾患の下痢を治す．また治黄疸作用もある．

①**清熱止瀉作用**——胃腸炎および炎症性の下痢に用いる．

②**治黄疸作用**——治黄疸作用をもつ．山梔子と配合して用いられる．

◆代表的な配合応用と処方◆

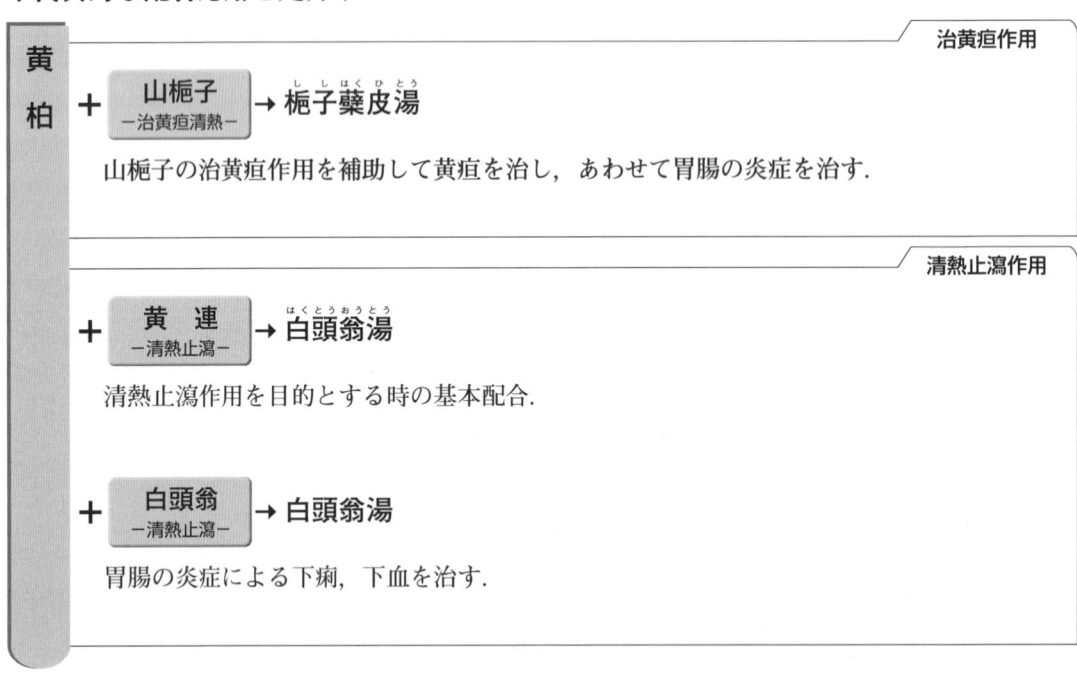

黄柏

治黄疸作用

＋ 山梔子 －治黄疸清熱－ → 梔子蘗皮湯

山梔子の治黄疸作用を補助して黄疸を治し，あわせて胃腸の炎症を治す．

清熱止瀉作用

＋ 黄連 －清熱止瀉－ → 白頭翁湯

清熱止瀉作用を目的とする時の基本配合．

＋ 白頭翁 －清熱止瀉－ → 白頭翁湯

胃腸の炎症による下痢，下血を治す．

＜配合処方＞ 烏梅丸，梔子蘗皮湯，大黄消石湯，白頭翁加甘草阿膠湯，白頭翁湯．以上5処方．

消石㊎　赤消㊎

基　原	Niter を精製してできた結晶．※備考参照
異名・別名	芒消，赤消，苦消，火消．
成　分	組成式 KNO_3 で示されるカリウムの硝酸塩．
引用文献	**神農本草経**▶五蔵の積熱，胃の脹閉を主り，畜結せる飲食を滌去し，陳きを推し新しきに致らしめ，邪気を除く．
性　味	苦鹹，温．

現代における効能主治　結気積聚を除く，利尿瀉下する，清熱し，消腫する．瘀脹，胸腹部疼痛，吐瀉，黄疸，小水の出渋るもの，便秘，目の充血，咽喉の腫れ，疔毒，化膿性の腫れものを治す．

傷寒論・金匱要略における運用法

◆効能主治◆
湿熱を除き，大小便を通利し，黄疸を治し，癥瘕を治す．

①**治黄疸作用**——大黄，礬石，黄柏，山梔子などと配合して，湿熱を除き，黄疸を治す．

②**清熱作用**——清熱し，あわせて湿を除く．

◆代表的な配合応用と処方◆

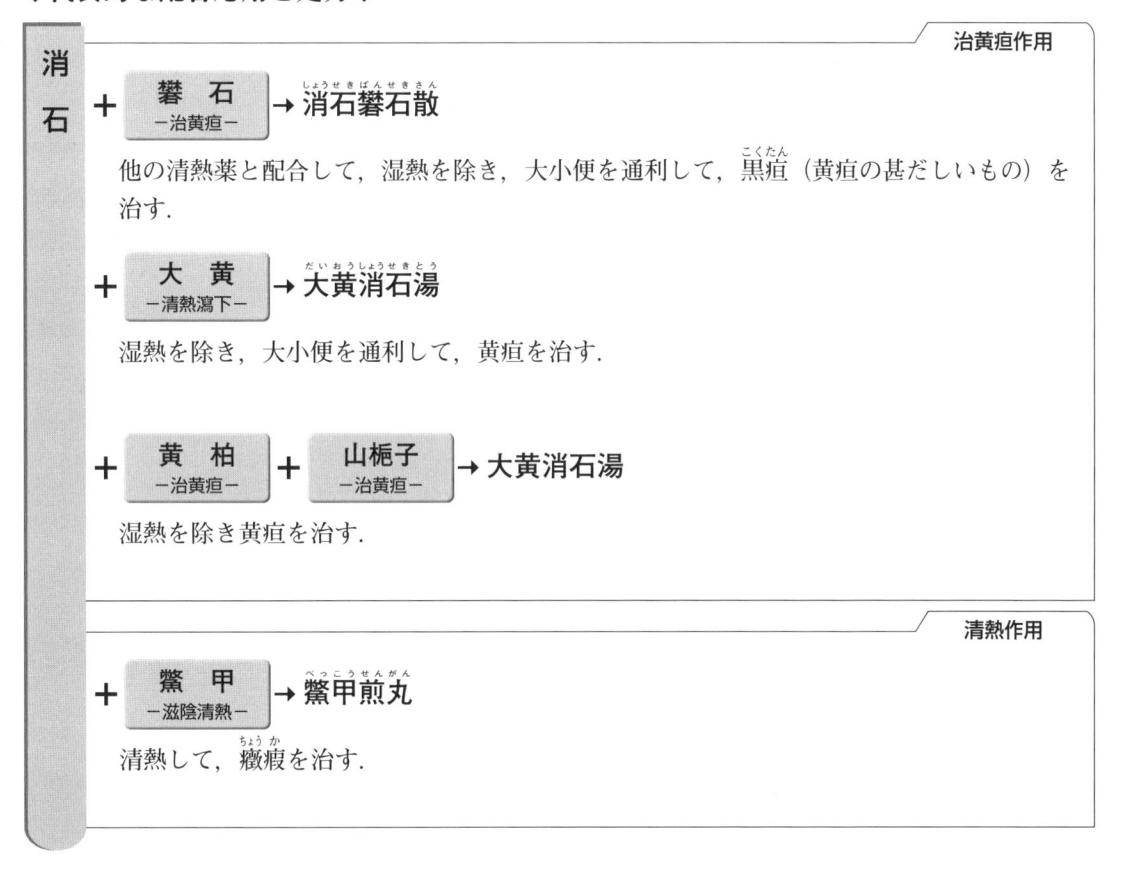

治黄疸作用

消石 ＋ 礬石（治黄疸）→ 消石礬石散

他の清熱薬と配合して，湿熱を除き，大小便を通利して，黒疸（黄疸の甚だしいもの）を治す．

＋ 大黄（清熱瀉下）→ 大黄消石湯

湿熱を除き，大小便を通利して，黄疸を治す．

＋ 黄柏（治黄疸）＋ 山梔子（治黄疸）→ 大黄消石湯

湿熱を除き黄疸を治す．

清熱作用

＋ 鼈甲（滋陰清熱）→ 鼈甲煎丸

清熱して，癥瘕を治す．

＜配合処方＞消石礬石散，大黄消石湯，鼈甲煎丸．以上3処方．

◆備考◆
現在，消石は，硝酸カリウムとされているが，『傷寒論』『金匱要略』の時代においては，芒硝と同一のものを指し，硫酸マグネシウムであった可能性が高い．※芒硝の備考欄(p.70)を参照

苦参 (くじん) 金

基　原	マメ科クララ *Sophora flavescens* Aiton の根で, しばしば周皮を除いたもの〈日局15収載〉.
異名・別名	地槐 (ちかい), 水槐 (すいかい), 大槐 (だいかい), 苦骨 (くこつ), 川参 (せんじん).
成　分	アルカロイド (マトリン, オキシマトリン), フラボノイド (クラリノール), トリテルペノイドサポニンなど.
引用文献	**神農本草経▶**心腹の結気 (けっき), 癥瘕積聚 (ちょうかしゃくじゅ), 黄疸 (おうだん), 溺 (いばり) に余瀝 (よれき) 有るものを主 (つかさど) り, 水を逐い, 癰腫 (ようしゅ) を除き, 中 (ちゅう) を補い, 明目止涙 (めいもくしるい) す (苦参の項より引用). **薬能方法弁▶**能血 (よく) を瀉し, 風を祛り, 水を逐い, 虫を殺す, 因て大風, 疥癩 (かいらい), 温病 (うんびょう), 血痢 (にょうせき), 腸風, 溺赤, 黄疸, 酒毒 (ならび) に熱より風を生じ, 湿より虫を生ずるを治す, 又津 (しん) を生じ, 渇を止め, 目を明 (あきら) にして, 涙を止む. **中薬学講義▶**清熱除湿, 祛風殺虫, 利水.
性　味	苦, 寒.
現代における効能主治	清熱する, 湿を除く, 殺菌・駆虫する. 外用では洗浄薬として陰部掻痒 (そうよう) などに用いる. 熱性の血便・下痢, 胃腸系の感冒による下血, 黄疸, 出血を伴う帯下 (たいげ), 小児肺炎, 小児の慢性消化不良, 急性扁桃腺炎, 痔瘻 (じろう), 脱肛, 皮膚掻痒, 化膿し崩れたできもの, 陰部掻痒, るいれき, やけどを治す.

傷寒論・金匱要略における運用法

◆効能主治◆

清熱作用により, 四肢の煩熱 (はんねつ) を治し, 皮膚の炎症, 掻痒 (そうよう) 感を治す. また利尿作用により, 妊婦の排尿困難を治す. また外用法として, 陰部の潰瘍や掻痒には煎液で洗って治す.

①**清熱作用**──清熱し, 皮膚炎および掻痒感を治す. 小便不利に用い, 利尿を促す. また黄疸を治す. 外用, 内服ともに婦人陰部の炎症, 掻痒を治す.

②**外用法**──煎液で洗浄することにより, 皮膚の炎症を鎮め, 痒 (かゆ) みを治す (苦参湯).

◆代表的な配合応用と処方◆

清熱作用

苦参 + 当帰 —活血— → 当帰貝母苦参丸 (とうきばいもくじんがん)

婦人陰部の炎症を除き, 利尿を促す. また膿疱瘡 (のうほうそう) などの皮膚疾患を治す.

苦参 + 黄芩 —清熱— + 乾地黄 —治血熱— → 三物黄芩湯 (さんもつおうごんとう)

清熱し, 皮膚の炎症, 掻痒 (そうよう) 感を治す.

<配合処方> 苦参湯, 三物黄芩湯, 当帰貝母苦参丸. 以上 3 処方.

秦皮(しんぴ) 傷/金

基　原	モクセイ科トネリコ *Fraxinus japonica* などの樹皮. 中国では, *F. rhynchophylla*, *F. chinensis*, *F. szaboana*, *F. stylosa* を基原植物としている.
異名・別名	梣皮(しんぴ), 岑皮(しんぴ), 蠟樹皮(ろうじゅひ).
成　分	クマリン類 (エスクリン, エスクレチン), タンニンなど.
引用文献	**神農本草経**▶風寒湿痺, 洗洗寒気を主り, 熱を除き, 目中青瞖白膜を主る. **名医別録**▶男子の少精, 婦人の帯下, 小児の癇, 身熱を療し, 目を洗う湯を作るべし. **薬能方法弁**▶能く血分を収渋す, 故に下焦を行らし, 目疾, 驚癇, 下利, 崩帯を治す. **中薬学講義**▶清熱燥湿, 清肝明目.
性　味	苦, 寒.
現代における 効能主治	清熱去湿する, 喘咳を止める, 細菌性下痢, 腸炎, 白帯下, 慢性気管支炎, 目の充血・腫れ痛み, 涙液分泌過多症, 魚鱗癬を治す.

傷寒論・金匱要略における運用法

◆効能主治◆

腸の炎症を鎮めて, 熱性の下痢を治す.

参考：本草書の『神農本草経』や『名医別録』には熱性下痢の用法はなく, 秦皮を熱性下痢に用いるのは, 元代, 王好古の『湯液本草』以降となる. また眼疾患に対する用法は『傷寒論』『金匱要略』にはない.

◆代表的な配合応用と処方◆

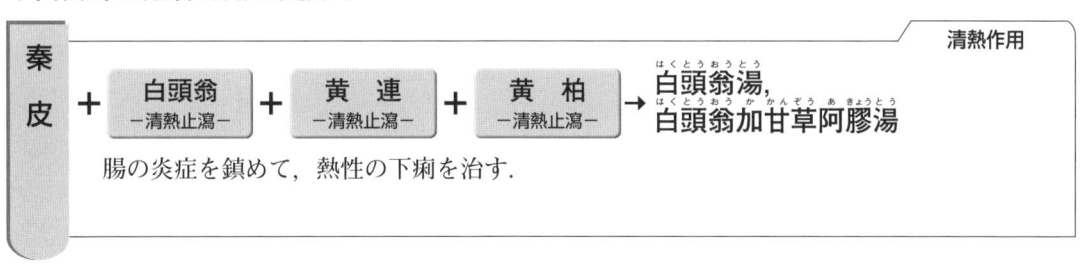

清熱作用

秦皮 ＋ 白頭翁 －清熱止瀉－ ＋ 黄連 －清熱止瀉－ ＋ 黄柏 －清熱止瀉－ → 白頭翁湯, 白頭翁加甘草阿膠湯

腸の炎症を鎮めて, 熱性の下痢を治す.

<配合処方> 白頭翁加甘草阿膠湯, 白頭翁湯. 以上 2 処方.

梓白皮　生梓白皮 [傷]

- **基　原**　ノウゼンカズラ科キササゲ *Catalpa ovata* の根皮あるいは樹皮の靭皮部.
- **異名・別名**　木王，花楸，雷電木.
- **成　分**　イリドイド (catalposide, catalpol, catalpine など), *p*-hydroxybenzoic acid, フタリド (catalpalactone) など.
- **引用文献**
  - **神農本草経**▶ 熱を主る．三蟲を去る．
  - **薬能方法弁**▶ 能血中の水を利し，小便を通じ，瘀熱を去る（生梓白皮の項より引用）．
- **性　味**　苦，寒．
- **現代における効能主治**　清熱解毒・駆虫作用をもつ．流行性感冒，黄疸，反胃，皮膚搔痒，できものを治す．

傷寒論・金匱要略における運用法

◆**効能主治**◆

清熱去湿し，黄疸を治す．

◆**代表的な配合応用と処方**◆

清熱治黄疸作用

梓白皮 ＋ 連翹（清熱） → 麻黄連軺赤小豆湯

清熱去湿し，黄疸を治す．

＜配合処方＞麻黄連軺赤小豆湯．以上1処方．

Ⅱ　清熱除煩薬

清熱作用に除煩作用を兼ねた薬物である．方剤としては梔子豉湯類があり，梔子豉湯を構成する山梔子，香豉が含まれる．香豉は現在では辛涼発表薬に分類されているが，『傷寒論』『金匱要略』においては梔子豉湯類と瓜蒂散にしか用いられておらず，発表薬としての用途はない．

山梔子　梔子 [傷][金]　肥梔子 [傷]

- **基　原**　アカネ科クチナシ *Gardenia jasminoides* Ellis の果実〈日局15収載．局方規格：本品は換算した生薬の乾燥物に対してゲニポシド（$C_{17}H_{24}O_{10}$：388.37）3.0%以上を含む〉．

異名・別名	肥巵子，巵子，小巵子，黄鶏子，黄梔子．
成　　分	イリドイド配糖体（ゲニポシド，ゲニピン），カロテノイド系色素（クロシン）など．
引用文献	**神農本草経**▶五内の邪気，胃中の熱気，面赤，酒皰皶鼻，白癩，赤癩，瘡瘍を主る． **重校薬徴**▶心煩を主治し，身熱，発黄を兼治す． **気血水薬徴**▶瘀熱心を攻むるを治す． **中薬学講義**▶瀉火除煩，泄熱利湿．
性　　味	苦，寒．
現代における 効能主治	清熱する，充血性の炎症を鎮める，外用して消炎湿布薬として用いる．熱病，胸中の煩悶感，不眠，黄疸，淋病，消渇，結膜炎，吐血，鼻出血，血便下痢，血尿，炎症性の腫れもの，潰瘍状のできものを治す．外用して捻挫，挫傷，打撲を治す．

傷寒論・金匱要略における運用法

◆効能主治◆

清熱して煩燥を除き，精神を安定させる．あわせて黄疸を治す．

① **清熱精神安定作用**——強力な清熱除煩作用により，胸部の煩熱を治し，上衝した気を鎮め精神安定をはかり，煩悶感を除く．

② **治黄疸作用**——発熱性の黄疸に対して熱を除き，黄疸を治す．『傷寒論』『金匱要略』において，黄疸病は湿熱の邪や酒の過飲が引き起こすものと考えられている．

◆代表的な配合応用と処方◆

清熱精神安定作用

山梔子 ＋ **香豉**（清熱除煩） → **梔子豉湯**

香豉の清熱除煩作用と山梔子の強い清熱除煩作用が協力して一層強い清熱精神安定作用を示す．胸部の熱と心中懊憹を目標とする．

＋ **香豉**（清熱除煩） ＋ **甘草**（補気） → **梔子甘草豉湯**

梔子豉湯証で，少気して言語に力がなく，気虚証で息苦しさがある場合には，補気作用のある甘草を加える．

＋ **香豉**（清熱除煩） ＋ **生姜**（止嘔） → **梔子生姜豉湯**

梔子豉湯証で，吐き気のある場合は，止嘔作用のある生姜を加える．

＋ **厚朴**（行気緊張緩和） → **梔子厚朴湯**

下した後に気虚となり心煩・腹部膨満感があり，寝起きする際に不安を感じるものには厚朴を加える．

山梔子・香豉

山梔子

+ 乾姜 −温補− → 梔子乾姜湯(ししかんきょうとう)

下した後，下焦の冷えがあり身熱が残って，微かに煩悶するものには温補作用のある乾姜を加える．

治黄疸作用

+ 茵蔯蒿 −清湿熱利胆− → 茵蔯蒿湯(いんちんこうとう)

利胆作用を増強する配合である．なお，常用の生薬の中で，最も利胆作用の強いのが茵蔯蒿で大黄がこれにつぎ，金銭草と山梔子がその後に続く．

+ 茵蔯蒿 −清湿熱利胆− + 大黄 −瀉下利胆− → 茵蔯蒿湯

利胆作用に対しては最強の配合法となる．一般に湿熱が強い時には，大黄，黄柏，枳実，消石などを配合する．

＜配合処方＞茵蔯蒿湯，枳実梔子湯，梔子乾姜湯，梔子甘草豉湯，梔子厚朴湯，梔子豉湯，梔子生姜豉湯，梔子大黄湯，梔子蘗皮湯，大黄消石湯．以上10処方．

香豉(こうし)［傷金］　豉(し)［傷金］

基　原	マメ科ダイズ *Glycine max* (L.) Merr. の種子を蒸して発酵させたもの．
異名・別名	豆豉(とうし)，豆鼓(ずし)，淡豆豉(たんずし)，淡豉(たんし)．
成　分	脂肪，タンパク質，酵素など．
引用文献	**名医別録**▶傷寒，頭痛寒熱，瘴気，悪毒，煩躁，満悶，虚労，喘吸，両脚疼冷を主り，又六畜胎子の諸毒を殺す（豉の項より引用）． **重校薬徴**▶心中懊憹を主治し，心中結痛及び心中満して煩するを兼治する． **気血水薬徴**▶気，心中に迫るものを治す． **中薬学講義**▶解表，除煩（淡豆豉の項より引用）．
性　味	苦，寒．
現代における効能主治	発表する，除煩する，鬱症状を除く，急性熱性病，悪寒，発熱，頭痛，煩躁，胸中の不快感を治す．

傷寒論・金匱要略における運用法

◆**効能主治**◆

胸部の煩悶感を除く．また，催吐薬の補助作用をもつ．

①治鬱除煩作用——胸部の鬱熱による煩悶感を除き，心中懊憹および不眠を治すが，香豉単味では弱く，必ず山梔子と配合して用いる．

②催吐補助作用——瓜蒂などの催吐作用をもつ薬物と配合することによって催吐作用の増強をはかる．

◆**代表的な配合応用と処方**◆

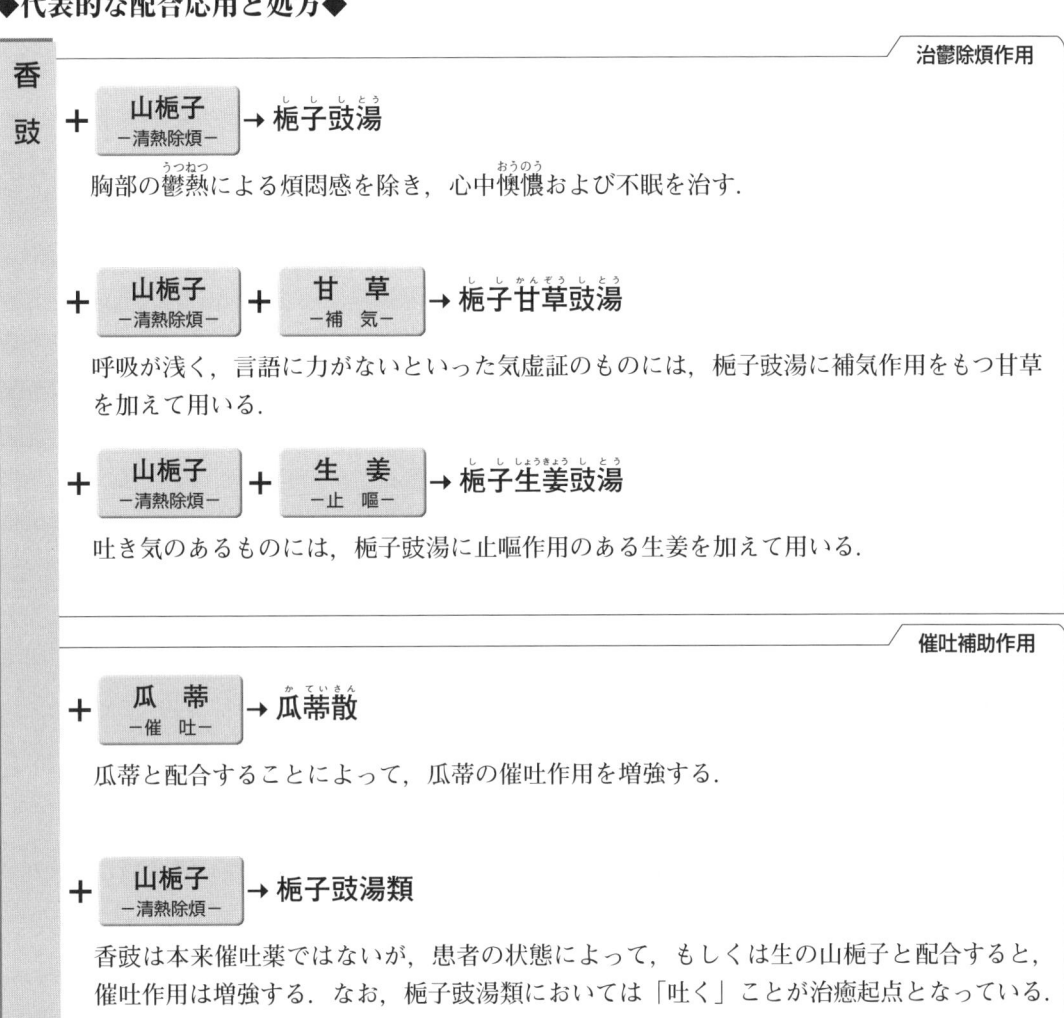

香豉

治鬱除煩作用

+ 山梔子 －清熱除煩－ → 梔子豉湯

胸部の鬱熱による煩悶感を除き，心中懊憹および不眠を治す．

+ 山梔子 －清熱除煩－ + 甘草 －補気－ → 梔子甘草豉湯

呼吸が浅く，言語に力がないといった気虚証のものには，梔子豉湯に補気作用をもつ甘草を加えて用いる．

+ 山梔子 －清熱除煩－ + 生姜 －止嘔－ → 梔子生姜豉湯

吐き気のあるものには，梔子豉湯に止嘔作用のある生姜を加えて用いる．

催吐補助作用

+ 瓜蒂 －催吐－ → 瓜蒂散

瓜蒂と配合することによって，瓜蒂の催吐作用を増強する．

+ 山梔子 －清熱除煩－ → 梔子豉湯類

香豉は本来催吐薬ではないが，患者の状態によって，もしくは生の山梔子と配合すると，催吐作用は増強する．なお，梔子豉湯類においては「吐く」ことが治癒起点となっている．

<配合処方> 瓜蒂散，枳実梔子湯，梔子甘草豉湯，梔子豉湯，梔子生姜豉湯，梔子大黄湯．以上6処方．

止瀉薬

止瀉薬とは下痢を止める薬物をいうが，この項目では赤石脂禹餘粮湯を構成する赤石脂，禹餘粮をあげる．この他，清熱薬に分類されている黄連，黄芩，黄柏，白頭翁や，補益強壮薬に分類されている人参などはみな止瀉作用をもつ薬物である．『傷寒論』『金匱要略』では，中焦部の下痢には瀉心湯類や人参湯を中心に用い，下焦部の下痢には赤石脂禹餘粮湯を用いている．また五苓散のように利水剤を用いて止瀉することもある．

赤石脂 傷 金 （附）白石脂

基原 雲母源の粘土（多量の未分解の雲母の微粉と，これの分解によって生成したカオリナイトとの混合物を基礎成分とし，この混合物に酸化第二鉄を多量に含む赤褐色で滑感のある緻密な粘土）．

異名・別名 赤符，紅高嶺，喫油脂，紅土．

成分 含水ケイ酸アルミニウム $Al_2O_3 \cdot 2SiO_2 \cdot 4H_2O$（カオリナイト）を主とし，これに Fe_2O_3, Cr_2O_3, MgO, FeO などの夾雑物を含む．

引用文献
神農本草経▶黄疸洩痢，腸澼，膿血，陰蝕，下血赤白，邪氣癰腫，痔瘻悪瘡，頭瘍疥掻を主る（青石赤石黄石白石黒石脂等の項より引用）．

名医別録▶心気を養い，目を明らかにし，精を益し，腹痛，洩澼，下痢赤白，小便利を療し，及び癰疽痔瘻，女子崩中漏下，産難，胞衣出ざるを主る．

薬徴続編▶水毒下利を主治す，故に便膿血を兼治す．

薬能方法弁▶能湿を収め，血を止めて，下を固うす，故に気を益し，肌を生じて，中を調う，腸澼，泄痢，崩帯，遺精，癰痔を療す，潰瘍の口を収め，肉を長じ，生を催し，胞を下す．（中略）赤は血分に入，白は気分に入，これ赤白を以て，気血を分つ，其理有に似たりと雖，石脂の功，皆収斂固渋す．故に赤白皆血分に入を主として，傍ら気分を和する者也（赤石脂，白石脂の項より引用）．

中薬学講義▶止瀉，止血．

性味 甘渋，温．

現代における効能主治 止瀉する，止血する，去湿する，肌の回復力を高める．慢性下痢，血便，脱肛，遺精，不正子宮出血，帯下，潰瘍を治す．

傷寒論・金匱要略における運用法

◆**効能主治**◆

下焦の冷えが強く,下痢と下血をするものに用いる.

◆**代表的な配合応用と処方**◆

止瀉止血作用

赤石脂 + 禹餘粮（収斂止瀉）→ 赤石脂禹餘粮湯

人参湯より一層冷えが強く,特に下焦の冷えが甚だしい場合の止瀉止血に用いる.

+ 乾姜（温補回陽）→ 桃花湯

強い冷えを伴う下痢,膿血便における止瀉止血に用いるが,赤石脂禹餘粮湯より中焦・下焦の陽気が虚して冷えている場合に用いる.

<配合処方> 赤石脂禹餘粮湯,赤石脂丸,桃花湯,風引湯.以上4処方.

止瀉薬

白石脂 [金]

- **基原**　アルカリ雲母源のアルカリ質カオリンから成る粘土（赤石脂より酸化第二鉄を除いた成分のものとみなしうる）.
- **異名・別名**　白符,随,白陶土.
- **成分**　ハロイサイトの他,鉄,マグネシウム,カルシウムなど.
- **引用文献**　
  神農本草経▶上記,赤石脂の項参照.
  名医別録▶肺気を養い,腸を厚くし,骨髄を補う,五蔵驚悸不足,心下煩を療し,腹痛を止め,小腸の水を下し,癖熱,溏便,膿血,女子崩中漏下赤白沃を主り,癰疽瘡痔を排す.
  薬能方法弁▶上記,赤石脂の項参照.
- **性味**　甘酸,平.
- **現代における効能主治**　止瀉する,止血する.慢性下痢,不正子宮出血,帯下,遺精を治す.

傷寒論・金匱要略における運用法

◆**効能主治**◆

赤石脂とほぼ同様の効能をもつと考えられるが,使用方剤が風引湯1方のため,詳細は不明である.

◆**代表的な配合応用と処方**◆

配合応用未詳.

<配合処方> 風引湯. 以上1処方.

禹餘粮（うよりょう）　太一禹餘粮（たいいつうよりょう）㊥

基　原	諸色の粘土を内蔵する結核状の鉄鉱物．諸色あるものすべての総称を禹餘粮とし，そのうち赤鉄鉱の含量が多く赤〜紫色を呈するものを太一餘粮とする．※備考参照
異名・別名	禹余糧，禹餘糧，禹余粮，太一餘粮，太一余粮，禹粮石，石脳．
成　分	主要成分は褐鉄鉱（$2Fe_2O_3 \cdot 3H_2O$），赤鉄鉱（Fe_2O_3），加水ハロサイト（$Al_2O_3 \cdot SiO_2 \cdot 2H_2O \cdot 2H_2O$）であるが，そのうち赤鉄鉱の含量が多いものが太一餘粮である．
引用文献	**神農本草経**▶欬逆上気，癥瘕，血閉，漏下を主り，邪気を除く（太一餘粮の項より引用）．欬逆，寒熱，煩満を主り，赤白を下し，血閉，癥瘕，大熱を主る（禹餘粮の項より引用）． **薬能方法弁**▶血分の重剤，能下を固うす．欬逆，下痢，血閉，血崩を治し，又能催生し，下焦病有者，須く禹餘糧，赤石脂を用ゆべし，按るに禹餘糧下を固むるの外，小便を通ずるの功あり，此重剤にして，下降するが故なり（禹餘糧の項より引用）． **中薬学講義**▶止瀉，止血（禹余粮の項より引用）．
性　味	甘渋，平．
現代における効能主治	腸出血，慢性下痢，子宮不正出血，帯下，痔を治す．

傷寒論・金匱要略における運用法

◆効能主治◆
腸を収斂して止瀉する．

◆代表的な配合応用と処方◆

止瀉作用

禹餘粮 ＋ 赤石脂（止瀉止血） → 赤石脂禹餘粮湯（しゃくせきしうよりょうとう）

腸の機能不全による下痢を治す．人参湯より一層冷えが強く，特に下焦の冷えが甚だしい場合の止瀉に用いる．

<配合処方> 赤石脂禹餘粮湯. 以上1処方.

◆備考◆

禹餘粮と太一餘粮の基原について，古来より混乱がみられる．その混乱は禹餘粮と太一餘粮が全く同一のものであるのか，産地により区別するのか，総称と特定のものの区別なのかについてである．さらに，太一禹餘粮という合称も存在するため，一層の混乱がみられる．

『正倉院薬物を中心とする古代石薬の研究』によれば，禹餘粮と太一餘粮の区別について，陶弘景以

後の本草家に定見をもつものが少なかったこともあり，すでに唐代から両種の区別は判然とせず混乱があった．これは太一禹餘粮という合称があったことからも分かるとしている．さらに，その基原について『新修本草』の注にある「自赤及紫，倶名太一※1，其諸色通謂餘粮※2」（赤及び紫色を呈するものの名称は太一であり，諸色あるものの通称は禹餘粮である）を正当な定義であると結論づけている．本書もこの説を妥当と考え，禹餘粮を総称とし，そのうち赤〜紫色のものを太一餘粮とした．しかし，『傷寒論』の赤石脂禹餘粮湯には太一禹餘粮という合称で収載されており，その基原が，総称なのか，太一餘粮を指すのかは，確定できない．

　なお，現在中国では，禹餘粮，太一餘粮，太一禹餘粮の区別はなされておらず，禹餘粮の別名として太一餘粮，太一禹餘粮があげられるのみである．『中薬大辞典』によると，その基原は「酸化物類の鉱物，褐鉄鉱 Limonite の一種」であり，その赤褐色のものを良品としている．

※1 この説は，道教思想における「太一」が「紫微宮（北極神界）」を意味し，紫を象徴することから発している．
※2 『正倉院薬物を中心とする古代石薬の研究』の注記で，「ここに餘粮とあるは禹餘粮のことである」としている．

止瀉薬

大黄（だいおう）

瀉下薬

　瀉下薬とは，排便を促す下剤として働く薬物のことである．『傷寒論』『金匱要略』における方剤では，陽明病の主剤である承気湯類が中心となる．その主薬は大黄で，ついで芒硝となる．この2種は清熱作用も兼ねている．大黄や芒硝は煎じ方も特に指示されており，他薬を先に煎じ，大黄や芒硝を後から煎じる場合が多い．これは大黄や芒硝の煎じすぎによる瀉下効果の損失を防ぐ配慮がなされているのである．また承気湯類における瀉下作用の力価は，大黄の量を増減させるのではなく，甘草などの緩和薬を去加することによって，調整がなされている．瀉下薬の中でも，特に瀉下作用の強いものは峻下薬（しゅんげやく）といい，甘遂，芫花，大戟，巴豆がこれにあたる．これらの峻下薬は，大量の水分を下す逐水（ちくすい）作用も合わせもつ．また，油性成分を多く含む下剤として麻子仁丸がある．これは麻子仁の油性成分により腸中の乾燥便を潤し，排便を促している．また，鎮咳薬に配当されている杏仁も同様の作用をもつ．その他，商陸根と猪膏がある．

大黄（だいおう）㊕㊎

基　原	タデ科①*Rheum palmatum* Linné，②*R. tanguticum* Maximowicz，③*R. officinale* Baillon，④*R. coreanum* Nakai またはそれらの種間雑種の，通例，根茎〈日局15収載．局方規格：本品は定量する時，換算した生薬の乾燥物に対し，センノシド A（$C_{42}H_{38}O_{20}$：862.74）0.25%以上を含む〉．中国では，①②③を基原植物としている．
異名・別名	錦紋大黄（きんもんだいおう），将軍（しょうぐん），川軍（せんぐん），雅黄（がおう），唐大黄（からだいおう），馬蹄大黄（ばていだいおう）．
成　分	アントラキノン（クリソファノール，エモジン，レイン），ジアントロン（センノシドA～F），タンニン，ラタンニン，スチルベン誘導体，リンドレインなど．
引用文献	**神農本草経**▶瘀血，血閉の寒熱を下し，癥瘕，積聚，留飲，宿食を破り，腸胃を蕩滌し，陳（ふる）きを推し，新しきに致らしめ，水穀を通利し，中を調え，食を化し，五臓を安和するを主る． **重校薬徴**▶結毒を通利するを主る．故に能く胸満，腹満，腹痛，大便不通，宿食，瘀血，腫膿（しゅのう）を治し，発黄，譫語（せんご），潮熱（ちょうねつ），小便不利を兼治す． **気血水薬徴**▶血気実（じつ）するものを治す． **中薬学講義**▶攻積導滞，瀉火涼血，逐瘀通経．
性　味	苦，寒．
現代における効能主治	胃腸系の炎症を除き，通便をはかり，瘀血を除く．実熱便秘，精神錯乱しうわ言をいうもの，飲食の停滞による腹部膨満感，細菌性下痢および食中毒の初期症状，しぶり腹，腹中の硬結，急性結膜炎，吐血，鼻出血，黄疸，水腫，小水混濁，血尿，各種できもの，

やけどを治す.

傷寒論・金匱要略における運用法

◆効能主治◆

瀉下・清熱作用により，胃腸の炎症を除き，通便をはかる．黄疸を治し，血熱を鎮めて瘀血を除く．

①瀉下作用──瀉下に用いる基本薬．腸中の食物積滞および便秘を治す．また他薬との配合により作用が変化する．

②治黄疸作用──湿熱を除き，黄疸を治す．

③清熱作用──通便をはかり，あわせて胃腸の炎症を鎮める．

④駆瘀血作用──通便をはかり，血熱を鎮め，瘀血を除く．

◆代表的な配合応用と処方◆

大黄

瀉下作用

+ 枳実 −瀉下緩和− + 厚朴 −瀉下緩和− → 小承気湯, 大承気湯, 厚朴大黄湯, 麻子仁丸

便秘に胸腹部膨満感，腹痛，嘔吐などの症状を伴う場合に用いられる．腹部の緊張緩和により排便を容易にする．

+ 甘草 −瀉下緩和− および 芍薬 −瀉下緩和− → 大黄甘草湯*, 桂枝加大黄湯**

大黄の瀉下作用を緩和して，腹痛を和らげる作用がある．甘草，芍薬とともに配合すると，その効果は一層高まる．多くは陰病の便秘に用いられる．

+ 炮附子 −補陽− → 大黄附子湯

陰病で，普通に瀉下剤を用いると陽虚証が一層甚だしくなり，下痢が止まらなくなる恐れがある時に，陽気を補いながら下す．

+ 麻子仁 −潤腸通便− + 杏仁 −潤腸通便− → 麻子仁丸

乾燥性の便秘，いわゆるウサギの糞状のコロコロした便の時に用いる．

*は甘草，**は甘草と芍薬を用いる処方

治黄疸作用

+ 茵蔯蒿 −清熱治黄疸− + 山梔子 −治黄疸− → 茵蔯蒿湯

黄疸を治す時の基本配合．

+ 山梔子 −治黄疸− → 梔子大黄湯, 大黄消石湯

この配合も黄疸を治す時の基本配合である．

瀉下薬

大黄・芒硝

大黄 +

芒硝 —清熱瀉下— → 調胃承気湯, 桃核承気湯, 大黄牡丹湯, 大陥胸湯 〔清熱作用〕

陽明病瀉下剤の基本配合．両薬の強力な瀉下作用と，寒の性質により，通便をはかり，胃腸の炎症を鎮める．

桃仁 —潤腸駆瘀血— → 桃核承気湯, 大黄牡丹湯 〔駆瘀血作用〕

通便と駆瘀血作用を兼ねる場合の基本配合．

< 配合処方 > 茵蔯蒿湯，桂枝加大黄湯（桂枝加芍薬大黄湯），下瘀血湯，厚朴三物湯，厚朴七物湯，厚朴大黄湯，柴胡加竜骨牡蛎湯，梔子大黄湯，瀉心湯（三黄瀉心湯），小承気湯，大黄黄連瀉心湯，大黄甘草湯，大黄甘遂湯，大黄䗪虫丸，大黄消石湯，大黄附子湯，大黄牡丹湯（大黄牡丹皮湯），大陥胸丸，大陥胸湯，大柴胡湯，大承気湯，調胃承気湯，抵当丸，抵当湯，桃核承気湯，風引湯，茯苓五味加姜辛半杏大黄湯（苓甘姜味辛夏仁黄湯），附子瀉心湯，鼈甲煎丸，防已椒目葶藶大黄丸，麻子仁丸．以上 31 処方．

芒硝 金　芒消 傷 金

基 原	硫曹石 Mirabite（主成分 Na$_2$SO$_4$・10H$_2$O）．※備考参照
異名・別名	消石，馬牙消，瀉利塩，硫苦，朴消，朴硝．
成 分	Na$_2$SO$_4$・10H$_2$O, MgSO$_4$, CaSO$_4$ など．
引用文献	**神農本草経**▶五臓の積熱，胃の張閉を主り，蓄結せる飲食を滌去し，陳きを推し，新しきに致らしめ，邪気を除く（消石の項より引用）．寒熱邪気を除き，六府の積聚を逐い，結固留癖を治す（朴消の項より引用）． **名医別録**▶五臓の積聚久熱，胃閉，邪気を除き，留血，腹中に痰実し結搏するを破り，経脈を通じ，大小便及び月水を利し，五淋を破り，陳きを推し新しきに致らしむるを主る，朴消より生ず（芒消の項より引用）． **重校薬徴**▶堅を主る．故に結胸，心下石鞕，鞕満，燥屎，大便鞕，宿食，腹満，小腹急結，堅痛，腫痞等諸般の解し難きの毒を治す，潮熱，譫語，瘀血，黄疸，小便不利を兼治す． **気血水薬徴**▶気熱実を治す． **中薬学講義**▶瀉熱導滞，潤燥軟堅．
性 味	辛苦鹹，寒．
現代における効能主治	清熱する，腸内の津液を補う，便を軟かくする．陽明病の熱および便秘，便秘し腹部膨満感のあるもの，目の充血，丹毒，化膿性の腫れものを治す．

傷寒論・金匱要略における運用法

◆**効能主治**◆

清熱瀉下作用により胃腸の炎症を鎮め，通便をはかる．また利水作用をもつ．清熱瀉下作用の場合は，多くは大黄と配合され，利水作用の場合は，他の利水薬と配合される．

① **清熱瀉下作用**——胃腸の炎症を鎮め，通便をはかる．瀉下作用の基本となる薬物．大黄がその筆頭であり，芒硝がこれにつぐ．

② **利水作用**——他の利水薬と配合し，体内の水滞による種々の病証を除く．

◆**代表的な配合応用と処方**◆

芒硝

【清熱瀉下作用】

+ **大黄**（瀉下） → 承気湯類，大陥胸湯，大黄牡丹湯

瀉下作用の基本的組み合わせ．陽明病の熱症状および胃腸の炎症による乾燥性便秘を治す．あわせて胸腹部の煩悶，うわ言を伴う高熱，口渇を治す．

+ **大黄**（瀉下） + **桃仁**（緩下駆瘀血） → 桃核承気湯，大黄牡丹湯

桃仁の油成分に緩下作用があり，瀉下作用を補助する．さらに大黄の配合で清熱駆瘀血作用を有す．

+ **甘草**（瀉下緩和） → 調胃承気湯，桃核承気湯，柴胡加芒消湯

瀉下作用を緩和する．

【利水作用】

+ **甘遂**（逐水瀉下） → 大陥胸丸，大陥胸湯

結胸や腹水を瀉下による利水作用によって除くことができる．ただし甘遂は劇薬なので，虚証には使用禁忌である．

+ **葶藶子**（強心利水） → 大陥胸丸

実証の浮腫や腹水に用いられ，利水作用により治す．鎮咳作用も有するため，特に肺水腫に効果がある．

+ **木防已**（利水） → 木防已湯去石膏加茯苓芒消湯

各種の浮腫や小便不利に用いられる．心臓性の浮腫を始めとする種々の浮腫に効果がある．

<配合処方> 柴胡加芒消湯，大黄牡丹湯（大黄牡丹皮湯），大陥胸丸，大陥胸湯，大承気湯，調胃承気湯，桃核承気湯，木防已湯去石膏加茯苓芒消湯．以上8処方．

芒硝・麻子仁・商陸根

◆備考◆

1) 従来, 芒硝は Na_2SO_4 であるとされていたが, 1948年の正倉院御物中の薬物の研究によって, 芒硝は $MgSO_4$ であることが確認された. このことより, 少なくとも『傷寒論』『金匱要略』の時代を含め, 唐代以前の芒硝は $MgSO_4$ であったと考えられる. なお, 現在の日本市場においては, 工業的に精製された乾燥硫酸ナトリウム (Na_2SO_4) と硫酸マグネシウム ($MgSO_4 \cdot 7H_2O$) の両者が流通しており, 個々の臨床家によって使い分けられている. なお, 硫酸マグネシウム ($MgSO_4 \cdot 7H_2O$) は日局15収載品である.

2) 芒硝 (芒消)※1 は, 歴代本草書に記載された名称と現在使っている名称に混乱がみられるため, 注意が必要である.『神農本草経』には, 朴消, 消石の2種の記載があり, 芒消は消石の別名としてあげられているのみである.『傷寒論』においては, 芒消のみみられ, 消石は存在しない, 多種の文献を引用して編集されたと考えられる『金匱要略』では, 芒硝, 消石 (赤消) の2者が存在するが, 芒消が消石の別名であったことからも,『傷寒論』『金匱要略』の時代においては, この2者が同一のもの ($MgSO4$) を指していた可能性が十分考えられる.

芒消と消石は, 古来それらが同一のものを指すかどうかという点や, その基原が何であるかということについて, 多く議論がなされてきたが, 唐代から宋代にかけて, 消石の基原が誤謬された可能性が高いとの説がある※2. なお, 宋代以降は消石は KNO_3 を指すようになり, 消石と芒消とは別の物とされるようになった. 現在は, 両者は明確に区別されている.

※1 各本草書では, 芒消の表記を用いているため, 文中では芒消の表記とした.
※2 この経緯に関しては,『経史証類大観本草 復刻版』における木村康一博士の論考に詳しい.

麻子仁［傷］［金］　麻仁［傷］［金］

基原	クワ科アサ *Cannabis sativa* Linné の果実〈日局15収載〉.
異名・別名	麻子, 火麻仁, 大麻仁, 大麻子.
成分	クマリン誘導体 (デルトイン, ベルガプテン), クロモン誘導体など.
引用文献	**神農本草経**▶中を補い気を益すを主る (麻子の項より引用). **薬能方法弁**▶能腸胃を滑利し, 脾を緩め, 燥を潤し, 陽明病汗多くして便難を治す. 且積血を破り, 小便を利す. **中薬学講義**▶潤燥滑腸, 滋養補虚 (大麻仁の項より引用).
性味	甘, 平.
現代における効能主治	腸の津液を補って, 乾燥便の排出を容易にする, 補血する. 乾燥性便秘, 月経不順を治す.

傷寒論・金匱要略における運用法

◆**効能主治**◆

腸の津液を補い，乾燥便の排泄を促す．また滋潤補血作用をもつ．

①**滋潤緩下作用**──麻子仁の油性成分により，乾燥便を潤し，排泄を促す．

②**滋潤補血作用**──津液と血を補い，益気する．

◆**代表的な配合応用と処方**◆

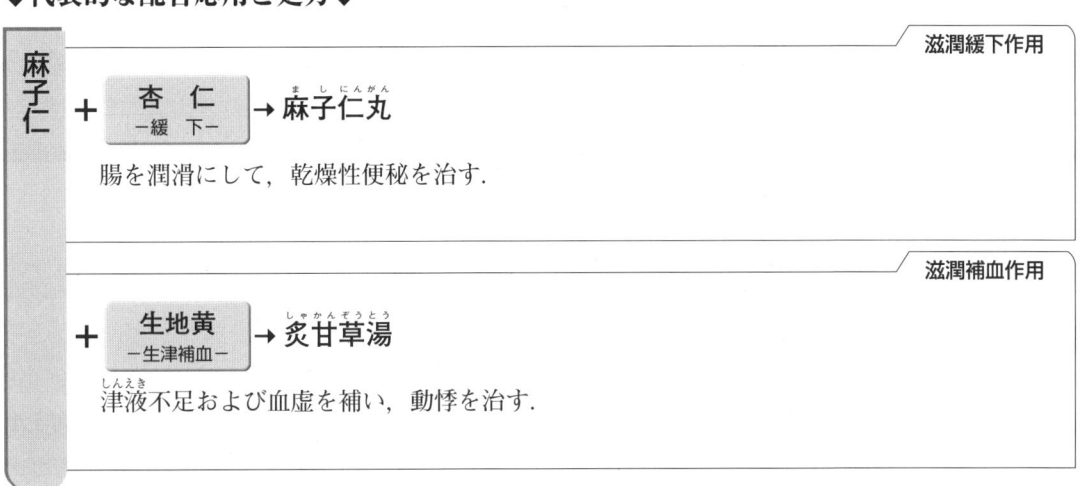

滋潤緩下作用

麻子仁 ＋ 杏仁（緩下）→ 麻子仁丸

腸を潤滑にして，乾燥性便秘を治す．

滋潤補血作用

＋ 生地黄（生津補血）→ 炙甘草湯

津液不足および血虚を補い，動悸を治す．

<配合処方> 炙甘草湯，麻子仁丸．以上 2 処方．

瀉下薬

商陸根 しょうりくこん 傷

基　原　ヤマゴボウ科ヤマゴボウ *Phytolacca esculenta* Van Houtt. の根．中国では，*P. acinasa* Roxb. および *P. americana* L. を基原植物としている．

異名・別名　商陸，蕩根，夜呼，当陸，春牛頭．

成　分　硝酸カリウム，トリテルペノイドサポニン (phytolaccatoxin)，oxymyristinic acid.

引用文献　**神農本草経**▶水脹，疝瘕，痺を主り，癰腫を熨除し，鬼精物を殺す（商陸の項より引用）．

薬能方法弁▶能く水を通じ，腫を消す，其の性沈陰にして下行す，故に水腫，脹満，瘕疝，癰腫，喉痺通じず，湿熱の病を治す．過て用いるときは，津液竭尽し，痿躄筋攣の病を醸す．

中薬学講義▶通便行水，消腫毒（商陸の項より引用）．

性　味　苦，寒．

現代における効能主治　大小便を通利し，水滞を除く，散結作用をもつ．水腫，腹水，腹部の脹り・膨満，脚気，咽喉の痛みと腫れ，化膿性の腫れもの，悪性のできものを治す．

商陸根・猪膏・甘遂

傷寒論・金匱要略における運用法

◆効能主治◆

大小便を通利し，よく利尿して，水腫を治す．

◆代表的な配合応用と処方◆

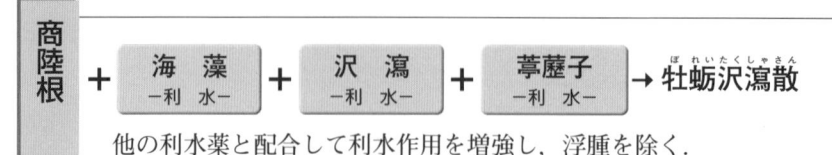

商陸根 ＋ 海藻（―利水―）＋ 沢瀉（―利水―）＋ 葶藶子（ていれきし）（―利水―）→ 牡蛎沢瀉散（ぼれいたくしゃさん）

瀉下逐水作用

他の利水薬と配合して利水作用を増強し，浮腫を除く．

＜配合処方＞牡蛎沢瀉散．以上1処方．

猪膏（ちょこう）金　猪脂（ちょし）金

基　原	イノシシ科ブタ Sus scrofa Linné var. domesticus Gray の脂肪〈本品は日局15における豚脂にあたる〉．中国では S. scrofa domestica Brisson を基原動物としている．
異名・別名	豚脂（とんし），猪脂膏（ちょしこう），猪肪膏（ちょぼうこう），猪脂肪（ちょしぼう）．
成　分	オレイン酸，パルミチン酸，ステアリン酸，リノール酸，β-パルミトディオレインのグリセリドなど．
引用文献	名医別録▶諸の膏薬を煎じ，斑猫，芫青の毒を解すを主る（豚卵の項の肪膏の部分より引用）． 薬能方法弁▶これは猪膚なきときに代用して可なり．猪膏は猪脂なり（猪脂の項より引用）．
性　味	甘，涼．
現代における効能主治	補虚，補津作用をもつ．臓腑の気の不足，便秘，乾燥性の咳嗽，皮膚が角質化し，ひびわれを起こすものを治す．

傷寒論・金匱要略における運用法

◆効能主治◆

腸部の津液を補い，通便し腸の機能を調え，ガスを治し，黄疸を治す．

参考：猪膏と乱髪の2味からなる猪膏髪煎は『金匱要略』中の2ヵ所に登場し，一つは黄疸病篇に「諸病黄家，ただその小便を利せしむ．（中略）諸黄，猪膏髪煎之を主る」（様々な病で黄疸を起こすものは，ただ利尿させよ．（中略）様々に黄疸を起こすものは猪膏髪煎が主る）とあり，また婦人雑病篇に「胃気下泄して，陰吹まさに喧しきは，此れ穀気の実なり，猪膏髪煎之を導く」（胃気が下に泄れて，ガスがやかましいほど出るのは，穀気の実（食物の積滞）である．猪膏髪煎がこれを排出する）とある．一見，方意は異なるようにみえるが，大小便を通じさせるという方意は同じと考える．なお，小児疳虫蝕歯方において，猪膏は外用の軟膏基材として用いられている．

◆**代表的な配合応用と処方**◆

| 猪膏 | + | 乱髪 −通便利尿− | → 猪膏髪煎 | 通便治黄疸作用 |

腸部の津液を補い，大小便を利し，ガスを除き，腹部膨満を治す．また黄疸を治す．

<配合処方> 小児疳虫蝕歯，猪膏髪煎．以上2処方．

甘遂 傷 金

- **基原** トウダイグサ科カンズイ *Euphorbia kansui* の根．
- **異名・別名** 主田，重沢，苦沢．
- **成分** 有毒成分（カンスイニン A，B），トリテルペノイド（tirucallol, α-euphol, α-euphorbol）など．
- **引用文献**
  - **神農本草経**▶大腹疝瘕，腹満，面目浮腫，留飲，宿食を主り，癥堅積聚を破り，水穀道を利す．
  - **重校薬徴**▶水を通利するを主る．故に結胸，心下鞕満，鞕痛，小腹満，小便難を治す．
  - **気血水薬徴**▶心下および少腹に水結実するものを治す．
  - **中薬学講義**▶瀉水逐飲，消腫散結．
- **性味** 苦甘，寒．
- **現代における効能主治** 体内の水滞を瀉下する，積聚を除く，大小便を通利す．腸における水滞，留飲，結胸，癲癇，噎膈，癥瘕，便秘，小便不利を治す．
- **付記** 瀉下作用が峻烈なため，使用には注意する．

傷寒論・金匱要略における運用法

◆**効能主治**◆

胸腹部の水滞を瀉下逐水作用により除き，結胸，心下痞鞕，腹水，胃内停水などを治す．

参考：甘遂の主成分は，水に溶出しないため，『傷寒論』の十棗湯における「粉末を大棗の煮汁で服用する」という方法は，当を得ているといえる．

◆**代表的な配合応用と処方**◆

| 甘遂 | + | 大戟 −瀉下逐水− | + | 芫花 −瀉下逐水− | → 十棗湯 | 瀉下逐水作用 |

ともに瀉下逐水作用を主薬効とする配合．胸腹部の水滞を瀉下して除く作用が強化される．

瀉下薬

甘遂・芫花・大戟・巴豆

| 甘遂 | + | 大黄 −瀉下− | → 大黄甘遂湯, 大陥胸湯, 大陥胸丸 |

瀉下作用を増強し，胸腹部の水滞を除き，結胸を治す．さらに瀉下逐水作用を増強するには芒硝を，利水作用の増強には葶藶子を加え，作用の緩和には芍薬，甘草，蜜を加える．

<配合処方> 甘遂半夏湯，十棗湯，大黄甘遂湯，大陥胸丸，大陥胸湯．以上5処方．

芫花 傷/金

基　原	ジンチョウゲ科フジモドキ *Daphne genkwa* の花蕾．
異名・別名	芫，去水，毒魚，頭痛花．
成　分	フラボノイド (genkwanin, apigenin), sitosterol, benzoic acid および刺激性の油状物質．
引用文献	神農本草経▶欬逆上気，喉鳴，喘，咽腫，短気，蠱毒，鬼瘧，疝瘕，癰腫を主り，蟲，魚を殺す．
	重校薬徴▶水を通利するを主る．
	気血水薬徴▶心水を治すなり．
	中薬学講義▶瀉水逐飲，殺虫，治瘡毒．
性　味	辛苦，温．
現代における効能主治	瀉下逐水する，去痰する．痰飲癖積，喘咳，水腫，脇痛，みぞおちから腹部にかけての硬結および膨満感，食中毒，瘧母，化膿性の腫れものを治す．
付　記	瀉下作用が峻烈なため，使用には注意する．

傷寒論・金匱要略における運用法

◆効能主治◆
強い瀉下逐水作用により胸腹部の水滞を除く．

◆代表的な配合応用と処方◆

瀉下逐水作用

| 芫花 | + | 大戟 −瀉下逐水− | + | 甘遂 −瀉下逐水− | → 十棗湯 |

瀉下逐水作用を主薬効とするもの同士の配合．胸腹部の水滞を瀉下して除く作用が強化される．

<配合処方> 十棗湯．以上1処方．

大戟 だいげき 傷/金

基　原	①トウダイグサ科タカトウダイ *Euphorbia pekinensis*，または②アカネ科コウガダイゲキ *Knoxia valerianoides* の根．中国では①を京大戟，②を紅大戟と称する．※備考参照
異名・別名	大戟，下馬仙，邛鉅，竜虎草．
成　分	アントラキノン誘導体〔②の成分として〕，euphorbon〔①の成分として〕．
引用文献	**神農本草経**▶蠱毒，十二水，腹満急痛，積聚，中風，皮膚疼痛，吐逆を主る（大戟の項より引用）．
	重校薬徴▶水を通利するを主る．
	気血水薬徴▶水を治すなり．
	中薬学講義▶瀉水逐飲，消腫散結．
性　味	苦辛，寒．
現代における効能主治	水滞を瀉下する，大小便を利す．水腫，痰飲，るいれき，化膿性腫瘍を治す．
付　記	瀉下作用が峻烈なため，使用には注意する．

傷寒論・金匱要略における運用法

◆**効能主治**◆
瀉下させることにより体内の水滞を除く．

◆**代表的な配合応用と処方**◆

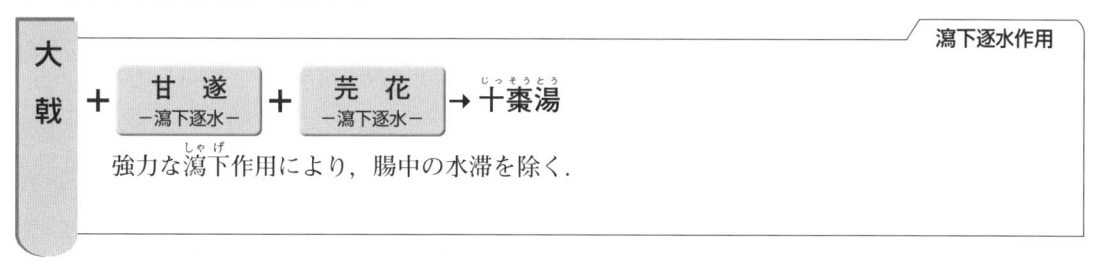

瀉下逐水作用

大戟 ＋ 甘遂 －瀉下逐水－ ＋ 芫花 －瀉下逐水－ → 十棗湯
強力な瀉下作用により，腸中の水滞を除く．

＜配合処方＞十棗湯．以上1処方．

◆**備考**◆
『傷寒論』『金匱要略』における大戟は，タカトウダイ（京大戟）とされるが，日本に輸入されるのは，コウガダイゲキ（紅大戟）である．ただ近年日本では，峻下薬の大戟，巴豆はほぼ流通がない．

巴豆 はず 傷/金

基　原	トウダイグサ科ハズ *Croton tiglium* Linné の種子．

巴豆・附子類

異名・別名	巴菽，老陽子，毒魚子．
成　分	脂肪油，樹脂，tiglic acid, crotonic acid, 毒性タンパク（ricin, crotin）．
引用文献	神農本草経▶傷寒温瘧寒熱を主り，癥瘕結聚堅積を破り，留飲痰癖，大腹水腸を主り，五臓六腑を蕩練し，閉塞を開通し，水穀道を利し，悪肉を去り，鬼毒，蠱痓，邪物を除き，蟲魚を殺す． 薬徴続編▶心腹胸膈の毒を主治し，故に心腹卒痛，脹満吐膿を兼治す． 中薬学講義▶瀉下去積，逐水退腫．
性　味	辛，熱．
現代における効能主治	寒邪の積滞を除く，腸を通じ，逐水する，去痰し，駆虫する．寒邪による腹痛，胸腹部の脹り・膨満による急激な痛み，癥瘕，多痰，下痢，水腫を治す．外用で咽喉の腫痛，悪性のできもの，疥癬を治す．
付　記	瀉下作用が峻烈なため，使用には注意する．

傷寒論・金匱要略における運用法

◆効能主治◆

　熱性の峻下逐水薬であり，体を温め，寒邪による結胸・腹脹り・便秘を治す．また解毒作用により肺癰を治す．瀉下薬の多くは清熱作用をもち，巴豆のように体を温めて瀉下するものは少ない．ただし，その作用は峻烈である．巴豆の配合された白散には，方剤服用後，熱粥の服用によって瀉下逐水作用を強化し，冷粥によってその作用を抑制するという特殊な用法がある．

①瀉下作用――強力な瀉下作用により，腸内の水分を便とともに排泄する．
②治結胸・肺癰作用――逐水作用により結胸の水滞を除く，また他の排膿薬の補助をして肺癰を治す．

◆代表的な配合応用と処方◆

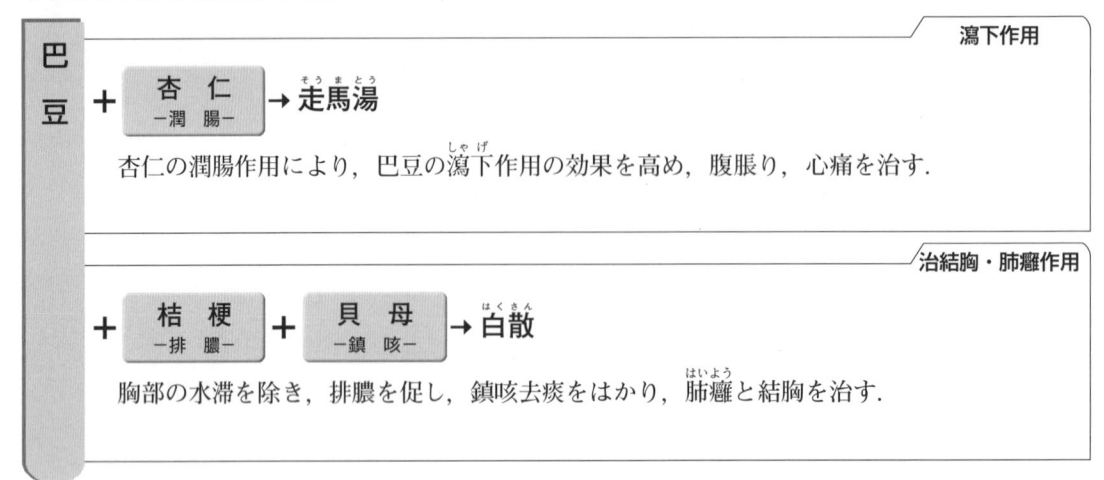

瀉下作用

巴豆 ＋ 杏仁 －潤腸－ → 走馬湯

杏仁の潤腸作用により，巴豆の瀉下作用の効果を高め，腹脹り，心痛を治す．

治結胸・肺癰作用

＋ 桔梗 －排膿－ ＋ 貝母 －鎮咳－ → 白散

胸部の水滞を除き，排膿を促し，鎮咳去痰をはかり，肺癰と結胸を治す．

＜配合処方＞九痛丸，走馬湯，白散．以上3処方．

温補薬

　温補薬とは，陽気を補い，体を温め補う作用をもつ薬物である．方剤としては陰病において用いられる附子や乾姜を用いた方剤が主となる．その主薬は生附子，炮附子，烏頭，天雄などの附子類で，『傷寒論』『金匱要略』では3段階の安全性を考慮してこの劇薬を使いこなしている．まず1番目として，附子剤を用いるのは陰病であるということ．2番目として，厥陰病(けっちん)のような重篤な場合を除き，通常は減毒した炮附子を用いるということ．3番目として，生附子を用いる場合は，必ず附子の解毒作用をもつ乾姜とともに用いるということである．3番目の場合の多くはさらに甘草もともに配合し，解毒作用を高めている．『金匱要略』では，烏頭の解毒として蜜を多く用いている．

　他の温補薬としては，乾姜，細辛，呉茱萸，蜀椒，葱白，羊肉がある．細辛，葱白は後世では，発表薬に分類されるが，『傷寒論』『金匱要略』においてはまだ発表薬としての用途はみられない．また，補益強壮薬の人参，補血薬の当帰などもみな温補作用をもつ．

附子類（生附子／炮附子）　附子〔傷・金〕　烏頭〔金〕　川烏〔金〕　天雄〔金〕

- **基原**　キンポウゲ科①ハナトリカブト *Aconitum carmichaeli* Debeaux，②オクトリカブト *A. japonicum* Thunberg またはその他近縁植物の塊根．炮附子はその塊根を減毒加工したもの〈日局15におけるブシについてはp.81の【参考】を参照〉．中国では①を基原植物とする栽培種の川烏頭(せんうず)と *A. kusnezoffi* Reichb. を基原植物とする野生種の草烏頭(そううず)があり，①を減毒加工したものを附子と称する．※備考1）参照

- **異名・別名**　<『傷寒論』『金匱要略』における附子類の名称>

  附子：トリカブトの塊根の子根（子根が生長して後，冬に採集したもの）をいう．

  烏頭：トリカブトの塊根の母根（子根が生長する以前，春に採集したもの）をいう．

  天雄：トリカブトの塊根で，細長く，子根を有しないものをいう．

  『名医別録(めいいべつろく)』によると，当時，附子と烏頭は採集時期によって区別されていた．しかし後に，採集時期の根の状態や形状から子根・母根として区別するようになった．また附子のうち，減毒処理していないものを生附子，減毒処理したものを炮附子と通称する．

  <その他の異名・別名>

  修治附子(しゅうじぶし)，加工附子(かこうぶし)，白河附子(しらかわぶし)，川烏頭(せんうず)，草烏頭(そううず)，射罔(しゃもう)．

- **成分**　ジテルペン型アルカロイド：アコニチン系猛毒性（アコニチン），アチシン系低毒性（アチシン）．その他（ハイゲナミン，コリネイン）など．

附子類

| 引用文献 | 神農本草経▶附子：風寒，欬逆邪気，温中，金瘡を主り，癥堅積聚，血瘕を破り，寒湿の踒躄，拘攣膝痛し，行歩能わざるを治す．

烏頭：中風，悪風，洗洗と汗出ずるを主り，寒湿痺，欬逆上気を除き，積聚寒熱を破る．

天雄：大風，寒湿痺，歴節痛，拘攣を主り，急を緩め，積聚の邪気，金瘡を破り，筋骨を強くし，身を軽くし，行を健やかにするを主る．

重校薬徴▶喘水を逐うことを主る．故に悪寒，腹痛，厥冷，失精，不仁，身体骨節疼痛，四肢沈重痛を治し，下利，小便不利，胸痺，癰膿を兼治す（附子の項より引用）．

気血水薬徴▶血気循らざるものを治す（附子の項より引用）．

中薬学講義▶附子：回陽補火，温中止痛，散寒燥湿．

烏頭：祛風湿，温経止痛．

天雄：適応症は附子，烏頭とほぼ同じ．風寒湿痺，歴節痛を主るに，尤も特長あり．

性　味　辛甘，熱．

現代における効能主治
心・腎の陽気を補う，陽気を回らし，寒邪・湿邪を除く．陽虚で悪寒の甚だしいもの，発汗過多による陽気の不足，下半身の冷えが甚だしく吐瀉するもの，腹部の冷痛，水腫，冷えによる下痢，脚気浮腫，小児の慢性ひきつけ，風寒湿痺，下半身のけいれん・麻痺，一切の冷えによる疾病を治す．

付　記　一度に多量に服用すると，動悸・のぼせが起こり，ついで口唇や手足のしびれ感が起こる．さらに量が多いと，ひきつけ・けいれんなどを起こすことがある．口唇や手足のしびれ感がある時は，分量過多と考える．なお，中毒を起こした場合は，すぐに手当てを施せば，一般にすべて回復する．

傷寒論・金匱要略における運用法

◆効能主治◆

　附子類は，『傷寒論』では，生附子（8方），炮附子（12方）だけが用いられ，合計20方となる．『金匱要略』では，生附子（2方），炮附子（19方），烏頭（5方），天雄（1方）が用いられ，合計で26方となる．※2『傷寒論』『金匱要略』では，附子を用いた方剤は，陰病に用いることを原則とし，生附子は，特に厥陰病で心機能が衰えて，厥逆の甚だしい重篤な場合にのみ，乾姜と配合して用いられる．通常の陰病では，炮附子を用い，陽気不足・冷えによる腹痛・下痢・関節痛などに用いる．烏頭，天雄も基本的に附子と同種の生薬であるから，用法は，生の場合は生附子に，修治したものの場合は炮附子の用法に準じる．

※1 炮附子と烏頭の両者が配合された処方が1方ある．
※2『傷寒論』20方，『金匱要略』26方という処方数は，両書で重複する処方もそれぞれ数え上げた数字である．なお，薏苡附子敗醤散に関しては，『金匱要略』の記載では修治不明であるが，処方の証からして厥陰病ではないため，炮附子が配合されているとしてカウントしている．

◆附子の使用原則◆

①原則として附子は陰病に用いる．陽病の段階で附子を用いれば普通中毒を起こすため陰陽の判定が重要である．

②陰病でも太陰病や少陰病の段階では安全性を配慮して炮附子を用いる．陽気不足や冷えによる関節

炎や筋肉痛，リウマチなどは炮附子で十分効果を上げることができる．
③厥陰病の段階に至った時は生附子を用いる．しかしこの場合も安全性と陽気不足を補う意味から，附子の解毒作用をもち，かつ熱薬である乾姜をともに用いることを原則とする．

◆**代表的な配合応用と処方**◆

A. 生附子

陰病の陽気不足が重篤な場合に，温補し，陽気を回らし，心機能を強め厥逆を治す．

温補回陽救逆作用

生附子 ＋ 乾姜 －温補・附子解毒－ → 四逆湯（しぎゃくとう）

厥陰病の主方剤．強力に陽気を補い回らし，心機能を強めて身体を温め，冷えを除き，四肢厥逆を治す．乾姜は附子の解毒も兼ねる．甘草を加えると四逆湯類の基本形となる．

＋ 葱白 －温補回陽－ → 白通湯（はくつうとう）

胃腸を温め，四肢厥逆を伴う水瀉性下痢を治す．

B. 炮附子

①温補回陽作用――陰病の陽気不足のあらゆる場合に用いることができる．
②去寒止痛作用――あらゆる冷寒による関節痛・腰痛・筋肉痛を治す．
③陰病における温補発表作用――少陰病の陽気不足の場合に，陽気を補いながら発表させる．
④温補利水作用――身体内部の冷えと水滞を除くことにより，陰病における気の上衝（動悸，めまい，頭重感など）や夜間排尿を伴う頻尿・残尿感や，冷えによる腰痛などを治す．

温補回陽作用

炮附子 ＋ 芍薬 －止汗緊張緩和－ ＋ 甘草 －緊張緩和－ → 桂枝加附子湯（けいしかぶしとう）

表虚の状態で，汗が止まらず四肢がひきつれ伸ばすことができないような場合に用いる．

＋ 大黄 －瀉下－ → 大黄附子湯（だいおうぶしとう）

陰病の便秘の場合で，普通に瀉下剤を用いると陽虚証が一層甚だしくなり，下痢が止まらなくなる恐れがある時に，陽気を補いながら下す．

＋ 粳米 －補益－ → 附子粳米湯（ぶしこうべいとう）

温補補益作用により冷寒による腹痛を治す．

温補薬

附子類

炮附子

去寒止痛作用

+ 桂枝（止痛） → 桂枝附子湯，桂枝加附子湯，桂枝去芍薬加附子湯，八味腎気丸

冷えによる関節痛・腰痛・筋肉痛を治す場合の基本配合となる．

+ 桂枝（止痛） + 麻黄（発表利湿） → 桂枝芍薬知母湯

冷えによる関節や筋肉の種々の痛みに奏効する．

+ 甘草（緊張緩和） → 芍薬甘草附子湯

冷えによる関節痛や筋肉痛を治す．ただし水滞を伴うものには多用しない．

温補発表作用（陰病）

+ 麻黄（発汗発表） → 麻黄細辛附子湯，麻黄附子甘草湯

陽気を補いながら，微かに発汗させ病邪を除く．

温補利水作用

+ 白朮（利水） + 茯苓（利水） → 真武湯

冷えが甚だしく体内の水滞を除くことができない場合に，温補することで，利水作用を活発にし，冷えと水滞をともに除く．

+ 茯苓（利水） + 沢瀉（利水） → 八味腎気丸

下焦部の冷えと水滞を除き，陰病の頻尿・夜間排尿・残尿感・腰痛などを治療する．

＜配合処方＞

・生附子／乾姜附子湯，四逆加人参湯，四逆湯，通脉四逆加猪胆湯，通脉四逆湯，白通加猪胆汁湯，白通湯，茯苓四逆湯．以上8処方．

・炮附子／烏梅丸，黄土湯，括蔞瞿麦丸，甘草附子湯，九痛丸，去桂加白朮湯，桂枝加附子湯，桂枝去芍薬加附子湯，桂枝去芍薬加麻黄細辛附子湯，桂枝芍薬知母湯（桂芍知母湯），桂枝附子湯，赤石脂丸，芍薬甘草附子湯，朮附子湯，真武湯，頭風摩散，大黄附子湯，竹葉湯，八味腎気丸（八味地黄丸），附子粳米湯，附子瀉心湯，附子湯，麻黄細辛附子湯（麻黄附子細辛湯），麻黄附子甘草湯，麻黄附子湯，薏苡附子散．以上26処方．

・附子の修治不明／薏苡附子敗醬散．以上1処方．

・烏頭（蜜煎）／烏頭湯（薬味としては川烏と記載），烏頭桂枝湯．以上2処方．

・烏頭（炮）／赤石脂丸，赤丸．以上2処方．

・烏頭（熬）／烏頭煎．以上1処方．

・天雄（炮）／天雄散．以上1処方．

◆備考◆

1）『中華人民共和国薬典』（2005年版）では，部位について「附子：子根」「川烏頭：母根」「草烏頭：塊根」と記載しているが，中国の市場流通では子根・母根については混乱がみられる．また草烏頭は野生種であるので，近縁種が混入する場合もある．

2）中国で附子類を初めて栽培したのは謝霊運（400年頃）とされ，『傷寒論』『金匱要略』当時の附子類はすべて野生品であったと考えられる．また『金匱要略』中にある「川烏」の名称は四川省産の烏頭を示すが，『名医別録』に「犍爲の山谷及び廣漢に生ず」（犍爲，廣漢は現在の四川省の一地方にあたる）とあるように，当時より烏頭を含め附子類は，四川省産のものがかなり流通していたことがうかがえる．なお，本格的な栽培の記録は宋代の『本草図経』に初出するが，これも彰明という四川省の一地方で行われたものである．「川烏頭」「草烏頭」の明確な区別は明代以前はなかったが，李時珍は『本草綱目』において四川省産の栽培品を「川烏頭」，江左，山南等の諸地の産のものを「草烏頭」とした．現在の中国で栽培品を「川烏頭」と呼ぶのは，これに由来していると考えられる．

【参考】

1．日本薬局方における附子の規定について

ブシ（PROCESSI ACONITI RADIX：加工ブシ）

本品は，ハナトリカブト Aconitum carmichaeli Debeaux またはオクトリカブト A. japonicum Thunberg の塊根を，1，2 または 3 の加工法により製したものである．

1. 高圧蒸気処理により加工する．
2. 食塩，岩石または塩化カルシウムの水溶液に浸せきした後，加熱または高圧蒸気処理により加工する．
3. 食塩の水溶液に浸せきした後，石灰を塗布することにより加工する．

1，2 および 3 の加工法により製したものを，それぞれブシ 1，ブシ 2，およびブシ 3 とする．

ブシ 1，ブシ 2，およびブシ 3 は換算した生薬の乾燥物に対し，それぞれ総アルカロイド〔ベンゾイルアコニン（$C_{32}H_{45}NO_{10}$：603.70）として〕0.7～1.5%，0.1～0.6% および 0.5～0.9% を含む．

本品はその加工法を表示する．

附子に関して，日局 15 では以上の通り定めている．局方記載の附子は，すべて減毒加工されたものを対象としており，また，名称を「ブシ」とカタカナ表記とすることにより，生薬学的な意味での附子（トリカブトの子根のこと）と区別している．現在，市場において流通している炮附子，加工附子など，「附子」という名称の付く品目は，概ねこの規定に沿うものとなっている．

2．附子類の日本における市場品目について

現在，日本で流通している附子類の品目には，1）ブシ，2）烏頭がある．

1）ブシ／局方で規定されたトリカブトの塊根を減毒加工処理したものの総称．局方のブシ 1，2，3 に相当する市場品は以下の通りである．

ブシ 1：近年，日本で開発された加工方法によるもの．加工附子，修治附子の商品名で流通している．

ブシ 2：日本市場では炮附子と総称されている．

ブシ 3：白河附子とよばれた日本独自の修治法に準じた加工方法でつくられている．現在は，一部メーカーより販売されている．

附子類・乾姜

2）烏頭／生薬学的には，トリカブトの母根のことをいうが，現在市場では，トリカブトの母根・子根に関わらず，加熱・塩水にひたすなどの減毒処理を行っていないものをいう．

なお，局方のブシの成分規格では総アルカロイド含量の下限値と上限値を設定して市場品の品質の安定性を確保し，毒性の強いアコニチン系ジエステルアルカロイド含量については上限値を設け，安全性を確保している．烏頭は局方品ではないが，成分については各社自主規格として厚生労働省に届出されている．また，附子類の生薬はすべて劇薬指定である．

乾姜(金) 乾薑(傷)

基原 ショウガ科ショウガ Zingiber officinale Roscoe の根茎を乾燥したもの〈本品は日局15におけるショウキョウ（生姜）にあたる〉．※生姜の備考(p.32)を参照

異名・別名 干姜．

成分 生姜の項（p.30）参照．

引用文献 神農本草経▶胸満，欬逆上気を主り，中を温め，血を止め，汗を出だし，風湿痺を逐い，腸澼下痢を主る．
重校薬徴▶結滞水毒を主治す．故に乾嘔，吐下，厥冷，煩躁，腹痛，胸痛，腰痛，小便不利，小便自利，咳唾涎沫を治す．生姜は嘔を主治するなり．乾姜は結滞の水を主治するなり（乾姜の互考の項より引用）．
気血水薬徴▶気逆して血気循らざるものを治す．
中薬学講義▶回陽，温中，温肺化痰，温経止血．

性味 辛，熱．

現代における効能主治 胃腸系を温め寒を除く，陽気を回らし冷えをとる．心臓部から腹部にかけての冷えと痛み，嘔吐，下痢，四肢が冷えて脈状が微のもの，水滞と冷えによる喘咳，風寒湿痺，陽虚して吐くもの，鼻出血，下血を治す．

付記 目の充血や痔疾に乾姜を多量服用すると，患部の充血を促進するので，使用量に留意する．

傷寒論・金匱要略における運用法

◆**効能主治**◆

脾胃の機能を盛んにして陽気を回らせ，四肢を温め厥逆を治す．肺部を温補して，肺部に停滞した寒邪と水滞を除き，鎮咳去痰する．また，止血作用により，虚寒性の吐血・血便などを止める．止嘔作用に優れ，胃内の寒飲を除き，止嘔する．生附子を解毒し，中毒を予防する．

①**温補回陽作用**──陽気を回らせ，身体の四肢末端から温め，厥逆を治す．

②**温肺除寒飲作用**──脾胃の機能を高め，陽気を回らし，肺部を温め，肺部に停滞した寒邪と水滞を除き，鎮咳去痰をはかる．

③**温経止血作用**──身体を温め，陽気を回らし，虚寒性の吐血・血便・不正出血などを治す．ただし，温病血分の熱症状に伴う出血には不適である．

④止嘔作用──胃部に停滞する寒飲を除き，吐き気を止める．多くの場合，半夏と配合して用いる．
⑤温補脾胃作用──胃腸を温め，機能回復をはかる．多くの場合，人参と配合して用いる．
⑥生附子の解毒──多くは甘草と配合して，生附子を解毒する．

◆**代表的な配合応用と処方**◆

乾姜

温補回陽作用

+ 甘草 －回陽－ → 甘草乾姜湯（かんぞうかんきょうとう）

四肢末端の冷え性に用いる．

+ 甘草 －回陽－ + 茯苓 －利水－ + 白朮 －利水－ → 甘草乾姜茯苓白朮湯（かんぞうかんきょうぶくりょうびゃくじゅつとう）

陽気不足により四肢末端が冷え，下半身に水滞がある場合に用いる．

+ 生附子 －温補厥逆－ → 四逆湯（しぎゃくとう）

厥陰病の主方剤．強力に陽気を補い回らし，心機能を強めて身体を温め，冷えを除き，四肢厥逆を治す．乾姜は附子の解毒も兼ねる．甘草を加えると四逆湯類の基本形となる．

温肺除寒飲作用

+ 五味子 －治喘咳－ + 細辛 －温肺止咳－ → 苓甘五味姜辛湯（りょうかんごみきょうしんとう），苓甘五味加姜辛半夏杏仁湯（りょうかんごみかきょうしんはんげきょうにんとう）

陽気を回らし，肺部の寒飲を除き，よく鎮咳去痰をはかる．咳嗽・胸部膨満感があるが麻黄剤が合わない体質に有効である．

温経止血作用

+ 赤石脂 －止血止瀉－ → 桃花湯（とうかとう）

この配合は，少陰病で膿血便の下痢を治す時の基本となる．

止嘔作用

+ 半夏 －止嘔－ → 乾姜人参半夏丸（かんきょうにんじんはんげがん），半夏乾姜散（はんげかんきょうさん），茯甘五味加姜辛半杏大黄湯（ぶくかんごみかきょうしんはんきょうだいおうとう），半夏瀉心湯（はんげしゃしんとう）

強い止嘔作用を示す．特に胃内に寒飲の停滞を伴う嘔吐にはよく効く．

温補脾胃作用

+ 人参 －温補脾胃－ → 乾姜人参半夏丸（かんきょうにんじんはんげがん），人参湯（にんじんとう），理中丸（りちゅうがん）

胃腸系が冷えて機能が弱ったために起こる嘔吐・下痢・腹部膨満感・腹痛・腸閉塞などの諸症に用い，胃腸系を温め，機能を回復させる．

温補薬

乾姜・細辛

乾姜 ＋ 甘草 ─回陽解毒─ ＋ 生附子 ─温補厥逆─ 　四逆湯，四逆加人参湯，茯苓四逆湯，
通脉四逆湯，通脉四逆加猪胆湯　　　　　　　　　　　　　　　生附子の解毒

乾姜と甘草はともに生附子に対する解毒作用をもつ．四逆湯類の基本配合．

＜配合処方＞烏梅丸，外台黄芩湯，王不留行散，黄連湯，乾姜黄芩黄連人参湯，乾姜人参半夏丸，乾姜附子湯，甘草乾姜湯，甘草乾姜茯苓白朮湯（苓姜朮甘湯），甘草瀉心湯，九痛丸，桂枝人参湯，桂苓五味甘草去桂加乾姜細辛半夏湯，侯氏黒散，厚朴黄連湯，柴胡桂枝乾姜湯，四逆加人参湯，四逆湯，梔子乾姜湯，赤石脂丸，生姜瀉心湯，小青竜加石膏湯，小青竜湯，薯蕷丸，続命湯，大建中湯，通脉四逆加猪胆湯，通脉四逆湯，桃花湯，人参湯，白通加猪胆汁湯，白通湯，栢葉湯（柏葉湯），半夏乾姜散，半夏瀉心湯，風引湯，茯甘五味加姜辛半杏大黄湯（苓甘姜味辛夏仁黄湯），茯苓四逆湯，鱉甲煎丸，麻黄升麻湯，理中丸，苓甘五味加姜辛半夏杏仁湯（苓甘姜味辛夏仁湯），苓甘五味姜辛湯．以上43処方．

◆備考◆

『傷寒論』『金匱要略』における生姜と乾姜については，生姜の備考（p.32）参照．

細辛 傷 金

基　原	ウマノスズクサ科ウスバサイシン *Asiasarum sieboldii* F. Maekawa またはケイリンサイシン *A. heterotropoides* F. Maekawa var. *mandshuricum* F. Maekawa の根および根茎〈日局15収載〉．
異名・別名	小辛，少辛，細草，真細辛，独葉草．
成　分	精油2～3％（メチルオイゲノール），辛味成分，アルカロイド（ハイゲナミン）など．
引用文献	**神農本草経**▶欬逆，頭痛脳動し，百節の拘攣．風湿の痺痛，死肌を主る．久しく服すれば目を明らかにし，九竅を利す．
重校薬徴▶宿飲停水を主治す．故に水気心下にありて発熱，咳して胸満する者を治す．
気血水薬徴▶宿飲停水ありて，気外発するを治す．
中薬学講義▶発表散寒，温肺祛痰，祛風止痛．
性　味	辛，温．
現代における効能主治	悪寒を除き感冒を治す，水滞を行らす，耳・鼻・咽喉などの閉塞を治し人事不省を回復させる．冷えによる頭痛，鼻炎，蓄膿症，歯痛，咳，痰，リウマチによる痛み・麻痺感を治す．
付　記	ウマノスズクサ科の植物に腎障害を起こすとされるアリストロキア酸を含むものがみられることから，細辛についても調査が行われたが，アリストロキア酸は，地上部の葉柄に少量認められただけであった．それを受けて日局14では，純度試験において地上部を認めないこと，さらに日局14第2追補で，アリストロキア酸が含有されないことが

規定された．また，中国では以前全草が使用されていたが，『中華人民共和国薬典』（2005年版）では部位を根および根茎と規定し，地上部は除かれることとなった．ただし地方によっては，アリストロキア酸を含有する葉柄を含むものが流通する可能性もあるので，留意が必要である．

傷寒論・金匱要略における運用法

◆効能主治◆

大熱薬に分類される．よく温補して，厥逆を除く．また温補鎮咳並びに発表作用を有す．

①温補（発表）作用——細辛は附子類に次ぐ，乾姜とならぶ大熱薬である．これらを配合すると，温補作用は一層増強される．また，発表薬と配合して発表作用を増強する．

②温補鎮咳作用——細辛自体にこの効能をもつが，他の鎮咳作用または温補作用をもつ薬物，例えば麻黄，五味子，乾姜，半夏などと配合すると，この作用は一層増強される．

③温補救逆作用——細辛は当帰，桂枝などの他の温薬と配合して四肢末端の血流を促し，四肢を温め，厥逆を治す．

◆代表的な配合応用と処方◆

温補（発表）作用

細辛 ＋ 炮附子 －温補－ または 烏頭（炮）－温補－ → 麻黄細辛附子湯*，大黄附子湯*，赤丸**，桂枝去芍薬加麻黄細辛附子湯*

この配合の温補作用はたいへん強いので，陽病に用いることはほとんどなく，少陰病に用いる温補剤の基本配合となる．

＋ 炮附子 －温補－ ＋ 麻黄 －発表鎮咳－ → 麻黄細辛附子湯

直中少陰とよばれる少陰病から始まる悪寒の強いカゼに特効的に効く．細辛＋炮附子で陽気を補い，麻黄の発表作用を助ける．また悪寒の強い咳嗽にもよい．

＋ 炮附子 －温補－ ＋ 大黄 －瀉下－ → 大黄附子湯

冷えが腹部に入って滞り，脇腹と頭に痛みがあり，大便不通を起こすものを治す．

＊は炮附子，＊＊は烏頭を用いる処方

温補鎮咳作用

＋ 五味子 －鎮咳－ → 小青竜湯

肺を温補して，鎮咳去痰作用を促す．

細辛・呉茱萸・蜀椒

細辛 + 五味子 —鎮咳— + 乾姜 —温胃— + 半夏 —去痰利咽— → 小青竜湯, 厚朴麻黄湯, 茯甘五味加姜辛半杏大黄湯

乾姜を加えることにより温補作用を増強し, 半夏を加えることにより去痰を促し, 咽喉を通利する. 乾姜+半夏は胃中を温め, 胃内停水を去り, 止嘔し, 細辛+五味子の温補鎮咳作用を補助する.

温補救逆作用

+ 当帰 —補血散寒— → 当帰四逆湯, 当帰四逆加呉茱萸生姜湯

四肢末端の血流を改善し, 厥逆を治す. 桂枝や芍薬を配合すると作用は増強する.

＜配合処方＞烏梅丸, 桂枝去芍薬加麻黄細辛附子湯, 桂苓五味甘草去桂加乾姜細辛半夏湯, 侯氏黒散, 厚朴麻黄湯, 三黄湯, 小青竜加石膏湯, 小青竜湯, 赤丸, 大黄附子湯, 当帰四逆加呉茱萸生姜湯, 当帰四逆湯, 茯甘五味加姜辛半杏大黄湯（苓甘姜味辛夏仁黄湯）, 麻黄細辛附子湯（麻黄附子細辛湯）, 射干麻黄湯, 苓甘五味加姜辛半夏杏仁湯（苓甘姜味辛夏仁湯）, 苓甘五味姜辛湯. 以上17処方.

呉茱萸 傷金

基原	ミカン科ゴシュユ *Evodia rutaecarpa* Bentham, *E. officinalis* Dode または *E. bodinieri* Dode の果実〈日局 15 収載〉.
異名・別名	呉萸, 左力, 淡呉萸.
成分	精油, トリテルペノイド（リモニン）, アルカロイド（エボジアミン, ヒドロキシエボジアミン, デヒドロエボジアミン, ルテカルピン, ハイゲナミン）, 脂肪酸など.
引用文献	**神農本草経** ▶ 中を温め, 気を下し, 痛を止め, 欬逆寒熱を療し, 湿, 血痺を除き, 風邪を逐い, 腠理を開くを主る. **重校薬徴** ▶ 嘔して胸満及び吐利する者を主治す. **中薬学講義** ▶ 温中止痛, 理気止嘔.
性味	辛苦, 温.
現代における効能主治	胃腸系を温める, 止痛する, 湿邪を除く. 突き上げるような嘔吐, 胃酸が咽元まで上がるもの, 頭痛, 冷えによる吐瀉, 上腹部の脹りと痛み, 脚気, 疝気, 口内炎, 歯痛, 湿疹, 黄水瘡を治す.

傷寒論・金匱要略における運用法

◆効能主治◆

温補して, 裏の寒飲を除く. 特に胃部に停滞する寒飲によって起きる嘔吐および頭痛を治す. また

寒飲による厥逆（けつぎゃく）や下痢，腹痛も治す．

◆**代表的な配合応用と処方**◆

| 呉茱萸 + 生姜 −温胃止嘔− → 呉茱萸湯（ごしゅゆとう），当帰四逆加呉茱萸生姜湯（とうきしぎゃくかごしゅゆしょうきょうとう） | 去寒作用 |

胃部に停滞する寒飲によって起きる嘔吐，頭痛および四肢厥逆を治す．温補（おんぽ）脾胃作用をもつ人参を加えると，一層作用が増強される．

＜配合処方＞温経湯，九痛丸，呉茱萸湯，当帰四逆加呉茱萸生姜湯．以上4処方．

蜀椒（しょくしょう）傷金　川椒（せんしょう）金

- **基原**　ミカン科カショウ *Zanthoxylum bungeanum* Maxim. の果皮で，果皮から分離した種子をできるだけ除いたもの．※備考参照
- **異名・別名**　花椒（かしょう），大椒（だいしょう）．
- **成分**　精油（*d*-リモネン，β-ミルセン），酸アミド（ハイドロキシサンショール）
- **引用文献**
  - **神農本草経▶** 邪気，欬逆（がいぎゃく）を主る（つかさどる）．中（ちゅう）を温め，骨節，皮膚の死肌，寒湿痺痛（かんしつひつう）を逐（お）い，気を下（くだ）す．
  - **薬能方法弁▶** 能（よ）く汗を発し，寒（かん）を散じ，欬嗽（がいそう）を治し，胃を煖（あたた）め，湿（かわ）を燥（かわ）かし，食を消し，張を除く，心腹冷痛，吐瀉，癖痢（へきり），痰飲，水腫を治し，下焦（げしょう）の虚寒を温め，経（けい）を通じ，蚘（かい）を安（やす）ず，鬼蛀（きしゅ）を殺し，魚虫の毒，并（なら）びに軽粉の毒を解す．
  - **中薬学講義▶** 温中，止痛，殺虫．
- **性味**　辛，温．
- **現代における効能主治**　胃腸系を温め機能を促進する，湿を除く，止痛する，寄生虫を駆虫する，魚や肉による食中毒を治す．消化不良，胃内停水，胸腹部の冷痛，嘔吐，あくび，突き上げるように咳嗽するもの，風寒湿痺，下痢，痢疾，疝痛（せんつう），歯痛，蛔虫症（かいちゅうしょう），蟯虫症，婦人陰部の痒（かゆ）みを治す．

傷寒論・金匱要略における運用法

◆**効能主治**◆

温補して寒を除き，胃腸・婦人科系の腹痛を治し，安胎をはかり，あわせて冷えによる筋・関節痛を治す．また，陰陽毒の治療に用いる．さらに駆虫作用と治金瘡（きんそう）作用がある．

①温補去寒止痛作用──筋肉・関節，胃腸系，婦人科系などの冷えを除き，止痛する．

②駆虫作用──寄生虫を駆除する．同じく駆虫作用をもつ烏梅と配合し，その作用を強める．多くは健胃薬の黄連，黄柏，人参などとともに配合する．駆虫作用については『傷寒論』が初出となる．

蜀椒・葱白

③ 治金瘡作用──刃物などによる外傷を治す．同じ治金瘡作用をもつ王不留行などと配合して作用を増強するが，治金瘡作用については，『神農本草経』にある「皮膚の死肌を逐う」（皮膚の再生力を増強する）の薬効と一致している．

④ 陰陽毒治療作用──陰陽毒がどのような病気であるか，古来議論のあるところで，未だに意味が明瞭ではないが，この場合，陽は必ずしも強い発熱を意味せず，陰も必ずしも強い寒気を意味せず，病邪の存在位置による考え方であり，両者とも咽喉痛があり，発病の初期でなければ治療できないことからすれば，温病系疫毒の発斑とするのがよいと考えられる．

◆ 代表的な配合応用と処方 ◆

温補去寒止痛作用

蜀椒 ＋ 烏頭（去寒止痛）＋ 炮附子（去寒止痛）→ 赤石脂丸
　冷えをとり，筋肉関節などの鎮痛をはかる．

＋ 乾姜（温補）＋ 人参（補気健胃）→ 大建中湯，烏梅丸
　胃腸系を温め，冷えによる腹痛の痛みを止める基本配合．

＋ 川芎（温補活血行気）→ 白朮散
　婦人科系を温め，安胎をはかる．

駆虫作用

＋ 烏梅（駆虫）→ 烏梅丸
　駆虫作用を強める．

治金瘡作用

＋ 王不留行（灰）（治金瘡）→ 王不留行散
　治金瘡作用をもつもの同士の配合．王不留行は焼いて灰にして用い，止血作用を増強する．王不留行散は内服，外用ともに用いる．

＜配合処方＞烏梅丸，王不留行散，赤石脂丸，升麻鼈甲湯，大建中湯，白朮散．以上6処方．

◆ 備考 ◆

1）蜀椒の類似生薬として山椒がある．蜀椒（Z. bungeanum Max.）は，中国では花椒とされるが，日本では江戸時代から蜀椒の代わりに山椒（Z. piperitum (L.) DC.）が用いられるようになり，現在

もより薬効の優れた山椒の方を代用している．また，日局15では蜀椒（花椒）は医薬品として認められていない．
2）蜀椒の基原植物カショウの種子は椒目である．※椒目の項(p.159)参照

葱白(傷) 葱(金)
そうはく   そう

- **基　原**　ユリ科ネギ *Allium fistulosum* Linné の偽茎．
- **異名・別名**　葱(ねぎ)，葱頭(そうとう)，葱白頭(そうはくとう)，葱茎白(そうけいはく)．
- **成　分**　精油（アリシン），ジアリルモノスルフィド，ビタミン類など．
- **引用文献**　**神農本草経**▶湯(とう)を作るべし．傷寒寒熱，汗出(あせいで)，中風(ちゅうふう)，面目腫(めんもくしゅ)を主(つかさど)る（葱實の項の茎の部分より引用）．
  薬能方法弁▶能(よく)陽気を通じて，下行せしむ，又能(またよく)，発汗解肌(げき)の功あり，能(よく)，筋痿(きんい)，遺尿，泄精(せっせい)，溺血(にょうけつ)を治し，腰膝を煖(あたた)め，関節を利す，又能(またよく)，薬毒，魚肉の毒を解(かい)す．
  中薬学講義▶発表散寒，通陽．
- **性　味**　辛，温．
- **現代における効能主治**　発汗作用，陽気を回(めぐ)らす．発熱性疾患に伴う頭痛，冷えによる腹痛，駆虫，小便不利，便秘，細菌性下痢，化膿性の腫れものを治す．

傷寒論・金匱要略における運用法

◆効能主治◆
辛温の薬性が強いので，陰病で冷えの強いものに用い，腹中を温め，下痢を止める．
参考：『傷寒論』『金匱要略』では発汗作用を目的とした使用例がない．

◆代表的な配合応用と処方◆

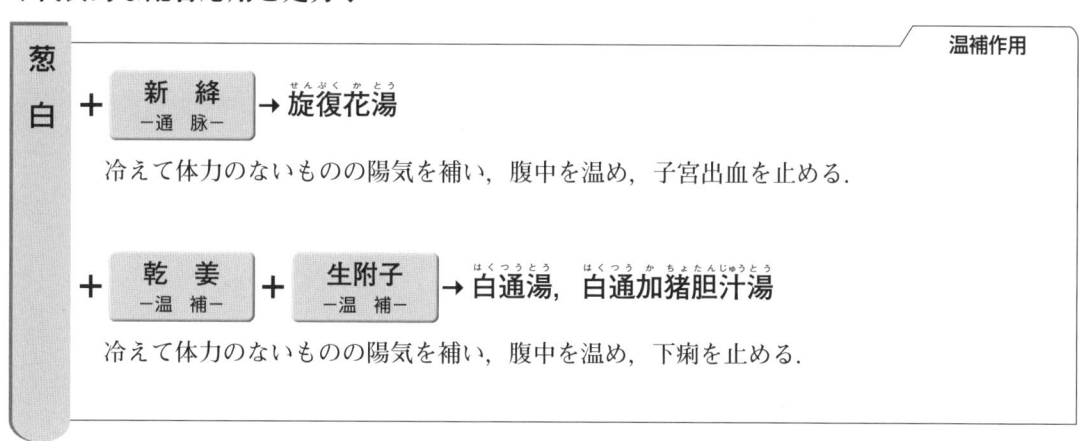

温補作用

葱白 ＋ 新絳 −通脉− → 旋復花湯(せんぷくかとう)
冷えて体力のないものの陽気を補い，腹中を温め，子宮出血を止める．

＋ 乾姜 −温補− ＋ 生附子 −温補− → 白通湯(はくつうとう)，白通加猪胆汁湯(はくつうかちょたんじゅうとう)
冷えて体力のないものの陽気を補い，腹中を温め，下痢を止める．

＜配合処方＞ 旋復花湯，白通加猪胆汁湯，白通湯．以上3処方．

温補薬

羊肉（ようにく）金

基　原	ウシ科ヒツジ *Ovis aries* の肉．
成　分	水分，タンパク質，脂肪，炭水化物，灰分，カルシウム，リン，鉄，ビタミン B_1・B_2，ニコチン酸，コレステロール．
引用文献	**名医別録**▶中を緩め，字乳余疾，及び頭脳大風汗出で，虚労寒冷するを主り，中を補い気を益し，心を安んじ驚を止む（羚羊角の項の羊肉の部分より引用）． **薬能方法弁**▶能虚寒を温め，気血を益し，陽道を壮にし，胃を開き，力を健にし，気を通じ，瘡を発す．
性　味	甘，温．
現代における 効能主治	益気補虚作用をもち，胃腸を温め，下半身を温める．痩せて疲れやすいもの，腰や膝に力が入らず萎えてしまうもの，産後に疲れて冷えるもの，腹痛，寒疝，胃腸が虚して嘔吐するものを治す．

傷寒論・金匱要略における運用法

◆**効能主治**◆

胃腸を温め寒冷を除き，寒疝，腹痛を治し，虚労による元気不足を補う．

◆**代表的な配合応用と処方**◆

　　　　　　　　　　　　　　　　　　　　　　　　　　　　温補鎮痛作用

羊肉 ＋ 生姜（温脾胃）＋ 当帰（回陽）→ 当帰生姜羊肉湯

寒疝，腹痛を治し，虚労を補う．

＜配合処方＞ 当帰生姜羊肉湯．以上1処方．

気薬

『傷寒論』『金匱要略』では病気になった時の気の変動について，仔細な観察と注意がはらわれている．通常，気の根源は臍下丹田にあって，安定しているとされるが，病気や誤治により，気は丹田に納まらず，衝き上げるように上部に上ってくる．これを「気の上衝」という．気の病証はこの「気の上衝」と「気の不足」に大きく分けられる．気が上衝すると，突き上げるように咳込む「欬逆上気」や，胸部で気が結滞し胸部膨満感や胸痛を呈する「胸痺」などの症状を起こしたりする．また，気の不足の場合は「心気不足」などといい息切れなどを起こしやすくなる．なお，気の動く状態をみるのに，腹部大動脈の鼓動を観察するが，臍下で動悸が激しい時を「臍下悸」，心下部まで動悸が及ぶ場合を「心下悸」，気の上衝が甚だしく，ヒステリー状態となるような場合を「奔豚」という．このような気の変動に用いられる薬が気薬であり，その作用に応じて，行気薬，降気精神安定薬，補気精神安定薬などに分ける．また清熱除煩薬に分類されている山梔子，香豉なども気薬としての作用をもつ．

I 行気薬

咽喉や胸部などの体の一部分に停滞している気を行らし，改善させる作用を持つ．処方としては，咽喉部の気滞に対応する半夏厚朴湯，胸痺などに対応する括蔞薤白白酒湯，枳実薤白桂枝湯，橘枳姜湯などがあり，行気薬としては，厚朴，枳実，橘皮，薤白，木通，真朱，酒類などがある．なお，木通は現在では利水薬とされるが，『傷寒論』『金匱要略』では利水を目的として用いられていない．

こうぼく 厚朴 傷 金

- **基原** モクレン科ホウノキ① *Magnolia obovata* Thunberg，② *M. officinalis* Rehder et Wilson または③ *M. officinalis* Rehder et Wilson var. *biloba* Rehder et Wilson の樹皮〈日局15収載．局方規格：本品はマグノロール0.8％以上を含む〉．中国では②および③の樹皮，根皮および枝皮を基原とする．
- **異名・別名** 赤朴，厚皮，和厚朴，唐厚朴．
- **成分** アルカロイド（マグノクラリン，マグノフロリン），精油（β-ユーデスモール），リグナン（マグノロール，ホオノキオール）など．
- **引用文献**
  神農本草経▶中風傷寒の頭痛，寒熱，驚悸，気血痺，死肌を主り，三蟲を去る．
  重校薬徴▶胸腹脹満を主治し，腹痛と喘を兼治す．
  気血水薬徴▶水気裏に在るを逐う．

厚朴・枳実

中薬学講義 ▶ 化湿導滞, 行気平喘.

性味 苦辛, 温.

現代における効能主治 胃腸系の代謝をよくする, 気を降ろす, 胃腸の湿を除く, 咳・痰を治す. 胸腹部の痞満・脹り・痛み, 反胃, 嘔吐, 宿食, 痰と喘咳, 寒邪と湿邪による下痢を治す.

傷寒論・金匱要略における運用法

◆**効能主治**◆

気を行らして, 緊張緩和をはかり, 胸腹部の煩悶感や膨満感を除く. 気の上衝を降ろして鎮咳去痰をはかり, あわせて胃腸を温め, 止痛する.

①**行気緊張緩和作用**——気の行りをよくして, 胸腹部の緊張を緩和し, 脹りや膨満感を治す. また神経緊張を緩和する.

②**降気鎮咳去痰作用**——気の上衝を降ろし, 鎮咳去痰をはかる. 胸が締め付けられるようになり, 下部から突き上げてくるような, 神経的要因の強い咳や痰に用いる.

③**温胃止痛作用**——胃腸を温め, 気を行らし, 腹部の脹りや膨満感を治し, 止痛する.

◆**代表的な配合応用と処方**◆

行気緊張緩和作用

厚朴 + 枳実（-行気緊張緩和-） → 枳実薤白桂枝湯

気の流通をよくして胸腹部の緊張を緩和し, 腹部の脹りを治す. あわせて煩悶感を除き, 精神安定をはかる.

+ 枳実（-行気緊張緩和-） + 山梔子（-清熱除煩-） → 梔子厚朴湯

胸腹部の煩悶感を除き, 精神安定作用を強化する.

+ 甘草（-緊張緩和-） → 厚朴七物湯

神経緊張や気の上衝があり, 腹部膨満感の強いものに用いる.

降気鎮咳去痰作用

+ 半夏（-去痰・利咽喉-） → 半夏厚朴湯

神経緊張が原因となって起こる梅核気現象を治す.

+ 杏仁（-鎮咳去痰-） → 桂枝加厚朴杏子湯

虚証で麻黄を使えない場合の鎮咳去痰剤の基本となる配合である. しかしこれに麻黄をあわせると喘息上気が強い実証の場合でも用いることができる.

厚朴 + 杏仁（鎮咳去痰） + 麻黄（鎮咳平喘） → 厚朴麻黄湯

喘息，咳嗽などで，気の上衝の強い実証のものに用いる．

温胃止痛作用

+ 人参（温補脾胃） → 厚朴生姜半夏甘草人参湯

脾胃を温補し，気を行らし，腹部の脹りと膨満感および腹痛を治す．

＜配合処方＞ 王不留行散，枳実薤白桂枝湯，桂枝加厚朴杏子湯，厚朴三物湯，厚朴七物湯，厚朴生姜半夏甘草人参湯，厚朴大黄湯，厚朴麻黄湯，梔子厚朴湯，小承気湯，大承気湯，半夏厚朴湯，鱉甲煎丸，麻子仁丸．以上14処方．

枳実 傷 金

- **基　原**　ミカン科①ダイダイ *Citrus aurantium* Linné var. *daidai* Makino，② *C. aurantium* Linné または③ナツミカン *C. natsudaidai* Hayata の未熟果実をそのまま，またはそれを半分に横切したもの〈日局15収載〉．中国では，②および *C. sinensis* Osbeck を基原植物としている．
- **異名・別名**　枳殻，枳實．
- **成　分**　精油，フラボノイド（ナリンギン，ヘスペリジン，ネオヘスペリジン），クマリン，シネフリンなど．
- **引用文献**　**神農本草経**▶大風皮膚中に在りて，麻豆の如し，痒みに苦しむを主る．寒熱結するを除き，痺を止め，肌肉を長じ，五臓を利し，気を益し，身を軽くす（枳實の項より引用）．
  重校薬徴▶結実の毒を主治す．故に胸腹満痛を治し，胸痺停痰，癰膿を兼治す．
  気血水薬徴▶水，結実するものを治す．
  中薬学講義▶破気行痰，散積消痞．
- **性　味**　苦，寒．
- **現代における効能主治**　滞った気を行らす，痞を散らす，去痰を促す，腹中の硬結を除く．胸腹部の脹りと膨満感，胸痺，痞痛，咳嗽，水腫，飲食の停滞，便秘，胃下垂，子宮下垂，脱肛を治す．

傷寒論・金匱要略における運用法

◆効能主治◆
行気作用により気のうっ滞を行らし，また緊張緩和作用によって胸腹部の緊張や膨満感を治す．強

枳実・橘皮

い瀉下薬と配合して，瀉下作用を緩和する．また排膿作用を有す．

①**行気緊張緩和作用**——気の行りをよくして，胸腹部の緊張を緩和し，脹りや膨満感を治す．

②**瀉下緩和作用**——強い瀉下作用をもつ大黄や芒硝と配合することで，瀉下作用を緩和して排便に伴う苦痛を和らげる．また便秘による腹部の脹りや膨満感および精神不安を治す．

③**排膿作用**——排膿機序は明瞭になっていないものの，種々の化膿性疾患において，その程度により化膿を止めたり，排膿を促す作用をもつ．

◆代表的な配合応用と処方◆

行気緊張緩和作用

枳実 ＋ 厚朴 －行気治腹脹－ → 枳実薤白桂枝湯

気の凝滞による胸腹部の脹りや膨満感に用い，気の流通をよくして胸腹部の緊張を緩和し，腹脹りを治す．あわせて煩悶感を除き，精神安定をはかる．

＋ 芍薬 －緊張緩和－ → 枳実芍薬散，排膿散，四逆散，麻子仁丸，大柴胡湯

行気緊張緩和作用と抗炎症作用をもつ．

瀉下緩和作用

＋ 厚朴 －行気治腹脹－ ＋ 大黄 －瀉下－ → 小承気湯，厚朴大黄湯，厚朴三物湯

便秘による実満が原因して，心煩や腹部膨満感を呈す場合に用いる．腹部の緊張緩和により排便を容易にする．

排膿作用

＋ 桔梗 －排膿－ → 排膿散

各種できものや腸癰などの化膿性疾患に用い，その程度により，化膿を止めたり，排膿を促進したりする．

<配合処方> 枳実薤白桂枝湯，枳実梔子湯，枳実芍薬散，枳朮湯，橘枳姜湯，桂枝生姜枳実湯，厚朴三物湯，厚朴七物湯，厚朴大黄湯，四逆散，梔子厚朴湯，梔子大黄湯，小承気湯，大柴胡湯，大承気湯，排膿散，茯苓飲，麻子仁丸．以上18処方．

橘皮 ㊎ （陳皮）

基原 ミカン科①ウンシュウミカン *Citrus unshiu* Markovich または② *C. reticulata* Blanco の成熟した果皮．中国では，②およびその栽培変種を基原植物としている〈本品は日局15におけるチンピ（陳皮）にあたる〉．※備考参照

異名・別名	紅皮，黄橘皮，橘紅，橘柚，青皮．
成　分	精油（d-リモネン），フラボノイド（ヘスペリジン），シネフリンなど．
引用文献	**神農本草経**▶胸中の瘕熱，逆気を主り，水穀を利す（橘柚の項より引用）． **重校薬徴**▶噦逆を主治し，胸痺，停痰，乾嘔を兼治す． **気血水薬徴**▶胸中の水気逆するものを治す． **中薬学講義**▶理気健脾，燥湿化痰．
性　味	辛苦，温．
現代における 効能主治	胃腸機能を調える，湿を除き去痰する．胸腹部の膨満感，食欲不振，嘔吐，しゃっくり，痰を伴う咳嗽を治す．魚や蟹の毒を解す．

傷寒論・金匱要略における運用法

◆効能主治◆

健胃して，胃気を行らし，胃部と胸部の水滞を除き，逆気による噦逆，乾嘔，短気を治す．

①行気止嘔・噦逆作用——胸部の水滞または気滞があり，逆気を伴う噦逆，乾嘔，短気を治す．

②健胃作用——人参や白朮，茯苓と配合して健胃をはかり，水滞を除き，逆気を治す．

◆代表的な配合応用と処方◆

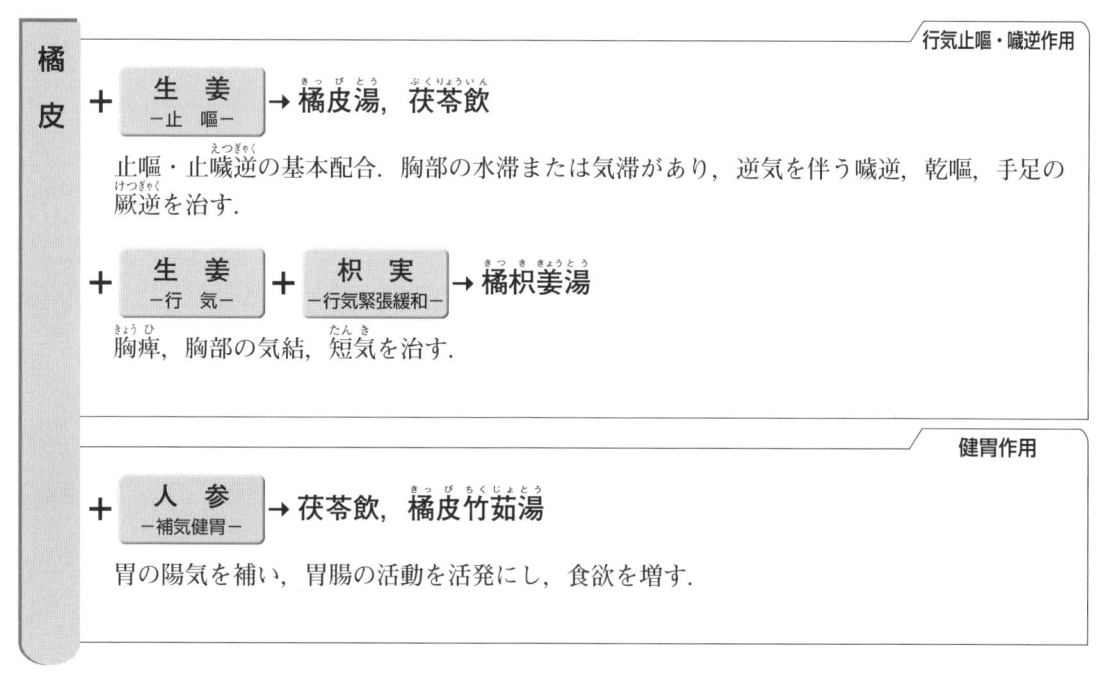

```
                                                     行気止嘔・噦逆作用
橘  + ┌ 生姜 ┐     → 橘皮湯，茯苓飲
皮    └ 止嘔 ┘
      止嘔・止噦逆の基本配合．胸部の水滞または気滞があり，逆気を伴う噦逆，乾嘔，手足の
      厥逆を治す．

    + ┌ 生姜 ┐ + ┌ 枳実    ┐ → 橘枳姜湯
      └ 行気 ┘   └ 行気緊張緩和 ┘
      胸痺，胸部の気結，短気を治す．

                                                     健胃作用
    + ┌ 人参   ┐ → 茯苓飲，橘皮竹茹湯
      └ 補気健胃 ┘
      胃の陽気を補い，胃腸の活動を活発にし，食欲を増す．
```

＜配合処方＞橘枳姜湯，橘皮竹茹湯，橘皮湯，茯苓飲．以上4処方．

◆備考◆

『金匱要略』に登場する橘皮は，『神農本草経』でいう橘柚の果皮のことであり，現在でいう橘（*C. reticulata* Blanco）の類の果皮のことである．また橘は栽培変種が多く，日本のウンシュウミカンもこれにあたる．陳皮という名称は，『神農本草経』や『傷寒論』『金匱要略』の時代には登場しないが，

橘皮・薤白・木通

『本草綱目』によると，「好古曰く，橘皮は色紅くして日久しきものを佳しとする．故に紅皮，陳皮という」として橘皮の古いものを陳皮と称し，良品としたことがあげられている．現代中国においても橘皮の古いものを陳皮としているが，現在日本では一般にこうした区別はされていない．

なお，日本の局外生規に，橘皮が「タチバナ *Citrus tachibana* Tanaka またはその他近縁植物の成熟した果皮」として収載されているが，これは『金匱要略』に登場する橘皮とは異なり，また，現在日本での流通もない．

薤白 [金]

基　　原	ユリ科ノビル *Allium macrostemon*，またはラッキョウ *A. chinense* のりん茎．
異名・別名	薤，薤根，薤白頭，大頭菜子，野蒜．
成　　分	揮発性成分（メチルプロピルトリスルフィド，2,3-ジヒドロ-2-ヘキシル-5-メチルフラン-3-オン），ステロイドサポニン（チネノシドⅠ～Ⅴ）など．
引用文献	**神農本草経**▶金瘡，瘡敗を主り，身を軽くし，飢えず，老に耐える（薤の項より引用）． **重校薬徴**▶胸痺，胸背痛を主治し，喘息，咳唾を兼治す． **気血水薬徴**▶痰飲血気を閉ざすものを治す． **中薬学講義**▶温中通陽，下気散結．
性　　味	辛苦，温．
現代における 効能主治	気を行らせる，胸部の気のうっ滞を除く，心肺機能の不調に伴う病症を治し，うっ結した気を散らす．胸痺，心痛が背中に響くもの，心下部がつまって気が滞り，乾嘔し，下痢をするもの，瘡癤を治す．

傷寒論・金匱要略における運用法

◆効能主治◆

胸中に陽気を回らせ，胸部の緊張を緩和して胸痺を治す．また止瀉作用をもつ．

①**行気治胸痺作用**——胸中に陽気を回らせ，緊張を緩和して胸痺を治す．胸痺治療の要薬である．

②**止瀉作用**——下痢を止める．この用法は『傷寒論』中の四逆散加味方として，1方のみ収載されている．

◆代表的な配合応用と処方◆

行気治胸痺作用

薤白 ＋ 栝楼実（治胸痺） → 栝楼薤白白酒湯，栝楼薤白半夏湯，枳実薤白桂枝湯

胸痺治療の基本配合．胸中に陽気を回らせ，緊張を緩和して，胸部の痞え，呼吸困難，胸痛を治す．

| 薤白 + 甘草 －止瀉－ → 四逆散（加味方中） | 止瀉作用 |

加味方として記載されている．甘草と配合して下痢を止める．

<配合処方> 括蔞薤白白酒湯，括蔞薤白半夏湯，枳実薤白桂枝湯．以上3処方．

木通　通草 傷

基原　アケビ科①アケビ *Akebia quinata* Decaisne または②ミツバアケビ *A. trifoliata* Koidzumi のつる性の茎を，通例，横切したもの〈日局15収載〉．中国では，木通としては①② の他 *A.trifoliata*（Thunb）Koidz. var. *australis*（Diels）Rehd. を基原植物としている．

※備考参照

異名・別名　通草，白木通，三葉木通．

成分　トリテルペノイドサポニン（アケボシド Stb～f, h～k）など．

引用文献　**神農本草経**▶悪蟲を去り，脾胃の寒熱を除き，九竅，血脈，関節を通利するを主り，人をして忘せしめず．

薬能方法弁▶上肺熱を清し，津液を化し，下大小腸膀胱を和し，諸の湿熱を導ひて，小便より出す．故に淋瀝不通，耳聾，目眩，口燥，舌乾，喉痺，咽痛，鼻塞，失音，脾疸，好んで眠るを治す．煩を除き，熱を退け，膿を排し，痛を止む．又経を行し，乳を下し，竅を通じ，生を催す（通艸の項より引用）．

中薬学講義▶降火利水（木通の項より引用）．

性味　苦，涼．

現代における効能主治　清熱し，利尿し，水腫を消す，乳汁分泌促進作用，抗真菌作用を有す．血尿，淋濁，胸中の煩熱，咽喉腫痛，乳汁分泌困難を治す．

付記　〈関木通について〉中国では以前，木通としてウマノスズクサ科のキダチウマノスズクサ *Aristlochia manshuriensis* Kom. を基原とする「関木通」が一般的に流通していた．しかし「関木通」には，腎障害を起こす副作用をもつアリストロキア酸が認められたため，現在は使用禁止となっており，『中華人民共和国薬典』（2005年版）からも削除されている．木通が配合されている製剤についても，日本向けに輸出されている製剤に「関木通」が配合されている可能性はない．中国国内向けの製剤についても，法規上使用禁止である．ただし地方によっては，まったく存在しないとは言い切れないのでその点は留意した方がよい．なお，日本産の木通（アケビ）は関木通とは別種であり，副作用の心配はない．※備考1)参照

気薬 Ⅰ 行気薬

木通・真朱・酒類

傷寒論・金匱要略における運用法

◆効能主治◆

気血の流れを促進する．

参考：『傷寒論』における木通（通草）の用法は，現在知られている清熱利尿や乳汁分泌促進を目的としていない．

◆代表的な配合応用と処方◆

木通 ＋ 当帰 −温補補血− → 当帰四逆加呉茱萸生姜湯，当帰四逆湯　　通脈作用

血流を促す．補血薬と配合して，気血の流れを促進し，厥逆を治す．

＜配合処方＞ 当帰四逆加呉茱萸生姜湯，当帰四逆湯．以上 2 処方．

◆備考◆

1)『神農本草経』や『傷寒論』における「通草（木通）」は，アケビ科アケビのつる性の茎のことであり，現在の日本で流通している木通もこれにあたる．一方，中国で木通として使用される植物は多く，以前は「関木通」，「川木通(キンポウゲ科の *Clematis armandii* Franch. または *C. montana* Buch. - Ham.)」などが主流であり，アケビはほとんど使用されていなかった．しかし，近年「関木通」に腎障害を起こすアリストロキア酸が認められ使用禁止となったため，現在中国の治療現場では，「川木通」やアケビなどで代用するか，類似の効能をもった他の薬物を用いるなどの方法がとられている．

2)『神農本草経』や『傷寒論』に記載されている「通草」とは，「木通」のことであるが，現在「通草」と称しているものは，ウコギ科のカミヤツデ（*Tetrapanax papyreferum*）の髄のことである．

真朱 金

基　原	天然の硫化水銀，辰砂 Cinnabar の鉱石．
異名・別名	辰砂，丹砂，朱砂，赤丹．
成　分	HgS．
引用文献	**神農本草経**▶身体五蔵百病を主り，精神を養い，魂魄を安んじ，気を益し，目を明らかにする．精魅邪悪鬼を殺す（丹砂の項より引用）． **名医別録**▶血脈を通じ，煩満を止め，消渇，精神を益し，人面を悦沢す，中悪，腹痛，毒気，疥瘻，諸瘡を除く（丹砂の項より引用）． **薬能方法弁**▶気能心熱を瀉し，心を鎮め，目を明にし，驚を定め，風を祛り，邪を辟け，毒を解し，渇を止め，胎を安んず．

中薬学講義	▶鎮心安神，解毒（朱砂の項より引用）．
性　味	甘，涼．
現代における効能主治	精神安定をはかり，明目作用をもつ，腫れものの解毒をする．精神錯乱，心悸亢進，不安，不眠，めまい，できもの，疥癬(かいせん)を治す．

傷寒論・金匱要略における運用法

◆効能主治◆
気血(きけつ)を行(めぐ)らす．

◆代表的な配合応用と処方◆

行気通脈作用

真朱 ＋ 烏頭(炮)(うず) －温補回陽－ → 赤丸(せきがん)

気血を行(めぐ)らせ，血脈を通じ，寒気を除く．

＜配合処方＞赤丸．以上1処方．

酒類(しゅるい)　酒(さけ)[金]　清酒(せいしゅ)[傷][金]　白酒(はくしゅ)[金]　美清酒(びせいしゅ)[金]

基　原	米，麦，黍，高粱などを原料にして酵母の発酵によって作られたアルコール飲料．
成　分	エタノール．
引用文献	**名医別録**▶薬勢を行(めぐ)らし，百邪悪毒気を殺す(つかさど)を主る． **薬能方法弁**▶白は濁に對(い)して言，すみ酒のこと也，味辛き者は，能(よ)く散じ，苦き者は，能(よ)く降り，甘き者は，中に居て緩やかなり，厚き者は熱して毒あり，淡しき者は，小便を利し，用て嚮道(きょうどう)となし，一身の表に通行し，薬を引て，極高(きょっこう)の分に至る，熱飲すれば肺を傷(そこな)ひ，温飲すれば，中を和す(やわ)，少しく飲むときは，血を和し，気を行(めぐ)らし，神を壮(さか)にし，寒を禦(ふせ)ぎ，興を遣(や)り，愁(しゅう)を消し，邪を避(さ)け，穢(え)を逐(お)ふ，水臓を煖(あたた)め，薬勢を行(めぐ)らす（白酒の項より引用）．醇酒(じゅんしゅ)は酒味の醇美なる者なり，功能同じ（醇酒の項より引用）．
性　味	甘苦辛，温．
現代における効能主治	血行を促進し，寒気を除く，薬力を行(めぐ)らす．風寒による筋関節痛・しびれ，筋肉のけいれん，胸痺(きょうひ)，胸腹部の冷えや痛みを治す．

傷寒論・金匱要略における運用法

◆効能主治◆
体を温め，血行を促進する．

『傷寒論』『金匱要略』では血痺虚労・冷え・婦人科系の不調などにより血行不良となった場合には，酒を用いることが多い．これは体を温め，血流を促進する効果を期待したものである．

用い方としては下記〈配合処方〉に示すように，1）酒で煎じる，2）酒に漬け絞り汁を用いる，3）丸・散剤を服用する際に服用補助薬として酒を用いる，などの方法がある．現在，強壮目的のドリンク剤に少量のアルコールを添加することが多いのも同様の理由と考えられる．

◆代表的な配合応用と処方◆

酒は，特定の薬物との協力作用ではなく，処方の全体に影響を与えるので，配合応用は特に設けない．

<配合処方>
1) 酒で煎じる
・酒のみで煎じる／栝蔞薤白白酒湯，栝蔞薤白半夏湯，下瘀血湯，紅藍花酒，鱉甲煎丸，麻黄醇酒湯．以上6処方．
・酒＋水で煎じる／芎帰膠艾湯，炙甘草湯，当帰四逆加呉茱萸生姜湯．以上3処方．
2) 酒に漬け絞り汁を用いる／防已地黄湯．以上1処方．
3) 丸・散剤の服用補助として酒を用いる／九痛丸，侯氏黒散，薯蕷丸，赤丸，大黄䗪虫丸，天雄散，当帰散，当帰芍薬散，土瓜根散，八味腎気丸（八味地黄丸），白朮散．以上11処方．
以上，総計21処方．

◆備考◆

1) 酒は，薬味や服用補助剤として用いられるだけでなく，薬物の修治にも用いられている．承気湯類（小承気湯，大承気湯，調胃承気湯）において，大黄を酒で洗って用いるのがそれである．

大黄の苦寒の性質は胃腸を冷やすため，酒洗には，その寒性を和らげ，胃腸を保護して瀉下に伴う腹痛を緩和する役割があると考えられる．

2) 『傷寒論』『金匱要略』で用いられた白酒，清酒，美清酒がどのようなものか，説は多くあるが，『傷寒論』『金匱要略』に，特にその製法が記載されていたわけではないので，推測の域を出ないものが多い．本書では，酒類として，穀物を醸造して作られたものであるというに止める．

II 降気精神安定薬

『傷寒論』『金匱要略』では，臍下丹田より上衝した気の状態により，細かく治療方剤を規定している．「臍下悸して奔豚となる時」は茯苓桂枝甘草大棗湯（苓桂甘棗湯），「気が上衝して胸を衝きめまいを起こす時」は茯苓桂枝白朮甘草湯（苓桂朮甘湯），桂枝甘草湯を用いる．降気精神安定薬としては，竜骨，牡蛎，紫石英，甘草，蘇葉，甘李根白皮，代赭石，鉛丹と，発表薬に分類されている桂枝などがある．

竜骨 傷 金

基原 大型ほ乳動物の化石化した骨で，主として炭酸カルシウムからなる〈日局15収載〉．

| 異名・別名 | 龍骨, 白竜骨, 花竜骨, 五花竜骨, 土竜骨.
| 成　　分 | 炭酸カルシウム, リン酸カルシウム, ヒドロキシアパタイト, ケイ酸, 鉄分, カリウム, リン, ヨウ素など.
| 引用文献 | **神農本草経**▶心腹鬼疰, 精物老魅, 欬逆, 洩痢膿血, 女子漏下, 癥瘕堅結, 小児の熱気驚癇を主る.
重校薬徴▶臍下の動を主治し, 驚狂, 煩躁, 失精を兼治す.
気血水薬徴▶血滞り気暢びるを得ずして心に迫るものを治す.（中略）およそ, 竜骨, 牡蛎の症には必ず動を現わすなり. しかして下より上に及ぶものは, 竜骨これを主り, 上より下に及ぶものは牡蛎これを主る.
中薬学講義▶平肝潜陽, 鎮惊（驚）固渋.
| 性　　味 | 甘渋, 平.
| 現代における効能主治 | 精神安定をはかり, けいれん発作を鎮める. 気虚を補い汗を止め, 遺精を治す. 陽虚による出血を止める. 腎・腸の陽気を補い, 下痢を治す. 外用して, 口の塞がらないできものを治す. 精神不安によるけいれん発作, 動悸, 不安, 健忘, 不眠多夢, 自汗, 寝汗, 遺精, 小水混濁, 吐血, 鼻出血, 血便, 不正子宮出血, 帯下, 下痢脱肛, 長期間傷口が塞がらない潰瘍を治す.

傷寒論・金匱要略における運用法

◆効能主治◆

　上衝した気を降ろし, 精神安定をはかり, 不安, 動悸, 不眠を治す. また気虚を補い, 益気強壮をはかり, 遺精, 夢交を治す.

①**精神安定作用**──上衝した気を降ろし, 精神を安定させる.
②**強壮作用**──気虚証のインポテンツおよび夢精に用いる. 益気し, 体力をつけ, 強精をはかる.

◆代表的な配合応用と処方◆

精神安定作用

竜骨 ＋ 牡蛎 －降気精神安定－ → 桂枝甘草竜骨牡蛎湯, 柴胡加竜骨牡蛎湯

胸腹部の動悸を伴うけいれん発作, 煩躁, 不眠, 多夢, めまいを治す.

＋ 桂枝 －降気－ → 桂枝甘草竜骨牡蛎湯, 柴胡加竜骨牡蛎湯, 桂枝加竜骨牡蛎湯

のぼせを下げ, 精神安定をはかり, 不眠を治す, 血圧を下げる.

＋ 茯苓 －降気精神安定－ ＋ 柴胡 －清熱－ → 柴胡加竜骨牡蛎湯

胸脇部における煩悶感や精神不安を治す作用が増強される.

竜骨・牡蛎

竜骨 ＋ 蜀漆 —治瘧— → 蜀漆散，桂枝去芍薬加蜀漆牡蛎竜骨救逆湯

熱による精神不安の治療に用いる．

強壮作用

＋ 桂枝 —回陽— ＋ 芍薬 —強壮— → 桂枝加竜骨牡蛎湯

下腹部の気虚のために起こる遺精，夢交を治す．また精神安定作用ももつ．

<配合処方> 桂枝加竜骨牡蛎湯，桂枝甘草竜骨牡蛎湯，桂枝去芍薬加蜀漆牡蛎竜骨救逆湯，柴胡加竜骨牡蛎湯，蜀漆散，天雄散，風引湯．以上7処方．

牡蛎 傷 金

| 基原 | イタボガキ科カキ *Ostrea gigas* Thunberg の貝がら〈日局15収載〉．中国では，この他に *O. rivularis* Gould, *O. talienwhanensis* Crosse を基原動物としている．
| 異名・別名 | カキ殻，牡蠣．
| 成分 | 炭酸カルシウム（主成分），リン酸カルシウム，ケイ酸塩，微量のタンパク質など．
| 引用文献 | **神農本草経**▶傷寒，寒熱，温瘧洒洒，驚恚怒気を主り，拘緩鼠瘻，女子の帯下赤白を除く．
重校薬徴▶胸腹の動を主治し，驚狂，煩躁，失精を兼治す．
気血水薬徴▶血滞り気暢びるを得ずして心に迫るものを治す．（中略）およそ，竜骨，牡蛎の症には必ず動を現わすなり．しかして下より上に及ぶものは，竜骨これを主り，上より下に及ぶものは牡蛎これを主る．
薬能方法弁▶能水血の凝堅を軟かにし，盗汗自汗を斂め，動築の気を下降し，泄精を固くす，又能痰を化し，更に瘰癧，結核，老血痕疝，遺精，崩帯を治し，熱を清し，水を補い，湿を利し渇を止む，因て虚労，煩熱，温瘧，赤痢を治す，細末にして，留飲の築痛を治す（牡蠣の項より引用）．
中薬学講義▶潜陽固渋，軟堅散結．
| 性味 | 鹹渋，涼．
| 現代における効能主治 | 寝汗を止める，上衝した気を下げる，汗を止める，遺精・夢精などを改善する，去痰する，るいれきなどの堅い腫瘍を軟化させる．小児のけいれん・ひきつけ，めまい，自汗，寝汗，遺精，淋濁，不正子宮出血，帯下を治す．

傷寒論・金匱要略における運用法

◆**効能主治**◆

降気して精神を安定させ，動悸，不眠，煩躁(はんそう)を治す．この場合，多くは竜骨と配合して用いる．また収斂作用によって，自汗(じかん)・寝汗(ぎゃく)を治す．また瘧(ぎゃく)を治す．

①**降気精神安定作用**——精神安定作用により，動悸，不安，めまい，不眠を治す．多くは竜骨，桂枝などと配合して用いる．

②**制汗作用**——発汗をコントロールし，表虚や微熱による自汗，寝汗を治す．

③**治瘧作用**——治瘧薬として用いられる．間歇性の悪寒戦慄・高熱が交互に来るマラリア様の寒熱症状を瘧というが，その瘧を治す．

◆**代表的な配合応用と処方**◆

牡蛎

[降気精神安定作用]

+ **竜骨** −降気精神安定− → 柴胡加竜骨牡蛎湯(さいこかりゅうこつぼれいとう)，桂枝加竜骨牡蛎湯(けいしかりゅうこつぼれいとう)，桂枝甘草竜骨牡蛎湯(けいしかんぞうりゅうこつぼれいとう)

胸腹部の動悸を伴うけいれん発作，煩躁(はんそう)，不眠，多夢，めまいを治す．

+ **桂枝** −降気− → 桂枝加竜骨牡蛎湯

気の上衝(じょうしょう)および不調和により起こる煩躁・動悸・不眠を治す．

[制汗作用]

+ **芍薬** −止汗− → 桂枝加竜骨牡蛎湯

体表の気の流れを調え，止汗する．

+ **柴胡** −清熱− → 柴胡桂枝乾姜湯(さいこけいしかんきょうとう)

津液(しんえき)不足に伴う微熱症状に用い，それに伴う自汗(じかん)，寝汗を制汗する．

+ **栝楼根** −清熱生津− → 栝蔞牡蛎散(かろぼれいさん)

清熱，止汗，止渇作用が増強される配合．

[治瘧作用]

+ **蜀漆** −治瘧− → 牡蛎湯(ぼれいとう)

治瘧(ぎゃく)作用が増強される配合．

気薬 Ⅱ 降気精神安定薬

牡蛎・紫石英・甘草

<配合処方> 括蔞牡蛎散，桂枝加竜骨牡蛎湯，桂枝甘草竜骨牡蛎湯，桂枝去芍薬加蜀漆牡蛎竜骨救逆湯，侯氏黒散，柴胡加竜骨牡蛎湯，柴胡桂枝乾姜湯，白朮散，風引湯，牡蛎沢瀉散，牡蛎湯．以上11処方．

紫石英 金

基 原	紫色の蛍石(フルオライト．天然の CaF_2．夾雑物として Fe_2O_3 および希土類元素を含む)．日本では古来より紫水晶 SiO_2 をあてていた．
成 分	CaF_2．夾雑物として Fe_2O_3 および希土類元素を含む．
引用文献	**神農本草経**▶心腹欬逆，邪気を主り，不足を補い，女子風寒子宮に在り，絶孕，十年子無きを主る． **薬能方法弁**▶能心神の安からず，血熱上逆を治す，故に熱を解して，気道を通暢し，燥を潤し，小便を利し，大腸を実す，并に肺癰，欬逆上気を治す．
性 味	甘，温．
現代における効能主治	精神安定作用，降気作用をもつ，虚労驚悸，咳逆上気，婦人科系の冷えに起因する不妊を治す．

傷寒論・金匱要略における運用法

◆効能主治◆
　降気し，動悸を止め，精神安定をはかる．

◆代表的な配合応用と処方◆

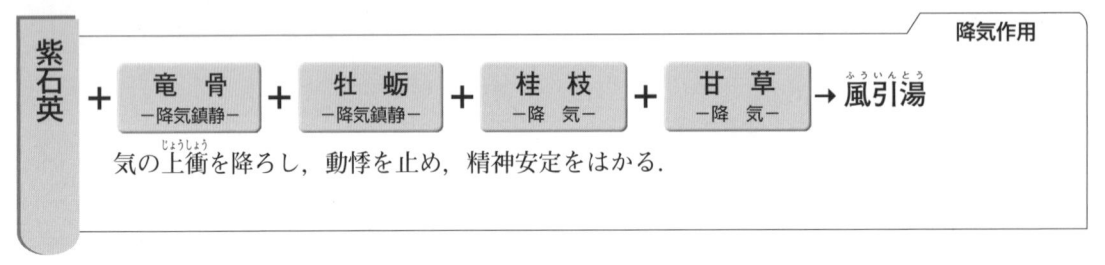

　　　　　　　　　　　　　　　　　　　　　　　　　　　　　　　　　　　降気作用
紫石英 ＋ 竜骨 ＋ 牡蛎 ＋ 桂枝 ＋ 甘草 → 風引湯
　　　　 －降気鎮静－ －降気鎮静－ －降気－ －降気－
気の上衝を降ろし，動悸を止め，精神安定をはかる．

<配合処方> 風引湯．以上1処方．

甘草 傷 金

| 基 原 | マメ科① *Glycyrrhiza uralensis* Fischer または② *G. glabra* Linné の根およびストロンで，時には周皮を除いたもの（皮去りカンゾウ）〈日局15収載．局方規格：本品は定量する時，換算した生薬の乾燥物に対し，グリチルリチン酸（$C_{42}H_{62}O_{16}$：822.93）2.5%以 |

上を含む〉．中国では，①②および G. inflata Batal. を基原植物としてあげている．

異名・別名 蜜甘，蜜草．

成　分 トリテルペノイドサポニン（グリチルリチン酸2.5%以上），フラボノイド（リキリチゲニン，イソリキリチゲニン）など．

引用文献 　**神農本草経**▶五臓六腑の寒熱邪気を主り，筋骨を堅じ，肌肉を長じ，力を倍す．金創腫，毒を解す．

　重校薬徴▶急迫を主治す．故に厥冷，煩躁，吐逆，驚狂，心煩，衝逆などの諸般の急迫の証を治し，裏急，攣急，骨節疼痛，腹痛，咽痛，下利を兼治す．

　気血水薬徴▶気逆して急迫するものを治す．

　中薬学講義▶補脾益気，清熱解毒，潤肺止咳，調和諸薬．

性　味 甘，平．

現代における効能主治 胃腸機能を調え緊張をとる，肺の津液を補い鎮咳去痰する，薬物・食物の中毒を解毒する．外用して皮膚の炎症を止め，またトゲ抜きに用いる．咽喉腫痛，消化性潰瘍，化膿性の各種できもの，薬毒，食中毒．
炙甘草：脾胃の虚弱，食欲不振，腹痛と未消化便，疲労による発熱，肺機能衰弱による咳嗽，動悸，けいれん，ひきつけ発作を治す．

付　記 グリチルリチン酸は，甘草の主要な有効成分であるが，多量に服用すると，偽アルドステロン症（低カリウム血症，血圧上昇，浮腫など），およびミオパシーといった副作用が現れることがあるため，甘草が配合された処方は使用に留意する．

傷寒論・金匱要略における運用法

◆効能主治◆

甘草は『傷寒論』112処方中の70処方に，『金匱要略』198処方中の86処方に登場し，『傷寒論』『金匱要略』中最も多く使用されている薬物であり，その用途も多岐にわたっているが，それを整理して示せば，降気精神安定作用，治咽痛去痰排膿作用，緊張緩和鎮痛作用，回陽補気作用，大黄の瀉下緩和作用，発汗法の補助作用，補津生津作用，健胃補気強壮作用となるが，甘草はともに配合される薬物の性質によって，協力して現す作用が変わってくる．

※1 『金匱要略』の全編から雑療方，禽獣魚蟲禁忌并治，果實菜穀禁忌并治を除いた部分の処方数．

①降気精神安定作用――上衝した気を降ろし，興奮を鎮め精神を安定させる作用がある．

②治咽痛去痰排膿作用――少陰病で発熱のない咽痛を治すが，発熱していない一般の咽痛や痰にも用いる．排膿作用も有す．甘草単味の処方として甘草湯がある．

③緊張緩和鎮痛作用――甘草の鎮痛作用は強力で，多くの痛みの疾患に利用されている．胃痛を始めとする腹痛一般，生理痛，筋肉のけいれん痛に有効であるが，特に胃けいれんや胃潰瘍の痛みには特効がある．

④回陽補気作用――陽気を回らせる作用があるので，大熱薬の乾姜や附子と配合されると温補回陽薬となり，冷えた体を温め，新陳代謝を活発にして陽気を回らす作用を示す．

⑤瀉下緩和作用――大黄の強力な瀉下作用を抑制緩和する作用がある．

甘草(かんぞう)

⑥**発汗補助作用**——正気(せいき)を補い，麻黄の発汗作用により正気が損傷するのを防ぐ．
⑦**補津生津作用**——津液(しんえき)を保護し，補う作用をもつ．
⑧**健胃補気強壮作用**——胃腸を補いながら気力を増し，強壮をはかる．

◆代表的な配合応用と処方◆

降気精神安定作用

甘草 ＋ 桂枝 －降気－ → 桂枝甘草湯(けいしかんぞうとう)，茯苓桂枝白朮甘草湯(ぶくりょうけいしびゃくじゅつかんぞうとう)

発汗過多により気が上衝(じょうしょう)し，心下部(しんか)の動悸，胸中不安感があるものを治す．

＋ 大棗 －治動悸精神安定－ → 甘草小麦大棗湯(かんぞうしょうばくたいそうとう)，茯苓桂枝甘草大棗湯(ぶくりょうけいしかんぞうたいそうとう)

腹部，特に臍部付近に動悸があり，精神不安になっている状態を治す．

＋ 小麦 －補気精神安定－ → 甘草小麦大棗湯

臍下部(せいか)の気虚を補い，臍部付近の動悸を伴う精神不安を治す．

＋ 山梔子 －清熱除煩－ → 梔子甘草豉湯(ししかんぞうしとう)，梔子蘗皮湯(ししばくひとう)

胸部に炎症があり，胸部で煩悶し，眠れず，精神不安になっている場合に用いる．

治咽痛去痰排膿作用

＋ 桔梗 －治咽痛排膿－ → 桔梗湯(ききょうとう)

治咽痛，去痰，排膿作用を示す．さらに桔梗のもつ嘔吐作用を甘草が抑制する．

＋ 杏仁 －鎮咳－ → 麻黄杏仁甘草石膏湯(まおうきょうにんかんぞうせっこうとう)

鎮咳作用を示す．去痰より鎮咳に重点がある．

緊張緩和鎮痛作用

＋ 芍薬 －緊張緩和－ → 芍薬甘草湯(しゃくやくかんぞうとう)，桂枝加芍薬湯(けいしかしゃくやくとう)，小建中湯(しょうけんちゅうとう)，四逆散(しぎゃくさん)

緊張を緩和し，内臓痛，筋肉痛を治す．ただしこの場合，湿邪やむくみを伴う場合には用いない．甘草の利水抑制作用により悪化する場合があるためである．

甘草

回陽補気作用

+ 乾姜（温補回陽）→ **甘草乾姜湯**

陽気を補い，気を行らすことにより，冷えた体を温め，新陳代謝を活発にする．

+ 乾姜（温補回陽）**+ 生附子**（温補回陽）→ **四逆湯**

強力な温補回陽作用を示し，厥陰病の四肢厥逆を治す．また，甘草＋乾姜は生附子を減毒する作用をもつので，生附子を解毒しながら温補回陽作用を強化する配合となる．

瀉下緩和作用

+ 大黄（瀉下清熱）→ **調胃承気湯**

大黄の瀉下作用を緩和する．

発汗補助作用

+ 麻黄（発汗発表）→ **甘草麻黄湯，麻黄湯，麻黄杏仁薏苡甘草湯，麻黄杏仁甘草石膏湯**

正気を補い，麻黄の発汗作用により正気が損傷するのを防ぐ．麻黄単独では体表の水滞を発汗により除去するが，甘草との配合で，肌肉部や気管などのより深部にある水滞も除くことができる．

補津生津作用

+ 粳米（補津生津）→ **白虎湯，白虎加人参湯，竹葉石膏湯**

津液を保護し，補う作用を示す．高熱による発汗過多に伴う津液の損耗に用いる．

+ 麦門冬（補津生津）→ **麦門冬湯，竹葉石膏湯**

咽喉・肺・胃腸の津液を補う．人参を加えるとさらに作用が増強される．

健胃補気強壮作用

+ 大棗（補気健胃強壮）**+ 生姜**（健胃）→ **桂枝湯類，越婢湯類，小柴胡湯，柴胡桂枝湯，生姜甘草湯，生姜瀉心湯 など**

健胃剤として多処方（50処方）に配合される．胃腸を補い，気力を増し，強壮をはかる．人参を加味するとさらに強化される．強い冷えや陽気不足の場合は，生姜を乾姜に代える．

〈配合処方〉 烏頭桂枝湯，烏頭湯，温経湯，越婢加朮湯，越婢加半夏湯，越婢湯，黄耆建中湯，黄芩加半夏生姜湯，黄芩湯，黄土湯，王不留行散，黄連湯，葛根黄芩黄連湯（葛根黄連黄芩湯），葛根加半夏湯，葛

気薬　Ⅱ　降気精神安定薬

根湯，括蔞桂枝湯，甘草乾姜湯，甘草乾姜茯苓白朮湯（苓姜朮甘湯），甘草瀉心湯，甘草小麦大棗湯（甘麦大棗湯），甘草湯，甘草附子湯，甘草粉蜜湯，甘草麻黃湯，甘遂半夏湯，桔梗湯，橘皮竹茹湯，芎歸膠艾湯，去桂加白朮湯，桂枝加黃耆湯，桂枝加葛根湯，桂枝加桂湯，桂枝加厚朴杏子湯，桂枝加芍薬生姜各一両人参三両新加湯，桂枝加芍薬湯，桂枝加大黄湯（桂枝加芍薬大黄湯），桂枝加附子湯，桂枝加竜骨牡蛎湯，桂枝甘草湯，桂枝甘草竜骨牡蛎湯，桂枝去芍加茯苓白朮湯，桂枝去芍薬加蜀漆牡蛎竜骨救逆湯，桂枝去芍薬加皂莢湯，桂枝去芍薬加附子湯，桂枝去芍薬加麻黃細辛附子湯，桂枝去芍薬湯，桂枝芍薬知母湯（桂芍知母湯），桂枝湯，桂枝二越婢一湯，桂枝二麻黃一湯，桂枝人参湯，桂枝附子湯，桂枝麻黃各半湯（桂麻各半湯），桂苓五味甘草去桂加乾姜細辛半夏湯，桂苓五味甘草湯，厚朴七物湯，厚朴生姜半夏甘草人参湯，柴胡加芒消湯，柴胡去半夏加括蔞湯，柴胡桂枝乾姜湯，柴胡桂枝湯，酸棗湯（酸棗仁湯），四逆加人参湯，四逆散，四逆湯，梔子甘草豉湯，梔子蘗皮湯，紫参湯，炙甘草湯，芍薬甘草湯，芍薬甘草附子湯，朮附子湯，生姜甘草湯，生姜瀉心湯，小建中湯，小柴胡湯，小青竜加石膏湯，小青竜湯，升麻鱉甲湯，升麻鱉甲湯去雄黃蜀椒，薯蕷丸，旋復代赭湯，続命湯，大黄甘草湯，大黄䗪虫丸，大青竜湯，沢漆湯，竹皮大丸，竹葉石膏湯，竹葉湯，調胃承気湯，通脉四逆加猪胆湯，通脉四逆湯，桃核承気湯，当帰四逆加呉茱萸生姜湯，当帰四逆湯，内補当帰建中湯（当帰建中湯），人参湯，排膿湯，白頭翁加甘草阿膠湯，麦門冬湯，半夏散及湯，半夏瀉心湯，白虎加桂枝湯，白虎加人参湯，白虎湯，風引湯，茯苓五味加姜辛半杏大黄湯（苓甘姜味辛夏仁黃湯），茯苓甘草湯，茯苓杏仁甘草湯，茯苓桂枝甘草大棗湯（苓桂甘棗湯），茯苓桂枝白朮甘草湯（苓桂朮甘湯），茯苓四逆湯，茯苓沢瀉湯，附子粳米湯，文蛤湯，防已黃耆湯，防已地黃湯，防已茯苓湯，牡蛎湯，奔豚湯，麻黃加朮湯，麻黃杏仁甘草石膏湯（麻杏甘石湯），麻黃杏仁薏苡甘草湯（麻杏薏甘湯），麻黃升麻湯，麻黃湯，麻黃附子甘草湯，麻黃附子湯，麻黃連軺赤小豆湯，理中丸，苓甘五味加姜辛半夏杏仁湯（苓甘姜味辛夏仁湯），苓甘五味姜辛湯．以上132処方．

蘇葉　乾蘇葉 ㊎

基原　シソ科シソ Perilla frutescens Britton var. acuta Kudo またはチリメンジソ P. frutescens Britton var. crispa Decaisne の葉および枝先〈日局15収載〉．中国では，P. frutescens (L.) Britt. を基原植物としている．

異名・別名　紫蘇葉，蘇，尖紫蘇，皺紫蘇，赤蘇，紫蘇，紫蕷，紅紫蘇．

成分　精油（ペリルアルデヒド，リモネン，α-ピネン），アントシアニン，フラボノイドなど．

引用文献　名医別録▶気を下し，寒中を除く（蘇の項より引用）．

薬能方法弁▶能く寒を散じ，汗を発し，肌を解し，血を和し，気を下し，中を寛し，痰を消し，風を袪り，喘を定め，痛を止め，胎を安んじ，大小腸を利し，魚蟹の毒を解す（紫蕷の項より引用）．

中薬学講義▶発表散寒，行気寛中（紫蘇の項より引用）．

性味　辛，温．

現代における効能主治　発汗し，皮下に停滞する寒邪を散らす．営気を調える．風寒による感冒，悪寒発熱，咳嗽，喘息，神経性の咳および咽喉の違和感，胸腹部の張りと膨満感を治す．流早産の予防，魚介類の中毒予防および治療に用いる．

傷寒論・金匱要略における運用法

◆**効能主治**◆

上衝した気を降ろし，咽喉の違和感，咳嗽を治し，去痰する．あわせて精神安定をはかる．

◆**代表的な配合応用と処方**◆

降気鎮咳作用

蘇葉 ＋ 厚朴 －降気鎮咳去痰－ → 半夏厚朴湯

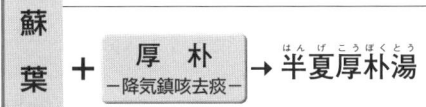

上衝した気を降ろし，咽喉部の違和感（梅核気）を治す．

＜配合処方＞半夏厚朴湯．以上1処方．

甘李根白皮（金）
（かんりこんはくひ）

基原	バラ科スモモ *Prunus salicina* の根皮の靱皮部分．
異名・別名	甘李根，李根皮．
成分	未詳．
引用文献	**名医別録**▶消渇を主り，心煩，逆奔気を止む（李核人の項の根皮の部分より引用）． **薬能方法弁**▶能消渇を治し，心煩を止め，気逆して，奔豚を発するを下降す．
性味	苦鹹，寒．
現代における効能主治	清熱する，気を降ろす．消渇，心煩，逆気奔豚，帯下，歯痛を治す．

傷寒論・金匱要略における運用法

◆**効能主治**◆

心煩，逆気奔豚（気が下から衝き上げてくることによって起こるヒステリー発作）を治す．

◆**代表的な配合応用と処方**◆

精神安定作用

甘李根白皮 ＋ 甘草 －降気精神安定－ → 奔豚湯

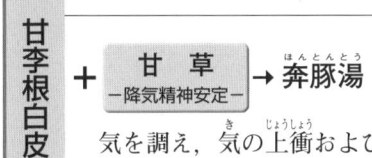

気を調え，気の上衝および奔豚を治す．

＜配合処方＞奔豚湯．以上1処方．

気薬 Ⅱ 降気精神安定薬

代赭石 金 代赭 傷

基原	天然の赤鉄鉱 Hematite の一種で，多少粘土を混入したもの．
異名・別名	赭石，赤土，血師，鉄朱，鬚丸．
成分	酸化鉄（Fe_2O_3）のほか，ケイ酸（SiO_2）やアルミニウム化合物（Al_2O_3）なども含み，またマンガン，マグネシウム，カルシウム，さらには微量のチタンや砒素を含むことがある．
引用文献	**神農本草経**▶鬼疰，賊風，蠱毒を主り，精物の悪鬼を殺し，腹中毒，邪気，女子の赤沃漏下を主る． **薬能方法弁**▶能血気を養い，血熱を除き，虚逆を鎮む，故に吐衂，崩帯，胎動，産難，小児驚癇を治す． **中薬学講義**▶鎮逆平肝，止血．
性味	苦甘，平．
現代における効能主治	肝機能を調え，上逆を鎮める．涼血し止血する．噫気嘔逆，噎膈反胃，喘息，ひきつけ，吐血，鼻出血，腸風，痔瘻，子宮不正出血，帯下を治す．

傷寒論・金匱要略における運用法

◆効能主治◆

清熱し，上逆を鎮静して嘔吐噫気を治す．また驚悸を鎮め，百合病を治す．

①降気止噫気作用──降気作用により胃気を調え，ゲップや嘔吐を治す．

②治百合病作用──熱病などの予後に残る余熱を除き，精神不安を解消する．

◆代表的な配合応用と処方◆

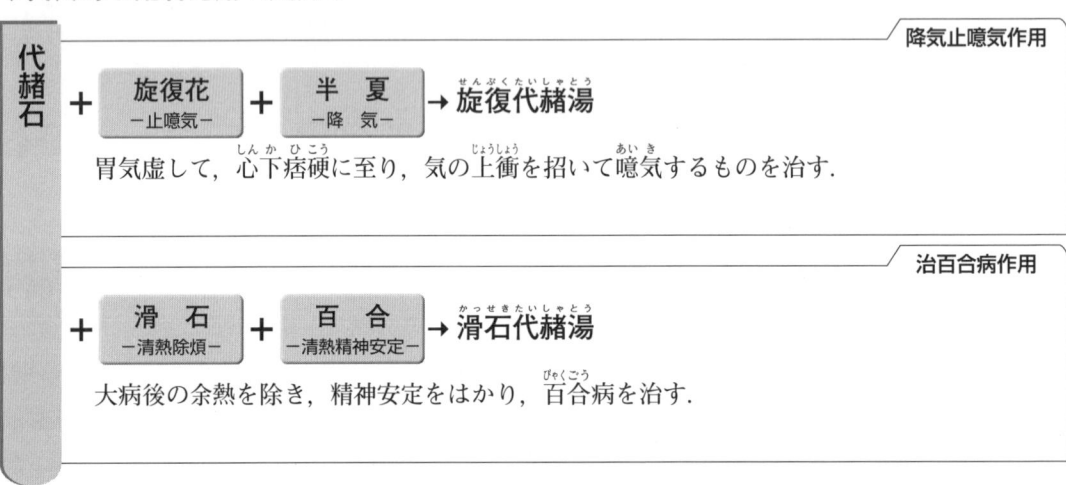

降気止噫気作用

代赭石 ＋ 旋復花（止噫気）＋ 半夏（降気）→ 旋復代赭湯

胃気虚して，心下痞硬に至り，気の上衝を招いて噫気するものを治す．

治百合病作用

代赭石 ＋ 滑石（清熱除煩）＋ 百合（清熱精神安定）→ 滑石代赭湯

大病後の余熱を除き，精神安定をはかり，百合病を治す．

＜配合処方＞滑石代赭湯，旋復代赭湯．以上2処方．

鉛丹 鈆丹 傷

基原	鉛（黒色鉛）を鉄の鍋に入れて動かしながら長時間加熱（300～400℃）し，空気中の酸素により酸化させて得られる赤色の結晶性粉末（四酸化三鉛）.
異名・別名	黄丹，真丹，朱粉，朱丹.
成分	四酸化三鉛（Pb_3O_4 あるいは $2PbO \cdot PbO_2$ と記される）.
引用文献	**神農本草経**▶吐逆，胃反，驚癇癲疾，熱を除き，気を下すを主る（鉛丹の項より引用）. **薬能方法弁**▶能痰飲を墜し，神を安じ，積を消し，虫を殺し，驚癇瘛瘲を治す. **中薬学講義**▶外用にて毒を抜き肌を生ず，内服して痰を墜し瘧を截つ.
性味	辛鹹，寒.
現代における効能主治	腫れものの解毒をする，皮膚の再生を促す，去痰する，ヒステリー発作を鎮静する．化膿性のできもの，潰瘍，切り傷による出血，口瘡，角膜混濁，やけど，ヒステリー発作，マラリア，痢疾，反胃，胃から嘔気が突き上げてきて吐くものを治す.

傷寒論・金匱要略における運用法

◆効能主治◆
精神を安定させ，不眠，動悸，胸部煩悶感を治す．

◆代表的な配合応用と処方◆

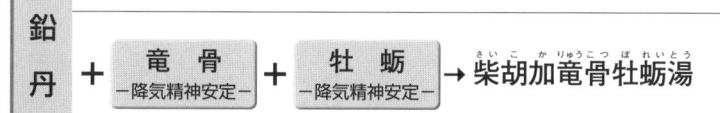

鉛丹 ＋ 竜骨（降気精神安定） ＋ 牡蛎（降気精神安定） → 柴胡加竜骨牡蛎湯　　〔精神安定作用〕

精神安定作用を強化して，不眠や動悸，不安感を治す．

＜配合処方＞柴胡加竜骨牡蛎湯．以上1処方．

◆備考◆
1)『傷寒論』の原文においては，柴胡加竜骨牡蛎湯に鉛丹が配合されているが，現在では，重金属ということもあり，鉛丹を除いた処方を用いている．
2) 鉛丹，鉛粉は，同じ鉛から加工されて得られるが，別のものである．なお『神農本草経』においても，鉛丹は「鈆丹」，鉛粉は「粉錫」として収載されている．

III 補気精神安定薬

虚した気を補いながら，精神安定をはかる薬物のことである．方剤としては，甘草小麦大棗湯（甘麦大棗湯），茯苓桂枝甘草大棗湯（苓桂甘棗湯），酸棗湯（酸棗仁湯）などがあり，補気精神安定薬と

しては，酸棗仁，小麦，大棗，柏実などがある．

酸棗仁 金

基　　原	クロウメモドキ科サネブトナツメ *Zizyphus jujuba* Miller var. *spinosa* (Bunge) Hu ex H. F. Chou の種子〈日局 15 収載〉．
異名・別名	棗仁，酸棗核．
成　　分	脂肪酸，トリテルペノイドサポニン（ジュジュボシド A ～ C），ステロールなど．
引用文献	**神農本草経**▶心腹の寒熱，邪気結して聚まり，四肢酸疼，湿痺を主る（酸棗の項より引用）． **名医別録**▶煩心して，眠りを得ず，臍の上下痛，血轉，久洩虚汗，煩渇を主り，中を補い，肝気を益し，筋を堅くし骨を大にす，陰気を助け，人をして肥健せしむ（酸棗の項より引用）． **重校薬徴**▶煩躁眠る能わざるを主治する． **中薬学講義**▶養肝，寧心，安神，斂汗．
性　　味	甘，平．
現代における効能主治	肝機能を調え，精神を安定させる，精神性発汗を止める．虚煩による不眠，強い精神不安による動悸，煩渇，虚労性の自汗を治す．

傷寒論・金匱要略における運用法

◆効能主治◆

虚労を補い，虚煩を治し，精神安定をはかり，動悸・不安・不眠を治す．

◆代表的な配合応用と処方◆

精神安定作用

酸棗仁 ＋ 知母（治虚煩） → 酸棗湯

虚労による煩悶感を除き，あわせて不眠を治す．

酸棗仁 ＋ 茯苓（補気精神安定） → 酸棗湯

胃腸機能低下および神経の衰弱により起こる不眠を治す．

酸棗仁 + 川芎 －行血－ → 酸棗湯

過労または消耗性疾患などで血流が悪くなり，神経が高ぶって，不眠症となったものを治す．

+ 甘草 －降気精神安定－ → 酸棗湯

甘草の鎮静・緊張緩和作用とあわせて不眠を治す．

<配合処方> 酸棗湯（酸棗仁湯）．以上1処方．

しょうばく
小麦 金

基　原	イネ科コムギ *Triticum aestivum* Linné の種子．
異名・別名	䴺（らい），浮小麦（ふしょうばく），小麥（しょうばく）．
成　分	デンプン，タンパク質，脂肪油など．
引用文献	**名医別録**▶上熱を除き，躁渇，咽乾を止め，小便を利し，肝気を養い，漏血，唾血を止むる（つかどむる）を主る（小麥の項より引用）． **薬能方法弁**▶能く客熱（よくきゃくねつ）を除き，煩渇咽燥（はんかついんそう）を止め，小便を利し漏血，唾血を止め，女人をして孕（はら）まし易（やす）からしむ，専ら心気を養ふ，暴淋を治す．熬末（ごうまつ）にして，腸中の蚘虫（かいちゅう）を殺す，小麦粥，能く消渇煩熱（よくしょうかちはんねつ）を解（かい）す（小麥の項より引用）． **中薬学講義**▶止虚汗，退労熱（浮小麦の項より引用）．
性　味	甘，涼．
現代における効能主治	心・腎の気を調える，煩熱を除く，止渇する．ヒステリー発作，口渇，下痢，化膿性の腫れもの，外傷による出血，やけどを治す．

傷寒論・金匱要略における運用法

◆効能主治◆

補気し，気の上衝（じょうしょう）を降ろし，精神安定をはかる．

参考：上記以外の用法として『金匱要略』の白朮散加味方中に「若し嘔（も）するは，醋漿水を以って之を服す，復た解せざるは小麦汁之を服す」との記載があり，止嘔作用を目的として用いられている．

小麦・大棗

◆代表的な配合応用と処方◆

補気精神安定作用

小麦 ＋ 甘草（降気精神安定）→ 甘草小麦大棗湯
婦人の血の道による精神不安を治す．

＋ 大棗（補気精神安定）→ 甘草小麦大棗湯
胃気の不調によって起こる腹部の動悸・精神不安・煩躁などを治す．

＋ 厚朴（降気鎮咳去痰）→ 厚朴麻黄湯
精神不安，気滞による咳・喘鳴を治す．

＜配合処方＞甘草小麦大棗湯（甘麦大棗湯），厚朴麻黄湯．以上2処方．

大棗[傷][金]　棗[金]　大肥棗[傷]　肥大棗[金]　棗肉[金]　棗膏[金]

基　原	クロウメモドキ科ナツメ Zizyphus jujuba Miller var. inermis Rehder の果実〈日局15収載〉．中国では Z. jujuba Miller を基原植物とする．
異名・別名	太棗，乾棗，円棗，紅棗，黒棗．
成　分	トリテルペノイド，トリテルペノイドサポニン（ジジプスサポニン I, II），有機酸，糖類，高濃度の cyclic AMP.
引用文献	神農本草経▶心腹の邪気を主り，中を安んじ脾を養い，十二経を助く．胃気を平らかにし，九竅を通じ，少気，少津液を補い，身中不足，大驚，四肢重きを主り，百薬を和す． 重校薬徴▶攣引強急するを主治す．故に能く胸脇引痛，咳逆，上気，裏急，腹痛を治し，奔豚，煩躁，身疼，頸項強ばり，涎沫するを兼治す（太棗の項より引用）． 気血水薬徴▶血気迫るものを治す． 中薬学講義▶補脾和胃，益気生津．
性　味	甘，温．
現代における効能主治	補気健胃作用，精神安定作用をもつ．胃腸系の虚弱による食欲不振，神経症による動悸・不安，婦人のヒステリーを治す．

傷寒論・金匱要略における運用法

◆**効能主治**◆

補気健胃して，胃気を調え，緊張を緩和して，精神安定させ，諸薬を調和させる．

①**補気健胃作用**——大棗は単独で用いられることはなく，特殊な場合を除いて，ほとんど甘草とともに用いられ，補気健胃薬として多くの処方に用いられる．

②**緩和補気作用**——利尿・鎮咳・去痰などの作用をもつ薬と配合される．特に虚証の場合には補気をはかり体力をつける．また，同時に配合される薬物の強すぎる効果や刺激性を緩和する．

③**補気精神安定作用**——気虚を補い，精神安定をはかる．

◆**代表的な配合応用と処方**◆

補気健胃作用

大棗 + 甘草(補気健胃降気) → 甘草小麦大棗湯，茯苓桂枝甘草大棗湯

補気健胃作用および緊張緩和作用，精神安定作用を兼ねる．

+ 甘草(補気健胃) + 生姜(補気健胃) → 桂枝湯

胃腸の機能を調え，気を補う．『傷寒論』『金匱要略』中の多くの処方に補気健胃剤として配合される．

+ 甘草(補気健胃) + 人参(温補脾胃) + 生姜(補気健胃) または 乾姜(補気健胃) → 半夏瀉心湯**，生姜甘草湯*，小柴胡湯*

多くの処方に配合され，補気強壮の働きをする．その働きは胃腸系（半夏瀉心湯など），肺系（生姜甘草湯など），両方を兼ね全体（小柴胡湯など）に作用を及ぼす場合がある．

*は生姜，**は乾姜を用いる処方

緩和補気作用

+ 葶藶子(利水鎮咳) → 葶藶大棗瀉肺湯

肺水腫や喘息，浮腫に有効に作用する．葶藶子を虚証に用いる場合はその強い作用を緩和するため，必ず大棗などの補薬を配合する．

+ 皂莢(去痰) → 皂莢丸

去痰薬である皂莢の強い刺激を，大棗で緩和する．

大棗・柏実・人参

大棗 ＋ 甘草（降気精神安定）＋ 小麦（降気精神安定）→ 甘草小麦大棗湯　　　　　　　補気精神安定作用

臍下部の気虚を補い，臍部付近の動悸を伴う精神不安を治す．

＜配合処方＞烏頭桂枝湯，越婢加朮湯，越婢加半夏湯，越婢湯，黄耆桂枝五物湯，黄耆建中湯，黄芩加半夏生姜湯，黄芩湯，外台黄芩湯，黄連湯，葛根加半夏湯，葛根湯，括蔞桂枝湯，甘草瀉心湯，甘草小麦大棗湯(甘麦大棗湯)，橘皮竹茹湯，去桂加白朮湯，桂枝加黄耆湯，桂枝加葛根湯，桂枝加桂湯，桂枝加厚朴杏子湯，桂枝加芍薬生姜各一両人参三両新加湯，桂枝加芍薬湯，桂枝加大黄湯(桂枝加芍薬大黄湯)，桂枝加附子湯，桂枝加竜骨牡蛎湯，桂枝去桂加茯苓白朮湯，桂枝去芍薬加蜀漆牡蛎竜骨救逆湯，桂枝去芍薬加皂莢湯，桂枝去芍薬加附子湯，桂枝去芍薬加麻黄細辛附子湯，桂枝去芍薬湯，桂枝湯，桂枝二越婢一湯，桂枝二麻黄一湯，桂枝附子湯，桂枝麻黄各半湯(桂麻各半湯)，厚朴七物湯，呉茱萸湯，柴胡加芒消湯，柴胡加竜骨牡蛎湯，柴胡去半夏加括蔞湯，柴胡桂枝湯，炙甘草湯，十棗湯，朮附子湯，生姜甘草湯，生姜瀉心湯，小建中湯，小柴胡湯，薯蕷丸，旋覆代赭湯，皂莢丸，大柴胡湯，大青竜湯，竹皮大丸，竹葉湯，葶藶大棗瀉肺湯，当帰四逆加呉茱萸生姜湯，当帰四逆湯，内補当帰建中湯(当帰建中湯)，排膿湯，麦門冬湯，半夏瀉心湯，茯苓桂枝甘草大棗湯(苓桂甘棗湯)，附子粳米湯，文蛤湯，防已黄耆湯，麻黄連軺赤小豆湯，射干麻黄湯．以上70処方．

柏実　栢実 金

基　原	ヒノキ科コノテガシワ *Thuja orientalis* の種子．
異名・別名	柏子仁，柏子，側柏子．
成　分	脂肪油．
引用文献	**神農本草経**▶驚悸を主り，五臓を安んじ，気を益し，風湿痺を除く（柏實の項より引用）． **中薬学講義**▶養心安神，潤腸通便（柏子仁の項より引用）．
性　味	甘，平．
現代における効能主治	精神安定作用，潤腸通便作用をもつ．驚悸，不眠，遺精，寝汗，便秘を治す．

傷寒論・金匱要略における運用法

◆効能主治◆

精神安定をはかり，煩悶して喘するものを治す．

◆代表的な配合応用と処方◆

柏実 ＋ 桂枝（降気）＋ 甘草（緊張緩和）→ 竹皮大丸（加味方中）　　　　　　　精神安定作用

降気して精神安定をはかり，煩悶して喘するものを治す（この組み合わせは竹皮大丸に柏実を加えた加味方中にみられる）．

＜配合処方＞竹皮大丸（加味方中）．以上1処方．

補益強壮薬

　五臓，特に胃腸系統，肺系統，腎系統を補い，陽気を益し，新陳代謝を促し，強壮をはかる薬物のことである．代表方剤としては，人参湯，建中湯類，八味腎気丸，薯蕷丸，黄耆桂枝五物湯などがある．補益強壮薬を含む方剤は，『傷寒論』では陰病の篇に多く，『金匱要略』では血痺虚労篇，婦人病三篇（婦人妊娠篇，婦人産後病篇，婦人雑病篇）に多い．また温補薬，補気薬，補血薬，補津薬に分類したものも同様な作用を有する．ここでは補益強壮薬として，人参，黄耆，山薬，山茱萸，膠飴，神麴，鶏子黄，獺肝，大豆黄巻，蜜をとりあげる．

人参 傷金

基原　ウコギ科オタネニンジン *Panax ginseng* C.A. Meyer (*Panax schinseng* Nees) の細根を除いた根，またはこれを軽く湯通ししたもの〈日局15収載．局方規格：本品は定量する時，換算した生薬の乾燥物に対し，ギンセノシド Rg$_1$ ($C_{42}H_{72}O_{14}$：801.01) 0.10% 以上およびギンセノシド Rb$_1$ ($C_{54}H_{92}O_{23}$：1109.29) 0.20% 以上を含む〉．

異名・別名　御種人参，朝鮮人参，高麗人参，白参，雲州人参，皮付人参，毛人参，紅参，人薓．

成分　トリテルペノイドサポニン（ギンセノシド Ro，Ra～h）．アセチレン誘導体（パナキシノール）など．

引用文献
神農本草経▶五臓を補するを主り，精神を安んじ，魂魄を定め，驚悸を止め，邪気を除き，目を明らかにし，心を開き，智を益す．
重校薬徴▶心下痞硬支結を主治し，心胸停飲，嘔吐，不食，唾沫，心痛，腹痛，煩悸を兼治す（人薓の項より引用）．
気血水薬徴▶血滞り気行かんと欲して行く能わざるものを治す．
中薬学講義▶大補元気，補脾益気，生津，寧心益智．

性味　甘微苦，温．

現代における効能主治　大いに元気を補う，虚脱を治し，津液を生じる，精神安定をはかる．労働過多による疲労，食欲不振，倦怠，食べたものをすぐに吐く，未消化便の下痢，陽虚証の喘咳，発汗が甚だしく虚脱するもの，けいれん発作，健忘症，めまい，頭痛，インポテンツ，頻尿，糖尿病など口渇の甚だしいもの，不正子宮出血，小児のひきつけ，慢性化した消耗性疾患，一切の気・血・津液の不足を治す．

人参（にんじん）

傷寒論・金匱要略における運用法

◆**効能主治**◆

大いに脾胃と肺を補い，元気を持続的に補う．特に胃腸系統，呼吸器系統を補う作用が強く，補益強壮薬の代表格である．あわせて津液を補い，食欲を増進し，下痢を止める．また，気虚の精神不安を治す．

①**補気救脱作用**——大病や出血性疾患または発汗過多や瀉下過多などの誤治によって，体力消耗が甚だしく，陽虚となり，急激に陰病まで落ち込んでしまった場合にすみやかに陽虚を補う．この場合，炮附子や生附子と配合する．

②**補益脾肺作用**——少陽病の脾虚証，肺虚証の場合に，他の補薬と配合し補気強壮する．特に生姜＋甘草＋大棗＋人参の組み合わせは少陽病における肺脾の補気剤の基本配合である．

③**生津止渇作用**——高熱病などによって，体内の津液が損耗し，口渇が甚だしくなっている状態に用いる．多くは清熱薬や補津薬とともに用いる．

④**益智作用**——益智とは記憶力の改善や精神不安の解消をする作用である．最近のラットを用いた薬理実験で学習記憶過程の改善が確認されている．竜骨，牡蛎，桂枝，茯苓などと配合することが多い．

◆**代表的な配合応用と処方**◆

補気救脱作用

人参 ＋ **炮附子**（温補）→ 附子湯，九痛丸

陰病ではあるが，まだ重篤ではなく，悪寒して手足が冷え痛むものに用いる．

＋ **生附子**（温補強心）→ 四逆加人参湯，茯苓四逆湯

体力の損耗が甚だしく厥陰病まで至ってしまった場合に用いる．生附子と配合して温補強心をはかる．

＋ **乾姜**（温補脾胃）→ 理中丸，人参湯，大建中湯，桂枝人参湯，四逆加人参湯

太陰病を中心として少陽病から厥陰病の範囲で用いられる補剤の基本配合．脾胃を温め気を補う．

補益脾肺作用

＋ **甘草**（補気強壮）→ 理中丸，人参湯

精神的疲労による食欲不振，四肢倦怠感，上腹部の膨満感，咳嗽など，気虚証が目立つ場合に用いる．

＋ **大棗**（補気健胃）→ 半夏瀉心湯

甘草を配した場合に似ているが，気虚証および脾胃虚証の場合に主に用いる．

人参

+ **生姜** －止嘔－ → 生姜瀉心湯(しょうきょうしゃしんとう)

吐き気を伴う場合に用いられている．多くは半夏を同時に用いる．

+ **白朮** －補気利水－ → 理中丸，人参湯

主に胃内停水があって，食欲不振，四肢倦怠のあるような場合に用いる．

+ **茯苓** －補益強壮－ → 茯苓四逆湯

白朮との組み合わせの場合とほぼ同様に用いるが，精神疲労が加わっている時にはこちらの配合を用いる．

+ **橘皮** －止嘔健胃－ → 茯苓飲(ぶくりょういん)，橘皮竹茹湯(きっぴちくじょとう)

健胃をはかり，胃虚を補い，食欲を増す．

生津止渇作用

+ **石膏** －清熱－ → 白虎加人参湯(びゃっこかにんじんとう)，竹葉石膏湯(ちくようせっこうとう)

石膏の清熱作用により，高熱や内熱による津液(しんえき)の損耗を少なくし，人参の強壮作用を助ける．

+ **麦門冬** －生津－ → 麦門冬湯(ばくもんどうとう)，竹葉石膏湯

咽喉および気管の津液を補い，咽喉部や気管の乾燥を治し，結果的に鎮咳去痰作用を発揮する．

益智作用

+ **竜骨** －降気精神安定－ + **牡蛎** －降気精神安定－ → 柴胡加竜骨牡蛎湯(さいこかりゅうこつぼれいとう)

気の上衝(じょうしょう)を降ろし，動悸を治し，精神を安定させる．

補益強壮薬

＜配合処方＞烏梅丸，温経湯，外台黄芩湯，黄連湯，乾姜黄芩黄連人参湯，乾姜人参半夏丸，甘草瀉心湯，橘皮竹茹湯，九痛丸，桂枝加芍薬生姜各一両人参三両新加湯，桂枝人参湯，侯氏黒散，厚朴生姜半夏甘草人参湯，呉茱萸湯，柴胡加芒消湯，柴胡加竜骨牡蛎湯，柴胡去半夏加括蔞湯，柴胡桂枝湯，四逆加人参湯，炙甘草湯，生姜甘草湯，生姜瀉心湯，小柴胡湯，薯蕷丸，旋復代赭湯，続命湯，大建中湯，大半夏湯，沢漆湯，竹葉石膏湯，竹葉湯，人参湯，麦門冬湯，半夏瀉心湯，白虎加人参湯，茯苓飲，茯苓四逆湯，附子湯，鼈甲煎丸，木防已湯，木防已湯去石膏加茯苓芒消湯，理中丸．以上42処方．

黄耆 金

基　原	マメ科キバナオウギ *Astragalus membranaceus* Bunge または *A. mongholicus* Bunge の根〈日局15収載〉.
異名・別名	黄芪, 黄蓍, 百本, 王孫, 戴糝.
成　分	フラボノイド, トリテルペノイドサポニン, γ-アミノ酪酸 (GABA).
引用文献	**神農本草経**▶癰疽, 久しき敗瘡, 膿を排し, 痛みを止め, 大風, 癩疾, 五痔, 鼠漏を主り, 虚を補い, 小児の百病を主る. **重校薬徴**▶肌表の水を主治す. 故に皮水, 黄汗, 盗汗, 身体の腫れ, 不仁を治し, 疼痛, 小便不利を兼治す (黄耆の項より引用). **気血水薬徴**▶血気循らず肌表に水状を現わすものを治す. **中薬学講義**▶補気昇陽, 固表止汗, 托毒排膿, 利水退腫 (黄芪の項より引用).
性　味	甘, 微温.
現代における効能主治	体表の衛気を調え止汗する. 利尿し水腫を除く. 排膿し傷口の回復を早め, 皮膚の再生を促す. 気虚下陥, 自汗, 寝汗, 血痺, 乳腺炎, 回復の遅い化膿性のできものを治す. 炙したもの (p.252参照) は, 脾胃を補い益気する. 精神および肉体疲労, 胃腸系の衰弱による下痢, 脱肛, 気虚による貧血, 帯下が続くもの, および全ての気血両虚の証を治す.

傷寒論・金匱要略における運用法

◆効能主治◆

気を行らし, 強壮をはかり, 表虚の自汗を止め, 表湿を除き, 筋肉関節痛を治す.

①**強壮作用**──気の活動を活発化し, 強壮をはかる.

②**止汗作用**──身体虚弱および表虚証による自汗を止める.

③**利湿鎮痛作用**──他の利水・去湿薬と配合すると, 表湿を除き, 筋肉, 関節の動きを滑らかにして, 筋肉痛や関節痛を治す.

◆代表的な配合応用と処方◆

強壮作用

黄耆 + 桂枝 −行気強壮− + 芍薬 −強壮− → 黄耆芍薬桂枝苦酒湯, 黄耆桂枝五物湯, 黄耆建中湯

沈滞した気の活動を活発化し, 腸の機能を活性化し, 身体全体の強壮をはかる.

黄耆			止汗作用

＋ 桂枝 －行気強壮－ → 黄耆芍薬桂枝苦酒湯，黄耆桂枝五物湯，黄耆建中湯

体表の衛気(えき)を強壮して，自汗を止め，表湿を除く．

			利湿鎮痛作用

＋ 防已 －利水－ → 防已黄耆湯(ぼういおうぎとう)，防已茯苓湯(ぼういぶくりょうとう)

利水・去湿薬との配合により，体表の気を補い，邪を除き，筋肉・関節痛を治し，利尿して水腫を除く，また寝汗を治す．

＋ 麻黄 －利湿鎮痛－ → 三黄湯(さんおうとう)

発汗し，湿邪を除き，鎮痛をはかる．体表の湿熱甚しく，身体全体の関節が痛み引きつれる場合に用いる．

＜配合処方＞烏頭湯，黄耆桂枝五物湯，黄耆建中湯，黄耆芍薬桂枝苦酒湯，桂枝加黄耆湯，三黄湯，防已黄耆湯，防已茯苓湯．以上8処方．

山薬(さんやく)　薯蕷(しょよ)㊎　薯蕷(しょよ)㊎　薯預(しょよ)㊎

補益強壮薬

基原	ヤマノイモ科ヤマノイモ *Dioscorea japonica* Thunberg またはナガイモ *D. batatas* Decaisne の周皮を除いた根茎（担根体(たんこんたい)）〈日局15収載〉．中国では *D. opposita* Thunberg を基原植物としている．
異名・別名	山芋(さんう)，諸薯(しょしょ)，薯豫(しょよ)，薯蕷(しょよ)．
成分	デンプン，多糖類，糖タンパク質，アミノ酸など．
引用文献	**神農本草経**▶傷中(つかさど)を主り，虚羸(きょるい)を補い，寒熱邪気を除き，中を補い，気力を益し，肌肉を長ず（薯預の項より引用）． **薬能方法弁**▶虚熱を清ふし，不足を救ひ，腸胃を固め，皮毛を潤し，痰涎(たんえん)を化し，瀉痢を止め，津(しん)を益し，陰を強くし，虚損労傷を治す．又能心気を廓(かく)にし，遺精を治し，并(なら)びに健忘，小便不利を治す． **中薬学講義**▶補脾胃，益肺腎．
性味	甘，平．
現代における効能主治	胃腸機能を高め，肺を補う，固腎作用をもつ，強壮する．脾陽虚による下痢，長期の下痢，身体虚弱による咳嗽(がいそう)，糖尿病，遺精，帯下(たいげ)，頻尿を治す．

傷寒論・金匱要略における運用法

◆効能主治◆

脾胃を補い，気力を益（ま）し，虚乏を治す．

◆代表的な配合応用と処方◆

補益強壮作用

山薬

＋ **乾地黄**（－滋陰清熱除煩－）→ **八味腎気丸**（はちみじんきがん）

陰虚による寝汗，煩熱（はんねつ），口乾，虚労を治す．

＋ **人参**（－補益－）→ **薯蕷丸**（しょよがん）

虚労および陽気の不足を治す．

＋ **茯苓**（－補脾胃－）→ **括蔞瞿麦丸**（かろくばくがん）

脾胃を補い，口渇を止める．

＜配合処方＞ 括蔞瞿麦丸，薯蕷丸，八味腎気丸（八味地黄丸）．以上3処方．

山茱萸（さんしゅゆ）金

基原 ミズキ科サンシュユ *Cornus officinalis* Siebold et Zuccarini の偽果の果肉〈日局15収載〉.

異名・別名 石棗（せきそう），肉棗（にくそう），蜀棗（しょくそう），山萸肉（さんゆにく），萸肉（ゆにく），山茱萸（さんしゅゆ）.

成分 イリドイド配糖体（ロガニン，モロニシド），トリテルペノイド（ウルソール酸），タンニンなど.

引用文献 **神農本草経**▶心下（しんか）の邪気寒熱を主（つかさど）り，中（ちゅう）を温め，寒湿痺（かんしっぴ）を逐（お）い，三蟲（さんちゅう）を去る（山茱萸の項より引用）.

中薬学講義▶補益肝腎，渋精止汗.

性味 酸，微温.

現代における効能主治 肝腎を補う，生殖能力を高め強精する．腰膝の鈍痛，めまい，耳鳴り，インポテンツ，遺精，頻尿，虚労により悪寒発熱があるもの，虚労による自汗（じかん）の止まらないもの，心機能の不調により脈の乱れたものを治す.

傷寒論・金匱要略における運用法

◆**効能主治**◆

　脾胃を温め，補益強壮し，心下の邪気寒熱を除き，渋精・縮尿・止汗作用により，小便頻数，遺精を治し，腎虚による腰重・耳鳴り・めまいを治す．

◆**代表的な配合応用と処方**◆

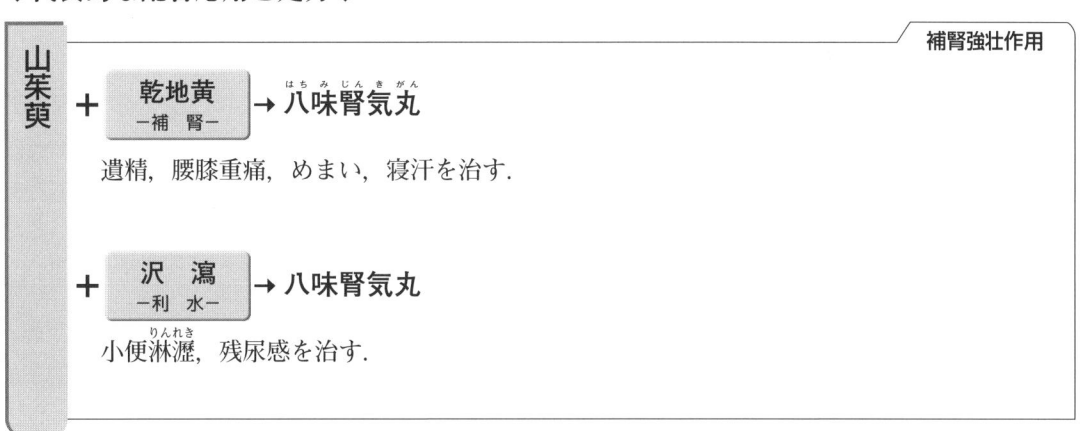

補腎強壮作用

山茱萸 ＋ 乾地黄 —補腎— → 八味腎気丸

　遺精，腰膝重痛，めまい，寝汗を治す．

　　　＋ 沢瀉 —利水— → 八味腎気丸

　小便淋瀝，残尿感を治す．

<配合処方> 八味腎気丸（八味地黄丸）．以上1処方．

こうい 膠飴 傷 金

基　原	イネ科イネ *Oryza sativa* Linné，コムギ *Triticum aestivum* Linné またはオオムギ *Hordeum vulgare* Linné などの種皮を除いた種子を麦芽汁で糖化し，濃縮して製したもの．
異名・別名	飴糖，白飴糖，餳，水飴．
成　分	麦芽糖，デキストリンなど．
引用文献	**名医別録**▶虚乏を補い，渇を止め，血を去る（飴糖の項より引用）． **薬徴続編**▶膠飴の功は，蓋し甘草及び蜜に似る．故に能く諸急を緩める． **中薬学講義**▶補虚建中，緩急止痛，潤肺止咳（飴糖の項より引用）．
性　味	甘，温．
現代における 効能主治	胃腸系を調え強壮する，津液を補い燥を潤す．過労によって起こる脾胃の疾患，しぶり腹，肺の津液不足による咳，吐血，口渇，咽痛，便秘を治す．

傷寒論・金匱要略における運用法

◆**効能主治**◆

　脾胃を温補して，虚乏を補い，緊張を緩和して，止痛する．

①**補脾胃益気作用**——脾胃の虚乏を補い，渇を止め，気力を益す．

②**緊張緩和作用**——腹部の緊張による引きつれや痛みを緩和する．

膠飴・神麴・鶏子黄

◆代表的な配合応用と処方◆

補脾胃益気作用

膠飴 ＋ 桂枝 －行気－ → 小建中湯，黄耆建中湯

脾胃を温め，気力を益し，虚乏を補う．

＋ 人参 －温補脾胃－ → 大建中湯

脾胃を温補して，虚乏を補う．

緊張緩和作用

＋ 芍薬 －緊張緩和強壮－ ＋ 甘草 －緊張緩和止痛－ → 小建中湯，黄耆建中湯

腹部の緊張による引きつれや痛みを緩和する．

＜配合処方＞ 黄耆建中湯，小建中湯，大建中湯．以上3処方．

神麴 麴 金

基原	通例，白麴（または小麦），赤小豆，杏仁，青蒿汁，蒼耳汁，野蓼汁の6種を混合したものを圧縮成型し，数日間発酵させた後，乾燥させたもの．
異名・別名	六神麴，神曲，六曲，六神曲，曲，麴．
成分	精油，配糖体類，脂肪油，アミラーゼ，プロテアーゼなど．
引用文献	**重修政和経史証類備用本草**▶臓腑中風の気を療し，中を調え気を下し，胃を開き，宿食を消す．霍乱心膈の気，痰逆を主り，煩を除き，癥結を破り，及び虚を補い，冷気を去らしめ，腸胃中塞して食下らざるを除き，人をして顔色有らしむ（麴の項より引用）． **薬能方法弁**▶能気を散じ，中を調え，胃を開き，水穀を化し，積滞を消す．故に痰逆，癥結，瀉痢，脹満を治し，能乳を回らし，目病を治す（麴の項より引用）． **中薬学講義**▶消食和胃（神曲の項より引用）．
性味	甘辛，温．
現代における効能主治	胃腸系の機能を高め，消化を促進する．宿食，胸の痞え，腹部の脹りと膨満感，嘔吐，下痢，後産が下りきらず腹痛のするもの，小児の甚だしい腹脹りを治す．

124

傷寒論・金匱要略における運用法

◆**効能主治**◆

胃腸を補い，消化を促進し，腹部の脹りと膨満感を除き，下痢を止める．

◆**代表的な配合応用と処方**◆

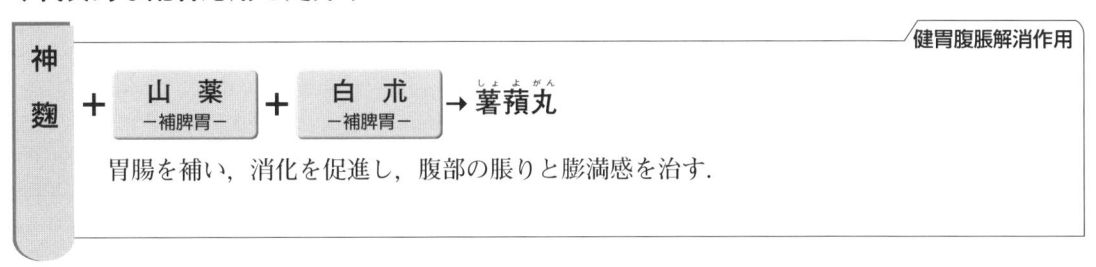

健胃腹脹解消作用

神麴 ＋ 山薬（補脾胃） ＋ 白朮（補脾胃） → 薯蕷丸

胃腸を補い，消化を促進し，腹部の脹りと膨満感を治す．

＜配合処方＞ 薯蕷丸．以上1処方．

鶏子黄 傷／金

基　原	キジ科ニワトリ *Gallus domestics* Briss. の卵の黄身．
異名・別名	卵黄，鶏卵黄．
成　分	タンパク質（リポビテリン，リポビテレニン），脂質（レシチン），脂溶性ビタミンA・D・E，ビタミンB_1・B_2，ナイアシン，パントテン酸，鉄，リン，カルシウムなど．
引用文献	**神農本草経**▶除熱，火瘡，癇，痓を主る．虎魄神物を作すべし（雞子の項より引用）． **薬能方法弁**▶能血分に入りて，心胸の血気を，和緩するの功あり，並に能膿を排す，此雞子黄の専ら主る所なり（雞子黄の項より引用）．
性　味	甘，平．
現代における効能主治	体力を補い，滋養をはかる．肝風内動を治す．胸部の煩悶感・精神不安による不眠，熱病によるけいれんと意識不明，結核性衰弱，嘔吐，下痢，流産，不正子宮出血，小児消化不良．外用して，やけど・熱瘡・湿疹を治す．

傷寒論・金匱要略における運用法

◆**効能主治**◆

滋養強壮し，煩熱を除き，精神安定をはかる．また排膿作用を有する．

①**滋養精神安定作用**――煩熱を除き，精神安定をはかり，滋養強壮する．

②**排膿作用**――桔梗と配合することにより，排膿作用を示す．

鶏子黄・獺肝・大豆黄巻

◆代表的な配合応用と処方◆

滋養精神安定作用

鶏子黄 ＋ 百合 －生津除煩－ → 百合鶏子湯
煩熱を除き，嘔を治す．

＋ 黄連 －清熱－ → 黄連阿膠湯
胸部の煩悶感を除き，不眠を治す．

＋ 阿膠 －補血潤燥－ → 黄連阿膠湯
血虚を補い，強壮をはかる．

排膿作用

＋ 桔梗 －排膿－ → 排膿散
排膿を促進して，化膿性疾患を治す．

＜配合処方＞黄連阿膠湯，排膿散，百合鶏子湯．以上3処方．

獺肝　獺肝 ㊎

基　原	イタチ科カワウソ *Lutra lutra* の肝臓．
異名・別名	水獺肝，獺猫．
成　分	未詳．
引用文献	**名医別録**▶鬼疰，蠱毒，魚鯁止を却くるを主る（獺肝の項より引用）．
	薬能方法弁▶能陰を益し虚を補い，咳を止め，虫を殺し，傳尸鬼疰を治す（獺肝の項より引用）．
性　味	甘，鹹，平．
現代における効能主治	滋陰清熱，鎮咳，止血作用をもつ．虚労，骨蒸潮熱，寝汗，咳嗽，喘息，喀血，夜盲症，痔出血を治す．

傷寒論・金匱要略における運用法

◆**効能主治**◆

冷えを伴う慢性疲労や結核を治す．

◆**代表的な配合応用と処方**◆

獺肝散は単味処方のため配合応用なし．

<配合処方> 獺肝散（獺肝散）．以上1処方．

大豆黄巻（だいずおうけん） 豆黄巻（ずおうけん）金

基　原	マメ科ダイズ *Glycine max* (L.) Merr. の種子を発芽させ，1cm位のもやしになったもの．
異名・別名	大豆蘗（だいずげつ），黄巻（おうけん），巻蘗（けんげつ），黄巻皮（おうけんひ），豆蘗（とうげつ）．
成　分	*l* - asparagine, xanthine, hypoxanthine, ビタミンCなど．
引用文献	**神農本草経**▶湿痺（しっぴ），筋攣（きんれん），膝痛（つきつう）を主る． **名医別録**▶五臓胃気の結積を主り，気を益し，毒を止め，黒黚（こくかん）を去り，皮毛を潤澤にす． **中薬学講義**▶分利湿熱，清解表邪．
性　味	甘，平．
現代における効能主治	軽い発表作用をもつ，湿熱を除く．温病の初期，胸の痞え，水腫による膨満，小便不利，湿痺（しっぴ），筋肉のけいれん，関節痛を治す．

傷寒論・金匱要略における運用法

◆**効能主治**◆

気を益し，五臓の気の不足を補い，湿痺（しっぴ），筋肉のけいれんを治す．

◆**代表的な配合応用と処方◆**

補益強壮作用

大豆黄巻 ＋ 人参（温補脾胃） → 薯蕷丸（しょよがん）

脾胃を補い虚乏を治す．同処方中に配合されている薯蕷，神麴，茯苓，白朮，大棗との組み合わせも同様の作用を示す．

<配合処方> 薯蕷丸．以上1処方．

補益強壮薬

蜜 みつ

| 蜜 みつ 傷/金 | 白蜜 はくみつ 傷/金 | 食蜜 しょくみつ 傷 | 煉蜜 れんみつ 金 |

基原 ミツバチ科①ヨーロッパミツバチ Apis mellifera Linné または②トウヨウミツバチ A. indica Radoszkowski がその巣に集めた甘味物を採集したもの〈本品は日局 15 におけるハチミツ（蜂蜜）にあたる〉．中国では，基原動物を①およびミツバチ A. cerana Fabicius としている．

異名・別名 蜂蜜（はちみつ），石蜜（せきみつ）．

成　分 転化糖，ショ糖，単糖類，有機酸など．

引用文献 神農本草経▶心腹邪気，諸驚癇痙を主る．五臓を安んじ，諸不足に気を益し，中を補い，痛を止め，毒を解し，衆病を除き，百薬を和す（石蜜の項より引用）．

薬徴続編▶結毒急痛を主治す．兼ねて諸薬の毒を助ける．

中薬学講義▶潤肺補中，滑腸，緩急，解毒（蜂蜜の項より引用）．

性　味 甘，平．

現代における効能主治 胃腸系を補い滋養強壮する，胃部の緊張を和らげる，津液を補い，粘膜の乾燥を潤し，鎮咳し，便秘を治す．肺の津液不足による咳嗽，乾燥性便秘，口内炎，やけどを治す．

傷寒論・金匱要略における運用法

◆効能主治◆

　滋養強壮作用，咽痛などの鎮痛緩和作用，烏頭・甘遂・粉（鉛粉）などの解毒および緩和作用をもつ．また，座薬として通便作用をもつ（方剤としては蜜煎がある）．なお，その他の用法として八味腎気丸や桂枝茯苓丸などの丸剤を製剤する際に，基材として用いる．

①**滋養強壮作用**──多くは虚証に用い，他の補益薬とともに滋養強壮をはかる．

②**峻薬解毒作用**──烏頭，甘遂など，作用の激しい薬物の解毒をする．

◆代表的な配合応用と処方◆

```
                                                          滋養強壮作用
蜜  + 人参         → 大半夏湯
       −温補脾胃−
    胃気を補い，滋養強壮をはかる．

                                                          峻薬解毒作用
    + 烏頭    または 甘遂    または 粉（鉛粉）  → 烏頭煎＊，烏頭湯＊＊，
      −温補回陽−      −瀉下逐水−      −蛔虫殺虫作用−      甘遂半夏湯＊＊＊，甘草粉蜜湯＊＊＊＊
    他の峻薬の解毒および緩和作用．
              ＊は烏頭（熬），＊＊は烏頭（蜜煎），＊＊＊は甘遂，＊＊＊＊は粉（鉛粉）を用いる処方
```

<配合処方> 烏頭桂枝湯, 烏頭煎, 烏頭湯, 烏梅丸, 括蔞瞿麦丸, 甘草粉蜜湯, 甘遂半夏湯, 九痛丸, 桂枝茯苓丸, 下瘀血湯, 赤石脂丸, 薯蕷丸, 赤丸, 皂莢丸, 大黄䗪虫丸, 大陥胸丸, 大半夏湯, 猪膚湯, 当帰貝母苦参丸, 八味腎気丸(八味地黄丸), 半夏麻黄丸, 礬石丸, 防已椒目葶藶大黄丸, 麻子仁丸, 蜜煎, 理中丸. 以上26処方.

◆備考◆

『傷寒論』『金匱要略』において, 蜜にはいくつかの名称があるが, 基本的には全て蜂蜜のことである. 『神農本草経』記載の「石蜜」は, 『名医別録』によると「生武都山谷河源山谷及諸山石中」として山谷の石の間で採集されるものを指している. なお, 500年頃の『神農本草経集注』には, すでに人家で飼養するものがあるという記載があり, 養蜂はかなり古くから行われていたことがうかがえる.「白蜜」は色の白っぽいものを指すが, 『名医別録』では, 石蜜の項に「色白如膏者良」(色が白く膏状のものが良い) とあり, 色の白いものが良品とされていたと考えられる.「食蜜」は本草書では『本草図経』に現れるが, 食用にする蜜という意味と考えられる.

「煉蜜」という名称ついては, 各本草書に記載はないが, 『本草綱目』に蜜を練る方法についての記載があり, 蜂蜜に熱を加えて硬くなるまで, 焦がさないように練ったものに該当すると考えられる.「煉蜜」は主に丸薬の基材として用いられている. なお江戸時代の『薬能方法弁』は,「煉蜜」を「砂糖を以て煎練す. その功白蜜に同じ」として現在でいうカラメルにあてている. 『古方薬品考』も蜂蜜を煮たものが「煉蜜」であるとしながら, 『薬能方法弁』と同様に, 俗に砂糖を煮て作ったものも「煉蜜」として用いるとしている. 時代が下るにつれて, こうした砂糖から作ったものも用いられるようになったと考えられる.

補津薬

体内の正常な生理的働きをしている水分を津液といい，その津液が不足した時，津液を補う作用のある薬物を補津薬という．この津液不足の概念は『素問』や『傷寒論』『金匱要略』にすでに登場する．また，これらの書物には温病の概念も提出されてはいるが，清代に確立された温病学説ほど，津液不足と温病との関係は明瞭ではない．しかし，発汗過多，小便過多，過度の瀉下などによって，「津液亡ぶ」という状態になることは分かっていた．ただ，そうした状態を表現する場合に，「津液不足」ではなく，「口渇」「舌燥」などの単語で表現している．補津薬はそうした津液不足の時に与える薬物で，代表方剤としては，白虎湯類，柴胡桂枝乾姜湯，百合湯類などがあり，補津薬としては，麦門冬，天門冬，百合，栝楼根，萎蕤，粳米，文蛤，鱉甲，猪胆，人尿などがある．多くは石膏などの清熱薬とともに用いられる．

麦門冬 傷 金

- **基 原**　ユリ科ジャノヒゲ *Ophiopogon japonicus* Ker-Gawler の根の膨大部〈日局15収載〉．
- **異名・別名**　小葉麦門冬，川麦冬，杭麦冬，麦冬．
- **成 分**　ボルネオール，ステロイドサポニン（オフィオポゴニンA～D），ホモイソフラボノイド，多糖類など．
- **引用文献**
  - **神農本草経**▶心腹結気し，傷中傷飽，胃の絡脈絶し，羸痩し短気するを主る．
  - **薬能方法弁**▶心を清ふし，肺を潤し，煩を除き，熱を瀉し，痰を消し，嗽を止め，神を生じ，水を行らす，故に嘔吐，痿蹙，虚労，客熱，脉絶，短気，肺痿，吐膿，血熱，妄行，経枯乳閉を治し，又能目を明にす．燥を潤すの功，他の薬品に勝ること遠し．
  - **中薬学講義**▶養陰清熱，潤肺止咳．
- **性 味**　甘微苦，寒．
- **現代における効能主治**　咽喉および肺の津液を補い，胸部の煩悶感を除き，咳を止め，痰を除く．肺の津液不足による痰の出ない乾燥した咳，吐血，喀血，気胸，肺癰，虚労による煩熱，熱病による体液損耗，咽乾口燥，乾燥性便秘を治す．

傷寒論・金匱要略における運用法

◆効能主治◆

特に咽中，肺，胃腸の津液を補い，気逆を治め，津液不足による咳，嘔吐を止める．

◆代表的な配合応用と処方◆

麦門冬 + 人参 －生津止渇－ + 甘草 －生津－ → 麦門冬湯, 竹葉石膏湯, 温経湯, 炙甘草湯, 薯蕷丸　　　　　　　　　　　　　生津作用

生津作用の基本配合. 特に咽中, 肺, 胃腸の津液を補い, 気逆, 咳, 嘔吐を治す. あわせて虚労を治す.

麦門冬 + 竹葉 －鎮咳－ → 竹葉石膏湯

肺の津液を補い, 炎症を鎮め, 鎮咳し去痰を促す. 肺結核, 慢性気管支炎, 慢性咽喉炎などに用いる.

＜配合処方＞温経湯, 炙甘草湯, 薯蕷丸, 竹葉石膏湯, 麦門冬湯. 以上5処方.

てんもんどう ㊛
天門冬

- **基原**　ユリ科クサスギカズラ *Asparagus cochinchinensis* Merrill のコルク化した外層の大部分を除いた根を, 通例, 蒸したもの〈日局15収載〉.
- **異名・別名**　天冬.
- **成分**　ステロイドサポニン (Asp-IV'〜VII'), デンプンなど.
- **引用文献**　**神農本草経**▶諸の暴風湿で偏痺するものを主る. 骨髄を強くし, 三蟲を殺し, 伏尸を去る.
  名医別録▶肺の氣を保定し, 寒熱を去り, 肌膚を養ひ, 小便を利す. 冷にして能く補う.
  中薬学講義▶養陰清熱, 潤燥生津.
- **性味**　甘苦, 寒.
- **現代における効能主治**　津液を補い, 咽乾口燥を治す, 肺の津液を補い炎症を鎮める. 陰虚発熱, 咳嗽時の吐血, 肺膿瘍, 肺壊疽, 咽喉の腫れ痛み, 糖尿病などの口渇を伴う病, 乾燥性便秘を治す.

傷寒論・金匱要略における運用法

◆効能主治◆
津液を補い, 咳嗽吐血を治し, 咽喉不利を治す.

◆代表的な配合応用と処方◆

天門冬 + 萎蕤 －補津利咽－ → 麻黄升麻湯　　　　　　　　　　補津利咽作用

咽喉の津液を補い, 咽喉不利を治す.

＜配合処方＞麻黄升麻湯．以上1処方．

百合 金

基　原	ユリ科①オニユリ Lilium lancifolium Thunberg，②ハカタユリ L. brownii F.E. Brown var. colchesteri Wilson またはその他同属植物のりん片を，通例，蒸したもの〈局外生規収載〉．中国では，①および L. brownii F. E. Brown var. viridulum Baker, L. pumilum DC. を基原植物としている．
異名・別名	白百合．
成　分	デンプン，タンパク質，脂肪，アルカロイド（コルヒチン）など．
引用文献	**神農本草経**▶邪気腹脹，心痛を主る．大小便を利し，中を補い気を益す．
	薬能方法弁▶気を和し嗽を止めるの功あらん．
	中薬学講義▶潤肺止咳，清心安神．
性　味	微苦，平．
現代における効能主治	肺の津液を潤し鎮咳去痰する，肺の炎症を鎮める，精神安定作用を有す．肺結核の久咳，咳をして血痰を吐くもの，熱病の余熱の下がらないもの，虚煩，驚悸，精神恍惚状態，脚気浮腫を治す．

傷寒論・金匱要略における運用法

◆効能主治◆

津液を補う作用をもつ．津液不足に伴う発熱を除き，虚煩による精神不安，不眠を治す．百合病治療の主薬をなす．※備考参照

①**精神安定作用**──津液不足を補い，熱病の後などに起きる精神不安，動悸，虚煩，不眠を治す．
②**解熱作用**──原因不明の微熱を治す．

◆代表的な配合応用と処方◆

精神安定作用

百合 ＋ 知母（清熱） → 百合知母湯
熱病を患った後，その余熱で生じる精神不安，動悸，煩躁を治す．

＋ 生地黄（清熱生津） → 百合地黄湯
津液を補いながら，清熱をはかる．同時に精神安定をはかり，不眠を治す．

| 百合 + 滑石 −清熱− → 百合滑石散 | 解熱作用 |

百合病で発熱の顕著なものに用いる．

<配合処方> 滑石代赭湯，百合滑石散，百合鶏子湯，百合地黄湯，百合洗，百合知母湯．以上6処方．

◆備考◆

『金匱要略』においては，熱病の予後に精神不安になるものを百合病と名付け，その治療方剤の主薬を百合としている．

栝楼根 傷　栝蔞根 金

- **基　原**　ウリ科 ① *Trichosanthes kirilowii* Maximowicz，② キカラスウリ *T. kirilowii* Maximowicz var. *japonicum* Kitamura または ③ オオカラスウリ *T. bracteata* Voigt の皮層を除いた根〈日局15収載〉．中国では，① および *T. rosthornii* Harms を基原植物としている．
- **異名・別名**　括呂根，瓜呂根，瓜蔞根，蔞根，栝樓根，天花粉．
- **成　分**　デンプン，アミノ酸，脂肪酸，ステロイド，ククルビタン系トリテルペン，レクチンなど．
- **引用文献**　**神農本草経**▶消渇，身熱，煩満，大熱を主る．虚を補い，中を安んじ，絶傷を続ぐ（栝樓根の項より引用）．

  薬徴続編▶渇を治すを主る（栝樓根の項より引用）．

  中薬学講義▶清肺化痰，養胃生津（天花粉の項より引用）．
- **性　味**　甘苦酸，涼．
- **現代における効能主治**　津液を生じ乾燥感を潤す，口渇を止める，清熱する，排膿し腫れを消す．熱病による口渇，糖尿病など口渇を伴う病，黄疸，肺の津液不足により血痰を吐くもの，炎症を伴う咳嗽，化膿性の腫れもの，痔瘻を治す．

傷寒論・金匱要略における運用法

◆効能主治◆

　微熱，津液不足による熱症状，余熱を伴う口渇の主薬として用いられ，これらの熱を治し，津液を補い，口渇を止める．また，けいれん発作を治す．

① **止渇作用**——微熱や余熱を伴う口渇の主薬として用いている．基本配合は栝楼根＋牡蛎とし，半夏を除くことを原則としている．

栝楼根・萎蕤・粳米

②治微熱作用——往来寒熱，百合病の余熱，瘧証でも熱証の強くないものに用いる．この点，現代の中医学的用法とも異なる．

③治痙作用——何らかの理由により体表の気の流れが疎外されるとけいれんを起こしやすくなるが，体表の津液不足があると気の流れがさらに悪くなる．栝楼根の生津作用と清熱作用により，発汗を抑えながら津液を補い，気の流れを調え，けいれん発作を治す．

◆代表的な配合応用と処方◆

止渇作用

栝楼根 ＋ 牡蛎（止渇） → 栝蔞牡蛎散

止渇作用を強化する配合である．ただし白虎湯証のような実熱証の口渇には用いない．

治微熱作用

＋ 柴胡（清熱） ＋ 黄芩（清熱） → 柴胡桂枝乾姜湯，柴胡去半夏加栝蔞湯

清熱作用と生津止渇作用により，少陽病における微熱や往来寒熱を治す．

治痙作用

＋ 桂枝（行気） → 栝蔞桂枝湯

体表の気の流れを調え，体表の津液不足を補いながら清熱することにより，体表の津液不足を伴うけいれん発作を治す．栝楼根は桂枝の行気作用を補佐する．

<配合処方> 栝蔞瞿麦丸，栝蔞桂枝湯，栝蔞牡蛎散，柴胡去半夏加栝蔞湯，柴胡桂枝乾姜湯，牡蛎沢瀉散．以上6処方．

萎蕤 [傷]

基　原	ユリ科アマドコロ *Polygonatum odoratum* の根茎．
異名・別名	玉竹，葳蕤，女萎，委萎．
成　分	強心配糖体 convallamarin, convallarin，その他ビタミンA様物質, chelidonic acid, azetidine‐2‐carbonic acid.
引用文献	**神農本草経**▶中風暴熱，動揺することあたわず，跌筋結肉，諸不足を治す（女萎の項より引用）． **中薬学講義**▶養陰潤燥，生津止渇（葳蕤の項より引用）．
性　味	甘，平．

| 現代における効能主治 | 補津する，燥を潤す，除煩する，止渇する．熱病により津液不足となったもの，咳嗽煩渇，過労による発熱，食後すぐに飢餓を感ずるもの，頻尿を治す． |

傷寒論・金匱要略における運用法

◆効能主治◆
津液を補い，咽喉不利を治す．

◆代表的な配合応用と処方◆

萎蕤 ＋ 天門冬 −補津− → 麻黄升麻湯　　　　　　　　補津作用

咽喉の津液を補い，咽喉不利を治す．

＜配合処方＞麻黄升麻湯．以上1処方．

粳米 傷金　米 傷金

基　原	イネ科イネ *Oryza sativa* Linné の種子．
異名・別名	硬米，大米，玄米．
成　分	デンプン，タンパク質，脂肪など．
引用文献	**名医別録**▶気を益し，煩を止め，洩を止むるを主る． **薬能方法弁**▶元気を保続し，胃を和し，中を補い，津を生じ，渇を止め，煩を除き，熱を清くす．
性　味	甘，平．
現代における効能主治	胃腸系を補い益気する，脾胃の機能を調える，煩渇を除く，下痢を止める．津液不足，煩渇，表虚による自汗，脾胃虚弱，下痢を治す．

傷寒論・金匱要略における運用法

◆効能主治◆
補益して，津液を補う．

①**生津作用**――津液を補い，炎症を鎮め，口渇を治す．白虎湯類では高熱による津液不足に対して，麦門冬湯と竹葉石膏湯では呼吸器および咽中の津液不足による熱症状および咳逆上気に対して，生津作用を目的として粳米を用いる．

②**補益作用**――胃気を補い，食欲を増進し，強壮をはかる．陰病で弱った体を補益する作用をもつ．附子や乾姜を配合することによって，温補補益作用を増強する．

補津薬

粳米・文蛤

◆代表的な配合応用と処方◆

粳米

生津作用

+ 石膏 －清熱生津－ → 白虎湯，白虎加人参湯，白虎加桂枝湯
生津作用と清熱作用を兼ねた配合で，白虎湯類の基本となる配合である．高熱によって起こる消渇，煩熱に用い，熱を除き口渇を止める．

+ 人参 －補益生津－ → 白虎加人参湯，麦門冬湯，竹葉石膏湯
生津作用と補益作用を兼ねた配合である．高熱による口渇や呼吸器の津液不足による咳嗽を治す．

+ 麦門冬 －生津止逆－ → 麦門冬湯，竹葉石膏湯
津液不足によって起こる咳逆上気を治す．

補益作用

+ 炮附子 －温補－ → 附子粳米湯
温補作用と補益作用を兼ねた配合である．冷えによる腸鳴，腹痛を治す．

+ 乾姜 －温補－ → 桃花湯
温補作用と補益作用を兼ねた配合である．冷えて体力の低下したものを治す．

＜配合処方＞烏梅丸，竹葉石膏湯，桃花湯，麦門冬湯，白虎加桂枝湯，白虎加人参湯，白虎湯，附子粳米湯．以上8処方．

◆備考◆

『傷寒論』『金匱要略』には，散剤を服用する際に，「白飲にて和し服す」という条文がある．『古方薬議』において浅田宗伯は，白飲を粳米の煮汁にあてている．※効能については白飲の項(p.242)参照

文蛤 傷 金

基原 マルスダレガイ科タイワンハマグリ *Meretrix meretrix* を含むその近縁種の生きたまま捕獲した貝殻．※備考参照

異名・別名	花蛤, 黄蛤, 円蛤.
成　　分	炭酸カルシウム, キチンなど.
引用文献	**神農本草経**▶悪瘡, 蝕, 五痔を主る. **名医別録**▶欬逆胸痺, 腰痛脇急, 鼠瘻, 大孔出血, 崩中漏下を主る. **薬能方法弁**▶大抵牡蛎と同じく, 更に胸中の水飲を下降して, 胃中を潤す, 故に止渇の能あり, 其他は牡蛎の功と, 併せ観るべし. ※牡蛎の項(p.102)参照
性　　味	鹹, 平.
現代における 効能主治	清熱, 利湿, 去痰, 軟堅作用をもつ. 口渇と煩熱, 咳逆胸痺, るいれき, リンパ腺炎, 子宮不正出血, 痔瘻を治す.

傷寒論・金匱要略における運用法

◆効能主治◆

口渇が甚だしく多量の水を飲むもの, あるいは水を欲してはいるものの, 実際はのどが渇いていないものなど, 体内の水分バランスが崩れたものを治す.

◆代表的な配合応用と処方◆

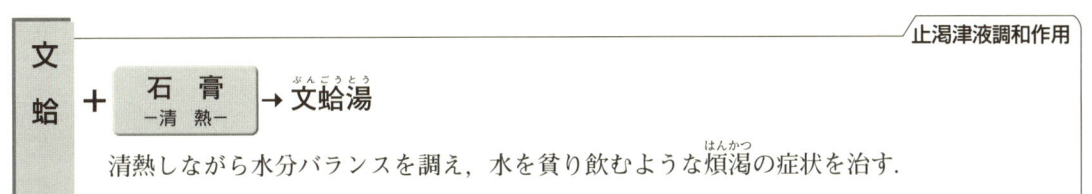

　　　　　　　　　　　　　　　　　　　　　　　　　　　　　　止渇津液調和作用

文蛤 ＋ 石膏（清熱） → 文蛤湯

清熱しながら水分バランスを調え, 水を貪り飲むような煩渇の症状を治す.

＜配合処方＞ 文蛤散, 文蛤湯. 以上2処方.

◆備考◆

　文蛤の基原について, 現在の市場において「文蛤」としての流通はなく,「海蛤殻」の名称で, マルスダレガイ科のオキシジミ（*Cyclina sinensis* の貝殻）とタイワンハマグリ（*M. meretrix* の貝殻）が混在して流通するのみである. 一方,『神農本草経』を始めとする歴代本草書においては,「文蛤」と「海蛤」とが別々に収載されており, それぞれが何を指しているかについて古来より議論がなされてきた. その論点を要約すれば, 文蛤が「生きた貝殻を指すか否か」と,「種の総称とするか否か」である.

　唐代以降の『本草拾遺』『本草綱目』など歴代本草書の記載によれば, 文蛤は「生きたまま捕獲した貝殻」を指していたことが分かるが,「種の総称とするか否か」については『本草拾遺』が文蛤, 海蛤とも「種の総称」として扱っているのに対し, 宋代の『夢渓筆談』, 清代の『傷寒溯源集』によれば, 文蛤を一種に限定し,「花蛤」つまりタイワンハマグリ（*M. meretrix*）としている.

　『傷寒論』『金匱要略』の時代に文蛤を何にあてていたかは特定できないが, おそらくタイワンハマグリ（*M. meretrix*）を含むその近縁種の生きたまま捕獲した貝殻を用いていたと推察される.

　しかし, 臨床上の観点からいえば,『本草綱目』や『傷寒論輯義』でも述べているように,「文蛤」,

「海蛤」ともに，性味「鹹，平」と，主な効能「清熱・利水（利湿）・化痰・軟堅作用」は共通しているので，現在市場品の「海蛤殻」を文蛤の代用品として用いてもよい．

鼈甲 金

基　原	スッポン科①スッポン *Amyda japonica* Temmink et Schlegel または②シナスッポン *A. sinensis* Wiegmann の背甲〈本品は局外生規におけるドベッコウ（土別甲）にあたる〉．中国では，②を基原動物としている．
異名・別名	土別甲，別甲，鼈甲．
成　分	ケラチンなど．
引用文献	**神農本草経**▶心腹癥瘕，堅積寒熱を主り，痔，息肉，陰蝕，痔，悪肉を去る（鼈甲の項より引用）． **薬能方法弁**▶此陰分血分の薬，能癥瘕を瀉し，労痩，骨蒸，往来寒熱，瘧母，腰痛，脇堅，血瘕，閉経，産難，瘍癰，瘡腫，驚癇，痘瘡を治す．この物よく陰血を益し，熱を除き，結を散ず，和血の要薬たり（鼈甲の項より引用）． **中薬学講義**▶滋陰潜陽，散結消癥．滋陰潜陽は多く生にて用いる．軟堅消痞は醋し炙りて用いる．
性　味	鹹，平．
現代における効能主治	滋陰し，清熱する，肝機能を調えて肝風内動を治す，胸腹部の硬結を和らげ止痛する，瘀血により堅くなった腫瘍などを軟化させる．骨蒸労熱，肝風内動によるけいれん発作，慢性マラリアによる脾臓肥大の諸症状，腹部の硬結，月経閉止，不正子宮出血，小児のひきつけを治す．

傷寒論・金匱要略における運用法

◆**効能主治**◆
　津液を補い清熱して，瘧を治す．

◆**代表的な配合応用と処方**◆

| 鼈甲 | ＋ | 升麻 —清熱— | → | 升麻鼈甲湯，升麻鼈甲湯去雄黄蜀椒 | 補津清熱作用 |

斑疹，咽喉痛を治す．

| 鱉甲 + 柴胡（－清熱－） → 鱉甲煎丸 |

瘧による熱症状を治す．

<配合処方> 升麻鱉甲湯，升麻鱉甲湯去雄黄蜀椒，鱉甲煎丸．以上3処方．

◆備考◆

ベッコウ細工に用いられるベッコウは，ウミガメ科のタイマイ（玳瑁）の甲羅のことで，薬用の鱉甲とは異なる．

猪胆　猪胆汁[傷]　大猪胆[傷]

- **基　原**　イノシシ科ブタ *Sus scrofa domestica* の胆囊．
- **異名・別名**　猪膽．
- **成　分**　胆汁酸，胆汁色素など．
- **引用文献**　**名医別録**▶傷寒熱渇を主る（豚卵の項の膽の部分より引用）．
  薬能方法弁▶野猪胆，能く血気を推開し，専ら血分に入て，血の凝結を和す，故に心胸中陽気暢ずして，血気縮凝する者，胆の主る所なり（猪膽の項より引用）．
- **性　味**　苦，寒．
- **現代における効能主治**　清熱し，津液を補う．胃腸の炎症を鎮め，咽喉・胸部の煩躁口渇を治す．便秘，黄疸，百日咳，喘息，水瀉性下痢，目の充血，咽喉の腫れ，耳だれ，化膿性のできもの・腫れものを治す．

傷寒論・金匱要略における運用法

◆効能主治◆

津液を補い，口渇を止め，排便を促し，附子や乾姜などの熱薬の作用を緩和する．

参考：〈『傷寒論』における猪胆の特殊な用法について〉『傷寒論』において浣腸剤として用いられている蜜煎（蜜煎導）の条文中に「蜜煎導之を通じるに宜し．もしくは土瓜根および大猪胆汁，皆導と為すべし」（蜜煎導は（大便を）通じさせるによい．土瓜根および大猪胆汁も皆（大便を）導くものである）とある．このことから猪胆汁を蜜煎導と同じように，浣腸剤として用いていたことが分かる．

①**補津作用**——補津作用により，口渇を止め，また胃腸の津液を補い，乾燥便の排出を促す．
②**熱薬緩和作用**——猪胆の寒の性質および補津作用により，熱薬の緩和をはかる．

猪胆・人尿

◆代表的な配合応用と処方◆

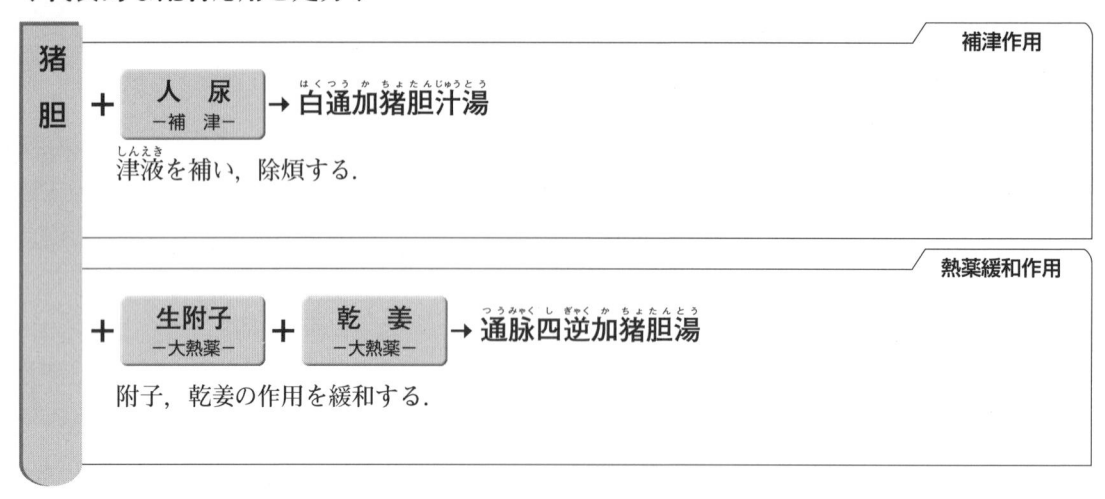

猪胆 ＋ 人尿（補津） → 白通加猪胆汁湯　　　　補津作用
津液を補い，除煩する．

＋ 生附子（大熱薬） ＋ 乾姜（大熱薬） → 通脉四逆加猪胆湯　　　熱薬緩和作用
附子，乾姜の作用を緩和する．

＜配合処方＞ 通脉四逆加猪胆湯，白通加猪胆汁湯．以上 2 処方．

人尿（じんにょう）〔傷〕

基　原	健康人の小便の中間尿（出始めの尿を除く）．
異名・別名	人溺（じんにょう）．
成　分	電解質，尿素，硫酸，尿酸，アンモニアのほか，ビタミン，ホルモンなど．
引用文献	**名医別録**▶寒熱，頭疼，温気を療す，童男者尤も良し（人溺の項より引用）． **薬能方法弁**▶能上部の気を引て，下行し，小便を通利す．
性　味	鹹（かん），涼．
現代における効能主治	滋陰清熱作用をもつ．止血し，瘀血を除く．陰虚発熱，肺結核による血痰，吐血，鼻出血，産後の瘀血，のぼせを伴うめまい，打撲傷，瘀血に伴う痛みを治す．

傷寒論・金匱要略における運用法

◆効能主治◆
津液を補う．附子，乾姜などの熱薬の作用を緩和する．
①**補津作用**——津液を補い，津液不足による熱感，煩悶感を治す．
②**熱薬緩和作用**——附子・乾姜などの大熱薬とともに用い，その作用を緩和し，あわせて熱薬による津液の損耗を防ぐ．

◆**代表的な配合応用と処方**◆

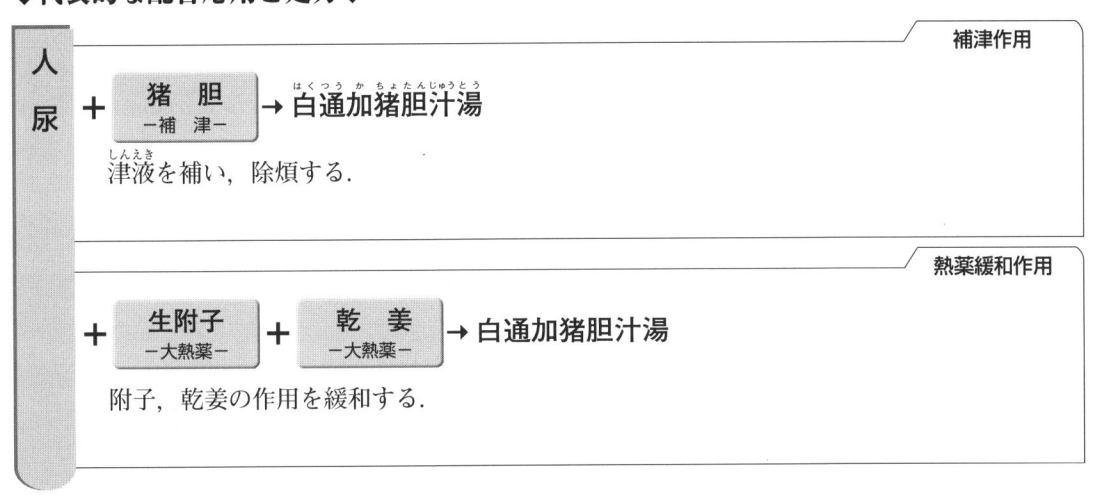

人尿

補津作用

+ 猪胆 −補津− → 白通加猪胆汁湯(はくつうかちょたんじゅうとう)

津液(しんえき)を補い,除煩する.

熱薬緩和作用

+ 生附子 −大熱薬− + 乾姜 −大熱薬− → 白通加猪胆汁湯

附子,乾姜の作用を緩和する.

＜配合処方＞白通加猪胆汁湯.以上1処方.

補津薬

利水・去湿薬

　『傷寒論』『金匱要略』では，正常な働きをする，体の水分を「津液」といい，反対に体内に残った非生理的水分が原因として起こる病気を「水気病」，「痰飲病（飲病）」などと総称している．日本古方派では，その状態を「水毒」，「水滞」という．『傷寒論』『金匱要略』ではこの水の変調よる病を大変重視し，状態により細かく分類している．痰飲病は，さらに「狭義の痰飲」，「支飲」，「溢飲」，「懸飲」に分けられ，これを四飲という．その他，状態により「留飲」，「宿水」などの表現も用いられている．また裏に滞留している場合を「裏水」という．水気病のうち，体表に近い水滞で，病邪と結ぼれて発熱や痛みや麻痺を伴うものを「湿病」という．中医学においては，腹部膨満，軟便，舌苔厚きものを胃腸に湿邪が入った症状ととらえるが，『傷寒論』『金匱要略』では，「湿家の病と為すは，一身尽く疼き，発熱して，身色薰黄の如きなり」と規定されているように，湿病は体表におけるものと黄疸病のみで，胃腸系の湿邪の病証は病状としては存在するが，まだ概念としては認識されていないと考えられる．

　本書ではこれら痰飲，水気病，湿病を治療する作用をもったものを利水・去湿薬と分類する．利水薬と去湿薬は相互に兼ねるものが多い．痰飲を治す利水薬の代表方剤として五苓散，猪苓湯，茯苓飲などがある．去湿薬は，利尿をはかり，体表の湿邪を除き，浮腫を去り，関節痛を治す作用をもつ．代表方剤としては，麻黄加朮湯，麻黄杏仁薏苡甘草湯（麻杏薏甘湯），防已黄耆湯，桂枝附子湯，去桂加白朮湯，甘草附子湯，茵蔯蒿湯，茵蔯五苓散，消石礬石散，梔子大黄湯，大黄消石湯，猪膏髪煎などがある．利水・去湿薬としては滑石，猪苓，防已，薏苡仁，茯苓，白朮，茵蔯蒿，沢瀉，冬葵子，石韋，瞿麦，葶藶子，海藻，椒目，白魚，蒲灰，乱髪，葒花がある．

滑石 傷／金

| 基原 | 天然の含水ケイ酸アルミニウムおよび二酸化ケイ素などからなる〈局外生規収載〉. |

※備考参照

異名・別名	軟滑石（加水ハロイサイト），白陶土（カオリナイト），唐滑石，硬滑石（タルク）.
成分	加水ハロサイト（$Al_2O_3 \cdot 2SiO_2 \cdot 2H_2O \cdot 2H_2O$），カオリナイト（$Al_2O_3 \cdot 2SiO_2 \cdot 2H_2O$）.
引用文献	**神農本草経**▶身熱洩澼，女子乳難，癃閉を主り，小便を利し，胃中積聚の寒熱を蕩し，精気を益す.

　　　　　重校薬徴▶小便不利を主治し，渇を兼治す.
　　　　　気血水薬徴▶血渋滞するものを治す.

中薬学講義 ▶ 利水通淋, 清解暑熱.

性味 甘淡, 寒.

現代における効能主治 清熱する, 湿を除き経絡の流通を改善し, 利尿をはかる. 熱射病などの煩渇(はんかつ), 排尿困難, 炎症による下痢, 淋瀝(りんれき), 黄疸, 水腫, 鼻出血, 脚気, 皮膚潰瘍を治す.

傷寒論・金匱要略における運用法

◆効能主治◆

強い清熱利水作用をもつので, 腎・膀胱系統の炎症に用いられる. また清熱除煩(じょはん)作用も有す.

① **清熱利水作用**——膀胱炎・急性尿道炎・膀胱結石などに用い, 消炎および利尿をはかる.

② **清熱除煩作用**——清熱作用により, 煩熱(はんねつ)を除き, 心煩(しんぱん), 口渇を止める.

◆代表的な配合応用と処方◆

滑石

清熱利水作用

+ 猪苓 −利水− → 猪苓湯(ちょれいとう)

清熱利水作用により, 腎炎, 膀胱炎, 小便不利, 水様性の下痢, 血尿, 排尿痛, 浮腫を治す.

+ 阿膠 −止血− → 猪苓湯

滑石の清熱利水作用と, 阿膠の止血作用により, 膀胱炎や輸尿管結石などで血尿を伴うような場合に用いる.

+ 蒲灰 −止血利尿− → 蒲灰散(ほかいさん)

蒲灰の収斂, 止血, 利尿作用と協力して, 膀胱炎や血尿を治す.

+ 百合 −清熱養陰− → 百合滑石散(びゃくごうかっせきさん)

百合病(びゃくごう)の微熱や小便不利に用いる.

清熱除煩作用

+ 石膏 −清熱− → 風引湯(ふういんとう)

清熱し, 煩熱(はんねつ)を除く.

+ 甘草 −生津精神安定− → 風引湯

熱射病・日射病などによる身熱, 心煩(しんぱん), 口渇を治す.

利水・去湿薬

<配合処方> 滑石代赭湯，滑石白魚散，猪苓湯，百合滑石散，風引湯，蒲灰散．以上6処方．

◆備考◆
　現在日本で流通している滑石には，含水ケイ酸マグネシウムを主成分とする「硬滑石」（タルク：$3MgO・4SiO_2・H_2O$）と含水ケイ酸アルミニウムを主成分とする「軟滑石」（加水ハロサイトなど）があるが，正倉院御物中の薬物の研究によって当時の滑石が軟滑石であったことが確認されている．このことにより，少なくとも『傷寒論』『金匱要略』の時代を含め，唐以前には，滑石は軟滑石であったと考えられる．

　現代中国では，滑石として「硬滑石」を用いているが，「硬滑石」と「軟滑石」では物質が異なるため，混同しないよう留意する．なお，日本の漢方においては「軟滑石」が用いられている．

猪苓 傷 金

基　原	サルノコシカケ科チョレイマイタケ *Polyporus umbellatus* Fries の菌核〈日局15収載〉．
異名・別名	豕零，豨苓．
成　分	ステロール類（エルゴステロール），脂肪酸，多糖類．
引用文献	**神農本草経**▶痎瘧を主る．毒蠱疰，祥ならざるを解し，水道を利す．
	重校薬徴▶渇して小便不利を主治す．
	気血水薬徴▶血滞って水行かざるものを治す．
	中薬学講義▶利水滲湿．
性　味	甘淡，平．
現代における効能主治	口渇を止め，利尿し湿を除く．小便不利，水腫，脚気，下痢，淋濁，帯下を治す．

傷寒論・金匱要略における運用法

◆効能主治◆
　利水作用により，水分代謝を調えて口渇を除き，腎・膀胱系統の炎症，浮腫，水腫，小便不利を治す．また，利尿することで腸中の水分を除き，腸中の水分代謝の不調によって起こる下痢を治す．なお，猪苓は利水作用は強いが，白朮や茯苓のもつ脾胃を補う作用はない．

◆代表的な配合応用と処方◆

利水作用

猪苓 ＋ 滑石 －利水清熱－ または 沢瀉 －利水清熱－ → 猪苓湯＊，五苓散＊＊，茵蔯五苓散＊＊

清熱薬を配合することにより，腎・膀胱系統の炎症を鎮め，腎炎，膀胱炎，小便不利，水様性の下痢，血尿，排尿痛，浮腫を治す．

＊は滑石と沢瀉，＊＊は沢瀉を用いる処方

| 猪苓 | + | 茯苓 —利水— | → 猪苓散, 猪苓湯, 五苓散 |

胃内停水を除き，口渇，浮腫，小児の嘔吐，小児の多唾，小便不利を治す．猪苓は『傷寒論』『金匱要略』中では必ず茯苓とともに用いる．

＜配合処方＞茵蔯五苓散, 五苓散, 猪苓散, 猪苓湯. 以上4処方.

防已⦅金⦆ 木防已⦅金⦆

基原 ツヅラフジ科オオツヅラフジ *Sinomenium acutum* Rehder et Wilson のつる性の茎および根茎〈日局15収載〉．中国ではツヅラフジ科シマハスノハカズラ *Stephania tetrandra* S. Moore の根をあてる．※備考参照

異名・別名 防己，漢防己，石解，青藤，青風藤．

成分 アルカロイド（シノメニン，ジシノメニン，シナクチン，ツヅラニン，マグノフロリン），ステロールなど〔*S. acutum* の成分として〕．

引用文献
神農本草経▶風寒，温瘧の熱気，諸癎を主る．邪を除き，大小便を利す．
重校薬徴▶水を主治す．
気血水薬徴▶血気循環せずして水滞るものを治す．
中薬学講義▶利水退腫，祛風止痛．

性味 苦，寒．

現代における効能主治 水分代謝を促し，下焦の湿熱を除く．鎮痛作用を有す．水腫の甚だしいもの，湿熱による脚気，手足けいれん痛，湿疹，できものを治す．

付記 〈広防已について〉ウマノスズクサ科の植物，*Aristolochia fangchi* Wu. を基原とする中国産の「広防已」には，腎障害の副作用をもつとされるアリストロキア酸が認められた．しかし，これは日本に輸入されておらず，また，日本で流通している防已とは基原も全く異なる．なお，近年では，『中華人民共和国薬典』（2005年版）からも削除され，中国での流通もほとんどみられない．

傷寒論・金匱要略における運用法

◆効能主治◆

利水作用によって，体表の風湿や風水・皮水を除き，体が重だるく，手足がむくみ，自汗するものを治す．また，横隔膜あたりに位置する水滞や腸の水滞を除く．なお，除く水滞の位置によって配合生薬を変える．

防已・薏苡仁

◆代表的な配合応用と処方◆

利水作用

防已 ＋ 黄耆 －利表湿－ → 防已黄耆湯
風水といって，体表が虚し，水気がうっ滞して，顔がむくみ，体が重だるく，悪風を伴うものを治す．

＋ 茯苓 －利水－ → 防已茯苓湯
皮水といって，風水よりやや奥の水滞によって起こる病証で，体がむくみ四肢が重く，麻痺もしくは，軽いけいれんを伴うものを治す．

＋ 石膏 －清熱－ または 芒硝 －清熱利水－ → 木防已湯*，木防已湯去石膏加茯苓芒消湯**
胸胳部に熱と水がうっ滞し，心下が堅く詰まり，喘満するものを治す．清熱利水作用により，胸胳部の水滞と炎症を除く．

＋ 葶藶子 －利水－ → 防已椒目葶藶大黄丸
腸の水滞を治す．利尿作用によって利水をはかり，腸に水滞があって腹部膨満するものを治す．便秘がある時は大黄を加える．

*は石膏，**は芒硝を用いる処方

＜配合処方＞防已黄耆湯，防已地黄湯，防已椒目葶藶大黄丸，防已茯苓湯，木防已湯，木防已湯去石膏加茯苓芒消湯．以上6処方．

◆備考◆

1）『金匱要略』には防已と木防已が登場するが，歴代の本草書に木防已という名称が現れるのは，唐代以降のことである．したがって『傷寒論』『金匱要略』の時代において，防已と木防已が同じものであったか，別のものであったのかは明確ではない．

2）防已には，唐代以降，防已と木防已という種別が生じている．『新修本草』によると，「防已は漢中のもので断面に車輻解のような紋（菊花紋）があり，色が黄色で充実し香りがある．色が青白く，虚軟のものは木防已である」としている．さらに，この漢中の防已は後に漢防已と呼ばれ，漢防已と木防已という2種の名称が現れた．

3）この2種の名称は日本にも伝わり，日本でも，漢防已（防已）と木防已の区別が存在した．漢防已は，江戸時代，中国の輸入品であるシマハスノハカズラを用いていたが，その後，国産のオオツヅラフジが代わりに用いられるようになったため，後にわが国では漢防已（防已）というとオオツヅラフジを指すようになった．

木防已は，日本ではツヅラフジ科のアオツヅラフジ（Cocculus trilobus）のことを指すが，中国の生薬市場では，木防已としてウマノスズクサ科の植物である広防已などが主に流通していた（ただし，アオツヅラフジの植物名も木防已というため，一部，木防已として流通することもあった）．

しかし近年，日本・中国ともにアオツヅラフジは，用いられなくなり，木防已として流通していたウマノスズクサ科の植物も，アリストロキア酸の副作用の問題によって，ほとんど流通がなくなったため，漢防已・木防已という区別は意味をなさなくなった．現在は，防已に一本化され，日本ではオオツヅラフジが，中国ではシマハスノハカズラが用いられている．

薏苡仁 よくいにん 金

基　原	イネ科ハトムギ *Coix lacryma-jobi* Linné var. *mayuen* Stapf の種皮を除いた種子〈日局15収載〉．
異名・別名	ハトムギ，八斗麦，玉珠，起実，苡米，薏米．
成　分	デンプン，タンパク質，脂肪油，多糖類，ステロール，コイクセノリドなど．
引用文献	**神農本草経**▶筋急拘攣し，屈伸すべからず，風湿痺，気を下すを主る（薏苡人の項より引用）． **重校薬徴**▶癰膿を主治し，浮腫，身疼を兼治す． **気血水薬徴**▶肌表の血気循らざるものを治す． **中薬学講義**▶利水滲湿，除痺，清熱排膿，健脾止瀉．
性　味	甘淡，涼．
現代における 効能主治	利尿し，水腫を除き，瘀血を除き，イボをとり，肌を潤し，肺気を調え，肺痿，肺癰，咳嗽を治す．清熱し，湿を除き，関節痛，神経痛，リウマチ，四肢筋肉のけいれん，脚気，小水混濁，帯下を治す．炒したものは下痢を止める．

傷寒論・金匱要略における運用法

◆**効能主治**◆

利水作用によって風湿を除き，浮腫，筋肉・関節痛を治し，また排膿作用によって，化膿性の腫れものを治す．

①**利水去湿作用**——利水作用をもつ薏苡仁と，麻黄（発表薬）や附子（温補鎮痛薬）を配合すると，発表によって風湿を除き，また温補利水によって寒湿を除き，痺を治す．

②**排膿作用**——排膿作用をもつ敗醬や冬瓜子と配合すると，薏苡仁の排膿作用が引き出され，化膿性疾患を治す．

◆**代表的な配合応用と処方**◆

利水去湿作用

薏苡仁 ＋ **麻黄**（発汗去湿）→ **麻黄杏仁薏苡甘草湯**

風湿を除き，むくみや倦怠感を伴う筋肉痛・関節痛・しびれなどの症状，いわゆる風湿痺を治す．

薏苡仁・茯苓

薏苡仁 ＋ 炮附子（温補鎮痛）→ 薏苡附子散

寒湿を除き，強い冷えやむくみを伴う筋肉関節の痛み・しびれといった症状，いわゆる寒湿痺を治す．

排膿作用

＋ 敗醤（排膿）または 冬瓜子（排膿）→ 薏苡附子敗醤散*，葦茎湯**

敗醤や冬瓜子を配合すると，薏苡仁の排膿作用が引き出され，化膿性疾患を治す．

* は敗醤，** は冬瓜子を用いる処方

<配合処方> 葦茎湯，麻黄杏仁薏苡甘草湯（麻杏薏甘湯），薏苡附子散，薏苡附子敗醤散．以上4処方．

茯苓 傷 金

基 原	サルノコシカケ科マツホド *Poria cocos* Wolf の菌核で，通例，外層をほとんど除いたもの〈日局15収載〉.
異名・別名	茯苓，赤茯苓，茯神，伏神，茯菟，茯霊.
成 分	トリテルペン（エブリコ酸，パヒマ酸），ステロール，多糖類（β-パヒマン）など．
引用文献	神農本草経▶胸脇逆気，憂恚驚邪恐悸，心下結痛，寒熱，煩満，欬逆，口焦舌乾を主り，小便を利す．
	重校薬徴▶利水を主る．故に能く停飲，宿水，小便不利，眩，悸，瞤動を治し，煩躁，嘔渇，不利，咳，短気を兼治する．
	気血水薬徴▶水気の血分に在るものを治す．
性 味	甘淡，平．
現代における効能主治	湿を除き水分代謝を促す．脾胃を補い胃腸の働きを促進し精神を安定させる．小便不利，水腫による脹り・むくみ，胃内停水を伴う咳嗽，嘔吐，水様性下痢，遺精，尿混濁，精神不安によるけいれん発作，健忘症を治す．

傷寒論・金匱要略における運用法

◆効能主治◆

脾胃を補い，利水をはかり，体内の水分バランスを調え水腫・浮腫を治す．また桂枝などの降気薬と配合すると，降気精神安定作用をもつ．

①利水作用——脾胃の機能を高め，水腫，浮腫，小便不利，およびその他の水滞を治す．腎炎や膀胱炎によく用いる．利尿作用を増強するため，白朮と配合することが多い．

②**降気精神安定作用**──茯苓の精神安定作用は茯苓単独では現れにくいが，降気作用をもつ桂枝と配合すると上衝した気を下げ，精神安定をはかる．

③**健胃作用**──人参，生姜，乾姜，白朮などと配合して胃内停水を除きながら胃腸機能を調える．同時に補益強壮作用も合わせもつ．

◆代表的な配合応用と処方◆

利水作用

茯苓 + 白朮（利水） → 五苓散，真武湯，猪苓散，茯苓飲，茯苓沢瀉湯

利水作用を期待する時の常用配合．脾胃の機能を高め，水滞を利尿に導く．

+ 白朮（利水） + 桂枝（降気） + 甘草（降気） → 茯苓桂枝白朮甘草湯

胃内停水があり，その水が気とともに上衝して起きるめまい・頭冒感・身体動揺感・目の奥の痛みを治す．

+ 白朮（利水） + 乾姜（温補回陽） + 甘草（回陽） → 甘草乾姜茯苓白朮湯

沈滞した陽気を回らし，腰から下の冷えと水滞を治す．

降気精神安定作用

+ 桂枝（降気） → 茯苓桂枝白朮甘草湯，桂枝茯苓丸，柴胡加竜骨牡蛎湯

上衝した気を降ろし，精神を安定させ，動悸，めまい，不眠，のぼせなどを治す．

+ 桂枝（降気） + 甘草（降気） + 大棗（降気精神安定） → 茯苓桂枝甘草大棗湯

臍部付近でぐるぐると気が動く感じがして落ち着かず，また臍部で動悸が強く，種々の不定愁訴を訴えるものに有効である．

健胃作用

+ 人参（補益強壮） → 茯苓四逆湯，附子湯，茯苓飲，薯蕷丸

胃腸の働きを活発にして，胃内停水を除き，精神安定をはかる．茯苓は人参の強壮作用をより強化して，気力を充実させる．

+ 生姜（補脾胃止嘔）または乾姜（温補止嘔） → 小半夏加茯苓湯*，茯苓四逆湯**，真武湯*，半夏厚朴湯*，茯苓飲*

健胃作用と同時に止嘔作用をもつ．

*は生姜，**は乾姜を用いる処方

茯苓・白朮

茯苓 + 生姜（補脾胃止嘔）または乾姜（温補止嘔） + 半夏（去胃内停水止嘔） → 小半夏加茯苓湯*，半夏厚朴湯*，苓甘五味加姜辛半夏杏仁湯**

半夏を加えると止嘔作用は一層増強される．

*は生姜，**は乾姜を用いる処方

＜配合処方＞茵蔯五苓散，括蔞瞿麦丸，甘草乾姜茯苓白朮湯（苓姜朮甘湯），葵子茯苓散，桂枝去桂加茯苓白朮湯，桂枝茯苓丸，桂苓五味甘草去桂加乾姜細辛半夏湯，桂苓五味甘草湯，侯氏黒散，五苓散，柴胡加竜骨牡蛎湯，酸棗湯（酸棗仁湯），小半夏加茯苓湯，薯蕷丸，真武湯，赤丸，猪苓散，猪苓湯，当帰芍薬散，八味腎気丸（八味地黄丸），半夏厚朴湯，茯甘五味加姜辛半杏大黄湯（苓甘姜味辛夏仁黄湯），茯苓飲，茯苓甘草湯，茯苓杏仁甘草湯，茯苓桂枝甘草大棗湯（苓桂甘棗湯），茯苓桂枝白朮甘草湯（苓桂朮甘湯），茯苓四逆湯，茯苓戎塩湯，茯苓沢瀉湯，附子湯，防已茯苓湯，麻黄升麻湯，木防已湯去石膏加茯苓芒消湯，苓甘五味加姜辛半夏杏仁湯（苓甘姜味辛夏仁湯），苓甘五味姜辛湯．以上36処方．

白朮 傷 金

基原 キク科①オケラ *Atractylodes japonica* Koidzumi ex Kitamura の根茎（ワビャクジュツ）または②オオバナオケラ *A. ovata* De Candolle の根茎（カラビャクジュツ）〈日局15収載〉．中国では，②を基原植物としている．

異名・別名 和白朮，唐白朮，朮．

成分 精油（ユーデスマ-4(14),7(11)-ジエン-8-オン，アトラクチロン，アトラクチレノリドⅠ〜Ⅲ）など．

引用文献 神農本草経▶風寒湿痺，死肌，痙，疸を主り，汗を止め，熱を除き，食を消す（朮の項より引用）．

名医別録▶大風身面に在り，風眩，疼痛，目涙出ずるを主る．痰水を消し，皮間の風水結腫するを逐い，心下急満及び霍乱，吐下，利止まざる，腰臍間の血を除き，津液を益し，胃を暖め，穀を消し，食を嗜ます（朮の項より引用）．

重校薬徴▶利水を主る．故に小便不利，自利，浮腫，支飲冒眩，失精下痢を治し，沈重疼痛，骨節疼痛，嘔渇，喜唾を兼治す（朮の項より引用）．

気血水薬徴▶水気めぐらざるものを治す（朮の項より引用）．

中薬学講義▶補脾益気，燥湿利水，固表止汗．

性味 苦甘，温．

現代における効能主治 脾胃を補い，湿を除く，健胃・利尿・鎮静作用を有す．消化器系の弱い虚弱体質，食欲不振，疲労倦怠感，腹部膨満感，下痢，胃内停水，水腫，黄疸，関節炎，関節腫痛，神経痛，脚気，排尿困難，めまい，寝汗，妊婦のむくみを治す．

傷寒論・金匱要略における運用法

◆**効能主治**◆

　脾胃の機能を補う．また，白朮単味では利水作用はないが，他の利水薬や発汗薬と配合して利水作用を発揮し，体内の水分バランスを調える．胃腸の水滞を除き，腹部膨満感と軟便下痢を治し，食欲を増進する．また安胎作用を有す．

①**利水去湿作用**──他の利水薬の茯苓，沢瀉，猪苓および発汗薬の麻黄や桂枝と配合することによって利水作用を発揮する．体表の湿および胃内停水を除く．

②**健胃強壮作用**──白朮の強壮作用は健胃作用の延長上にある．胃腸虚弱のものの食欲不振・腹部膨満感・下痢などを治し，強壮をはかる．

③**安胎作用**──脾胃を強化して湿邪を除き，安胎をはかる．

◆**代表的な配合応用と処方**◆

利水去湿作用

白朮 ＋ 茯苓（利水） → 五苓散，茵蔯五苓散，茯苓沢瀉湯，当帰芍薬散

漢方で利水作用を求める時の常用配合である．

＋ 沢瀉（利水） → 沢瀉湯，五苓散，茵蔯五苓散，茯苓沢瀉湯

胃内停水が原因となって起こる頭重感やめまいを治す．

＋ 麻黄（発汗） → 麻黄加朮湯，越婢加朮湯

実証の水腫・浮腫・関節水腫，湿邪が原因する神経痛・リウマチ・関節炎などに用いる．白朮の分量が多い時は，麻黄の発汗力が利尿作用に変わり，体表の湿邪や水滞を除く．

＋ 炮附子（温補） → 甘草附子湯，附子湯，真武湯，去桂加白朮湯

温補利水作用を主とする．冷えが甚だしく体内の水滞が除けない場合に，附子の温補回陽作用によって，白朮の利水作用を助ける．

＋ 黄耆（利表湿） → 防已黄耆湯

強い表湿除去作用をもち，体表の水滞を除き，表虚による自汗を治す．後世には，強壮作用を増強する配合として補中益気湯や十全大補湯などに応用されるようになった．

健胃強壮作用

＋ 人参（補益脾肺） → 人参湯，理中丸，桂枝人参湯，附子湯，茯苓飲

胃内停水があって，食欲不振，四肢倦怠のあるような場合に用いる．健胃作用を中心に強壮作用が増強される．

白朮・茵蔯蒿・沢瀉

白朮 + 枳実（行気） → 枳朮湯
健胃し，宿食を除き，利水することにより，胃の活力を強化して胃中の水滞を除く．

安胎作用

+ 黄芩（安胎） → 当帰散
後世，安胎の聖薬といわれた配合．特に，炎症や発熱を伴うものに有効である．

+ 川芎（温補活血行気） → 白朮散
補血安胎作用を示す．

<配合処方> 茵蔯五苓散，越婢加朮湯，黄土湯，甘草乾姜茯苓白朮湯（苓姜朮甘湯），甘草附子湯，枳朮湯，去桂加白朮湯，桂枝去桂加茯苓白朮湯，桂枝芍薬知母湯（桂芍知母湯），桂枝人参湯，侯氏黒散，五苓散，朮附子湯，薯蕷丸，真武湯，沢瀉湯，猪苓散，天雄散，当帰散，当帰芍薬散，人参湯，白朮散，茯苓飲，茯苓桂枝白朮甘草湯（苓桂朮甘湯），茯苓戎塩湯，茯苓沢瀉湯，附子湯，防已黄耆湯，麻黄加朮湯，麻黄升麻湯，理中丸．以上31処方．

◆備考◆

〈白朮と蒼朮について〉『傷寒論』『金匱要略』には「白朮」という名称しかみられず，『神農本草経』では「朮」の記載のみであり，まだ「蒼朮」の名称は登場しない．おそらく『傷寒論』『金匱要略』以前は，朮は1種類，白朮しか認識されていなかったと考えられる．ただ500年頃まで時代が下ると『神農本草経集注』の注に「朮乃両種あり」として白朮と赤朮の別があるとの記述がある．なお，「蒼朮」の記述は，さらに時代が下った宋代の『本草衍義』に初出する．

茵蔯蒿 傷 金

- **基原** キク科①カワラヨモギ *Artemisia capillaris* Thunberg の頭花〈日局15収載〉．中国では，①および *A. scoparia* Waldst. et Kit. の乾燥地上部を基原とする．※備考参照
- **異名・別名** 茵陳蒿，茵陳，茵蔯，綿茵陳，因陳．
- **成分** 精油（カピリン，カピラリン，メチルオイゲノール），6,7-ジメトキシクマリン，クロモン誘導体（カピラリシン），フラボノイドなど．
- **引用文献** **神農本草経**▶風湿寒熱の邪気を主り，熱結黄疸を治す．

重校薬徴 ▶ 発黄, 小便不利を主治す.
気血水薬徴 ▶ 水ありて瘀熱(おねつ)するものを治す.
中薬学講義 ▶ 除湿清熱退黄.

| 性　　味 | 苦辛, 涼. |
| 現代における効能主治 | 清熱し湿を除く, 黄疸を治す. 湿熱による黄疸・小便不利・風疹を治す. |

傷寒論・金匱要略における運用法

◆効能主治◆

　清熱除湿作用, 利胆作用をもち, 肝臓・胆囊疾患による発熱, および少陽病における発熱に対し解熱作用を発揮する. また, あらゆる黄疸を治す. 中国では, 黄疸の特効薬ともいわれる.

◆代表的な配合応用と処方◆

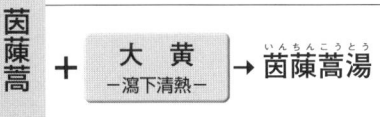

清熱除湿利胆作用

茵蔯蒿 + 大黄（瀉下清熱）→ 茵蔯蒿湯(いんちんこうとう)

　湿熱を除き, 通便, 利尿を促し, 黄疸を治す.

　　＋ 沢瀉（清熱利水）→ 茵蔯五苓散(いんちんごれいさん)

　湿熱を除き, 利尿し水分代謝をはかり, 黄疸を治す.

　　＋ 山梔子（清熱利胆）→ 茵蔯蒿湯

　治黄疸作用が増強される配合. 肝・胆囊疾患による黄疸・全身の痒(かゆ)み・口内炎・小便黄赤で出にくいものなどを治す.

＜配合処方＞ 茵蔯蒿湯, 茵蔯五苓散. 以上2処方.

◆備考◆

　中国における茵蔯蒿の基原は「乾燥地上部」としているが, その収穫時期により薬用部位が異なる. 春は幼苗(ようびょう)を用い「綿茵蔯」と称し, 秋は頭花を用い「茵蔯蒿」と称す.

たくしゃ 沢瀉 傷 金

| 基　原 | オモダカ科サジオモダカ *Alisma orientale* Juzepczuk の塊茎, 通例, 周皮を除いたもの〈日局15収載〉. |

沢瀉・冬葵子

異名・別名	澤瀉, 川沢瀉, 建沢瀉, 信州沢瀉.
成分	トリテルペノイド（アリソールA, B, アリソールAモノアセテート）, デンプン, レシチンなど.
引用文献	**神農本草経**▶風寒湿痺, 乳難, 消水を主り, 五臓を養い, 気力を益し, 肥健にす（澤瀉の項より引用）. **重校薬徴**▶小便不利を主治す. 故に支飲, 冒眩を治し, 吐, 渇, 涎沫を兼治す. **気血水薬徴**▶血気迫って水を逐うものを治す. **中薬学講義**▶利水滲湿泄熱.
性味	甘, 寒.
現代における効能主治	利尿し水分代謝をはかる, 湿と水滞を除き, 炎症を鎮める. 小便不利, 水腫, 腹部膨満感, 嘔吐, 下痢, 胃内停水, 脚気, めまい, 淋瀝, 血尿を治す.

傷寒論・金匱要略における運用法

◆効能主治◆

清熱利尿作用により腎・膀胱系統の炎症を治し, 体内の水分バランスを調える. 胃内停水を除いてめまい, 頭重感を治し, 腸内停水を除いて, 浮腫・水腫・小便不利を治す.

①利水作用——胃内停水による頭重感・めまいを治し, 腸内停水による下痢や浮腫・水腫・小便不利, 残尿感も治す. 白朮, 猪苓, 茯苓などと配合して用いることが多い.

②清熱作用——沢瀉の清熱利尿作用を利用して, 腎・膀胱系統の炎症を治す.

◆代表的な配合応用と処方◆

利水作用

沢瀉 ＋ **白朮**（補脾胃利水）→ 沢瀉湯, 五苓散, 当帰芍薬散
胃内停水が原因となって起こる頭重感やめまいを治す.

＋ **茯苓**（利水）→ 五苓散, 猪苓湯, 当帰芍薬散
胃内停水を除き, 利尿作用により浮腫, 水腫を治す.

＋ **山茱萸**（補腎縮尿）→ 八味腎気丸
腎を補い小便淋瀝および残尿感を治す.

＋ **当帰**（温補）→ 当帰芍薬散
冷え性の浮腫などに対し温補利水作用を示す.

```
                                                           清熱作用
沢  ┌─────────────────┐
瀉 + │ 滑 石           │ → 猪苓湯
    │ ─清熱利水─      │
    └─────────────────┘
   清熱利水作用により，腎・膀胱系統の炎症による口渇・血尿・小便不利・排尿痛を治す．
```

<配合処方> 茵蔯五苓散，五苓散，沢瀉湯，猪苓湯，当帰芍薬散，八味腎気丸（八味地黄丸），茯苓沢瀉湯，牡蛎沢瀉散．以上8処方．

冬葵子　葵子㊎
（とうきし　きし）

- **基　原**　アオイ科フユアオイ *Malva verticillata* の種子．
- **異名・別名**　葵菜子（きさいし）．
- **成　分**　中性および酸性多糖（D-ガラクトースがβ-1,3結合した主鎖のガラクトースの6位に，ガラクトースがβ-1,3およびβ-1,6結合したコア構造をもつ），脂肪油．
- **引用文献**　
  神農本草経▶五臓六腑の寒熱，羸痩（るいそう），五癃（ごりゅう）を主り，小便を利す．
  薬能方法弁▶寒滑潤利の功あり，故に能く燥を潤し，竅（きょう）を利し，津液（しんえき）を行（めぐ）らし，二便を利し，水腫を消し，乳を下し，胎を滑にす．
  中薬学講義▶利水通淋，潤腸，下乳．
- **性　味**　甘，寒．
- **現代における効能主治**　利水作用，潤腸作用，催乳作用をもつ．便秘，小便不利，小便の出渋るもの，水腫，乳汁分泌不足，乳房腫痛を治す．

傷寒論・金匱要略における運用法

◆効能主治◆

利尿作用によって利水を促し，水腫を除き，めまいを治す．

◆代表的な配合応用と処方◆

```
                                                           利水作用
冬  ┌─────────────────┐
葵 + │ 茯 苓           │ → 葵子茯苓散（きしぶくりょうさん）
子  │ ─利 水─        │
    └─────────────────┘
   利水して，水腫を除き，めまいを治す．
```

<配合処方> 葵子茯苓散．以上1処方．

利水・去湿薬

石韋 金

基原	ウラボシ科ヒトツバ *Pyrrosia lingua* およびその他同属植物の葉.
異名・別名	石葦, 石䩹, 石皮, 金星草, 石蘭.
成分	トリテルペン diploptene〔*P. lingua* の成分として〕.
引用文献	**神農本草経**▶労熱邪気, 五癃閉じて通ぜざるを主り, 小便水道を利す. **薬能方法弁**▶能膀胱を通じ, 水道を利し, 熱労, 淋閉, 崩漏, 癰疽を治す (石韋の項より引用). **中薬学講義**▶利水通淋 (石韋の項より引用).
性味	苦甘, 涼.
現代における効能主治	利水し, 尿の出渋りや残尿感を治す. 肺の炎症を鎮める. 膀胱炎による痛み, 血尿, 尿路結石, 腎炎, 子宮不正出血, 細菌性下痢, 肺の炎症による咳嗽, 慢性気管支炎, 切り傷, 化膿性のできものを治す.

傷寒論・金匱要略における運用法

◆効能主治◆

清熱利水作用をもつ.

◆代表的な配合応用と処方◆

石韋 + 瞿麦（清熱利水）+ 葶藶子（利水）→ 鱉甲煎丸　　　清熱利水作用

清熱利水作用の配合. 他の利水薬との配合により利水作用を強化し, あわせて瘧の熱症を治す.

<配合処方> 鱉甲煎丸. 以上1処方.

瞿麦 金

基原	ナデシコ科セキチク *Dianthus chinensis*, またはエゾカワラナデシコ *D. superbus* の全草.
異名・別名	巨句麦, 大蘭, 山瞿麦, 南天竺草.
成分	トリテルペノイドサポニン (ジアンキネノシド C, D など).
引用文献	**神農本草経**▶関格, 諸癃結, 小便不通を主り, 刺を出し, 癰腫を決し, 明目して翳を去り, 胎を破り子を堕し, 閉血を下す (瞿麥の項より引用). **薬能方法弁**▶能水を利し, 血を破り, 癰を決し, 腫を消し, 淋瀝を通ず, 下降鎮定の能

あり，淋を治するの要薬たり（瞿麥の項より引用）．

中薬学講義▶利水通淋，清熱破血．

性味 苦，寒．

現代における効能主治 清熱し，利水する，駆瘀血(くおけつ)して月経を通じる．小便不通，小便の出渋るもの，水腫，無月経，化膿性の腫れもの，目の充血，翼状片，カゼなどによる急性湿疹を治す．

傷寒論・金匱要略における運用法

◆**効能主治**◆

清熱利水し，癥瘕(ちょうか)を治す．

①清熱利水作用──他の利水薬と配合し，清熱利水をはかり，小便不利を治す．

②治血熱作用──瘀血を除き，清熱し，癥瘕を治す．

◆**代表的な配合応用と処方**◆

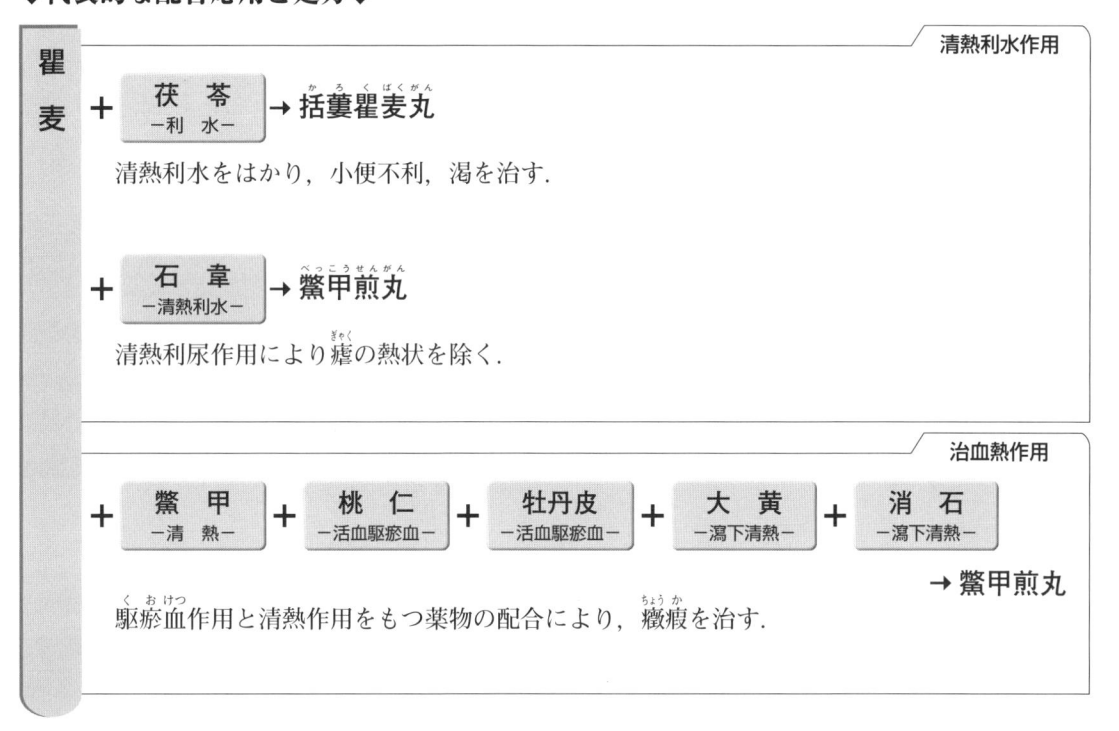

清熱利水作用

瞿麦 ＋ 茯苓 −利水− → 括蔞瞿麦丸(かろくばくがん)

清熱利水をはかり，小便不利，渇を治す．

＋ 石韋 −清熱利水− → 鱉甲煎丸(べっこうせんがん)

清熱利尿作用により瘧の熱状を除く．

治血熱作用

＋ 鱉甲 −清熱− ＋ 桃仁 −活血駆瘀血− ＋ 牡丹皮 −活血駆瘀血− ＋ 大黄 −瀉下清熱− ＋ 消石 −瀉下清熱− → 鱉甲煎丸

駆瘀血作用と清熱作用をもつ薬物の配合により，癥瘕(ちょうか)を治す．

＜配合処方＞括蔞瞿麦丸，鱉甲煎丸．以上2処方．

ていれきし 葶藶子 傷　ていれき 葶藶 金

基原 アブラナ科クジラグサ *Descurainia sophia* (L.) Webb ex Prantl，ヒメグンバイナズナ *Lepidium apetalum* Willd. の種子．中国では以上を基原とする．日本産のものでは，イヌナズナ *Draba nemorosa* の種子をあてる．※備考参照

葶藶子・海藻・椒目

異名・別名	蒂藶子，大適，大室，蕈蒿．
成　　分	強心配糖体（ヘルベチコシド）．
引用文献	**神農本草経**▶癥瘕，積聚，結気，飲食，寒熱を主り，堅を破り，邪を逐い，水道を通利する．
	重校薬徴▶水を通利するを主る．
	気血水薬徴▶胸に水気あるものを治す．
	中薬学講義▶袪痰定喘，瀉肺行水．
性　　味	辛苦，寒．
現代における効能主治	利水作用によって腸中・肺中の水滞および四肢の浮腫を除き，鎮咳去痰をはかり，肺気を行らす．

傷寒論・金匱要略における運用法

◆効能主治◆
強心利尿作用より，全身の浮腫を除く．また肺部の水滞を除く作用に優れ，鎮咳去痰をはかる．
①利水作用──強心利尿作用により，顔面，胸部，腸中，下肢など全身の水滞を利水する．
②鎮咳作用──胸部の水滞が原因して起こる咳嗽に用い，水滞を除き鎮咳をはかる．

◆代表的な配合応用と処方◆

葶藶子

利水作用

+ 沢瀉 −利水− → 牡蛎沢瀉散

利水作用を増強する配合．商陸根を加えるとさらに作用が増強する．

+ 大黄 −瀉下− → 大陥胸丸，防已椒目葶藶大黄丸

瀉下薬の大黄との配合で，瀉下逐水作用を示し，胸腹部の水滞を排便あるいは利尿によって除く．防已を配合すると作用が増強される．

鎮咳作用

+ 大棗 −補虚− → 葶藶大棗瀉肺湯

虚した体を補いながら胸部の水滞を除き，鎮咳をはかる．また葶藶子の強い作用を緩和する働きももつ．

＜配合処方＞小児疳虫蝕歯，大陥胸丸，葶藶大棗瀉肺湯，鱉甲煎丸，防已椒目葶藶大黄丸，牡蛎沢瀉散．以上6処方．

◆備考◆
日本産のイヌナズナは，1950年代までは流通があったが，中国品の輸入量増加とともに減少し，現在，日本市場では全て中国産のものとなっている．

海藻 かいそう 傷

基原	ホンダワラ科小葉海藻のヨウセイサイ Sargassum fusiforme，または大葉海藻のカイコウシ S. pallidum の全草．
異名・別名	落首（らくしゅ），海帯花（かいたいか），海蘿（かいら）．
成分	アルギニン酸，マンニトール，ヨウ素，ミネラルなど．
引用文献	**神農本草経**▶瘻瘤気，頸下の核を主る．結気，癰腫，癥瘕，堅気，腹中上下の鳴を破散し，十二水腫を下す． **薬能方法弁**▶能く水を行らして，熱を泄す．故に瘻瘤，結核，陰癢の堅聚，痰飲，脚気，浮腫の湿熱を治す． **中薬学講義**▶消痰結，散瘻瘤．
性味	苦鹹（くかん），寒．
現代における効能主治	軟堅作用をもつ，去痰する，利水する，清熱する．るいれき，瘻瘤，消化不良，積聚，水腫，脚気，睾丸腫痛を治す．

傷寒論・金匱要略における運用法

◆効能主治◆

利水作用をもつ．

◆代表的な配合応用と処方◆

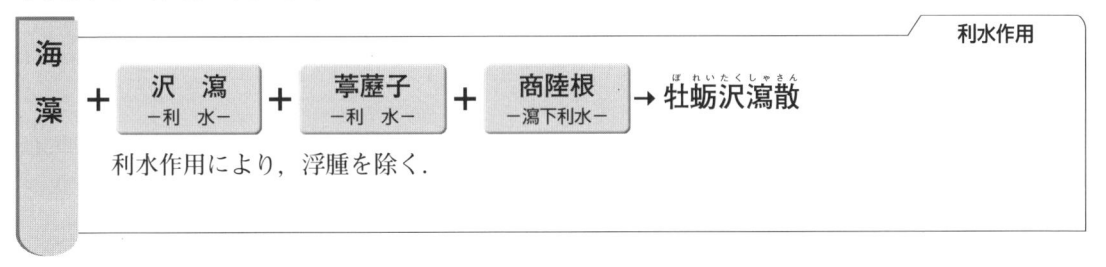

利水作用

海藻 ＋ 沢瀉 －利水－ ＋ 葶藶子 －利水－ ＋ 商陸根 －瀉下利水－ → 牡蛎沢瀉散（ぼれいたくしゃさん）

利水作用により，浮腫を除く．

＜配合処方＞牡蛎沢瀉散．以上1処方．

椒目 しょうもく 金

基原	ミカン科カショウ Zanthoxylum bungeanum Maxim. の種子．
異名・別名	川椒目（せんしょうもく）．
成分	不詳．
引用文献	**重修政和経史証類備用本草**▶水，腹脹満を主り，小便を利す（蜀椒の項の唐本注の椒目の部分より引用）．

椒目・白魚・蒲灰

薬能方法弁 ▶	水道を利す，幷に蜀椒の功を兼たり，脹を除き，喘を定む（蜀椒の項の椒目の部分より引用）.
中薬学講義 ▶	行水気, 平喘満.
性　　味	苦辛, 寒.
現代における 効能主治	腸部水滞による腹満，痰飲の上逆による喘鳴・息切れを治す.

傷寒論・金匱要略における運用法

◆効能主治◆

利水作用により腸部の水滞を除き，腹部膨満を治す.

◆代表的な配合応用と処方◆

椒目 ＋ 葶藶子 －利水－ → 防已椒目葶藶大黄丸　　　　　利水作用

利水作用の組み合わせにより，腸中の水滞を除く.

＜配合処方＞防已椒目葶藶大黄丸. 以上1処方.

◆備考◆

椒目の基原植物カショウ *Z. bungeanum* Maxim. の果皮は蜀椒である. ※蜀椒の項(p.87)参照

白魚 (はくぎょ) 金

基　　原	シミ科セイヨウシミ *Lepisma saccharina* の全虫.
異名・別名	衣魚, 衣中白魚, 蛃魚, 壁魚, 蠹魚.
成　　分	未詳.
引用文献	神農本草経 ▶ 婦人疝瘕, 小便不利, 小児中風を主る. 項強背起には之を摩す（衣魚の項より引用）.
	薬能方法弁 ▶ 能淋瀝, 尿血, 轉胞, 小便不通を治す, 瘡に塗て瘢を滅し, 小児の淋閉には, 臍及び小腹に摩すれば, 即ち通ず.
性　　味	鹹, 温.
現代における 効能主治	利尿し, 小便の出渋るものを治す. 去風し, 化膿性のできものを治す. 小便不利, 小児の癲癇, 化膿性皮膚疾患, 白内障を治す.

傷寒論・金匱要略における運用法

◆効能主治◆

利水作用により，小便不利を治す．

◆代表的な配合応用と処方◆

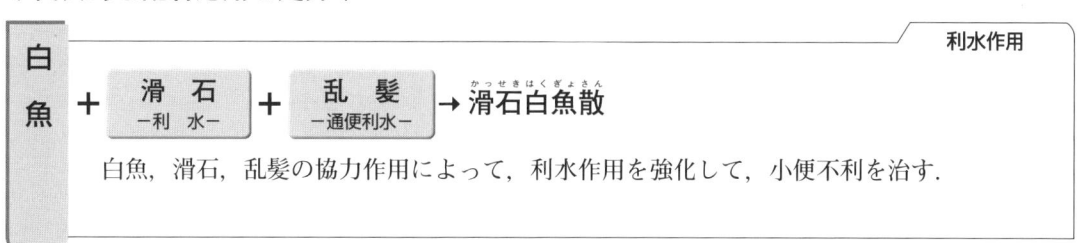

```
白魚 ＋ 滑石  ＋ 乱髪    → 滑石白魚散        利水作用
        －利 水－  －通便利水－
```

白魚，滑石，乱髪の協力作用によって，利水作用を強化して，小便不利を治す．

<配合処方> 滑石白魚散．以上1処方．

蒲灰 (金)

- **基　原**　ガマ科①ヒメガマ *Typha angustifolia*，②ガマ *T. latifolia*，またはその他同属植物の花粉．中国では，①②の他に *T. angustata* を基原植物としている．※備考参照
- **異名・別名**　蒲黄，蒲厘花粉，蒲花，蒲草黄．
- **成　分**　isorhamnetin およびその配糖体，pentacosan など．
- **引用文献**　**神農本草経**▷心腹膀胱寒熱を主り，小便を利し，血を止め，瘀血を消す（蒲黄の項より引用）．
  薬能方法弁▷能湿を滲し，水を利す，蒲よく瘀血を散じ，水を通ず，故に湿熱に因って，小便不利，淋瀝するに蒲灰を用ゆ．
  中薬学講義▷生用行血，消瘀，炒用止血（蒲黄の項より引用）．
- **性　味**　甘辛，涼．
- **現代における効能主治**　涼血止血作用，活血駆瘀血作用をもつ．新鮮な物は経閉腹痛，産後の瘀血による痛み，打ち身による瘀血，瘡癤．黒くあぶった物は吐血，鼻出血，子宮出血，血便，血痢，血尿，帯下．外用では重舌，口瘡，炎症による耳だれ，耳中出血，陰部掻痒を治す．

傷寒論・金匱要略における運用法

◆効能主治◆

小便不利を治し，皮水を除く．

蒲灰(ほかい)・乱髪(らんぱつ)・䕡花(じょうか)

◆代表的な配合応用と処方◆

```
蒲灰 + 滑石  → 蒲灰散    利水消腫作用
       —清熱利水—    (ほかいさん)
利水して小便不利と皮水(ひすい)を治す．
```

＜配合処方＞蒲灰散．以上1処方．

◆備考◆

「蒲灰」の基原について，日本の江戸期の医界においては，「蒲(がま)を焼いて灰にしたもの」という理解がなされていた．しかし，歴代本草書には「蒲灰」の収載はみられず，『金匱要略』にも蒲灰が「蒲の焼灰」であるという記載はない．ではなぜこのような説が一般化したのであろうか．その跡をたどってみると『本草綱目』の記載に行きあたる．李時珍は「敗蒲席（蒲の全草でつくったむしろ）」の附方の部分で，『金匱要略』の蒲灰散を引用し，その処方内容について「小便不利：蒲席灰7分，滑石2分，散となし方寸匕(ほうすんひ)を飲服す」と記載した．ここでは蒲灰散の「蒲灰」が「蒲席灰」（蒲のむしろを焼いて灰にしたもの）にあてられている．また，日本においても多紀元簡(たきげんかん)が『金匱要略輯義(しゅうぎ)』の蒲灰散の項で「蒲灰はすなわち蒲席の焼灰なり」とした．こうした説が伝わるうちに，「蒲灰＝蒲席灰＝蒲のむしろの焼灰」となり，さらに「蒲灰＝蒲の焼灰」へと変化した後，現在までこの説が伝わってきたものと推察される．

しかし今，『本草綱目』の説を薬効の点から検討してみると，歴代本草書の中で「蒲席の焼灰」の効能は，唐代の『本草拾遺(ほんぞうしゅうい)』に「霍乱転筋」の記述があるのみで，『金匱要略』の蒲灰散にみられるような「小便不利を治す」という効能をあてた本草書はみられない．一方『神農本草経』の「蒲黄」（蒲の花粉）の主治には，「小便を利す」とあり，これは『金匱要略』における用法とも合致する．また時代は下るが，清代の『本経疏証(ほんけいそしょう)』に「蒲黄の質は灰に似る」とあるように，蒲の花粉の性状が灰に似ることから，『傷寒論』『金匱要略』の当時も，蒲の花粉が「蒲灰」という名称で呼ばれた可能性も十分に考えられるのではないだろうか．おそらく李時珍は，『金匱要略』の雑病の部分に「敗蒲席」を用いた処方があることや，また「蒲灰」の字句から「蒲の灰」と考えたのであろうが，本書では薬効の点から，「蒲灰」は「蒲黄」とするのが妥当と考える．

乱髪(らんぱつ)［金］

基　原	ヒトの頭髪を黒焼きにして炭にしたもの．
異名・別名	髪髲(はっぴ)，血余(けつよ)．
成　分	硬タンパク質，灰分中にはカルシウム，ナトリウム，カリウムなどの金属が微量含まれ

引用文献 **神農本草経**▶ 五癃，関格不通，小便水道を利し，小児の癇，大人の痓を主る（髪髲の項より引用）．

薬能方法弁▶ 能陰を助け，瘀を消し，諸の血疾を治す，諸薬に合せて膏にすれば，能血を涼くし，瘀を去り，肉を長ず，胎髪尤も良（乱髪の項より引用）．

中薬学講義▶ 止血，散瘀，補陰，利尿（血余の項より引用）．

性　　味 苦，温．

現代における効能主治 瘀血を除き，止血する．吐血，鼻出血，歯茎の出血，血痢，血尿，子宮不正出血を治す．

傷寒論・金匱要略における運用法

◆効能主治◆

小便を利し，あわせて黄疸を治す．

参考：乱髪は，後世は止血薬として用いられているが，『金匱要略』では止血の用法はない．

◆代表的な配合応用と処方◆

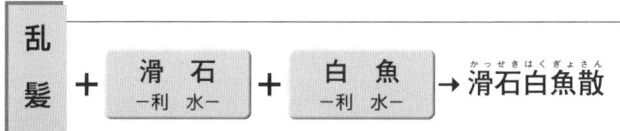

```
                                            利水作用
乱髪 ＋ 滑石 ＋ 白魚 → 滑石白魚散（かっせきはくぎょさん）
      －利水－  －利水－
利尿作用を増強し，小便不利を治す．
```

＜配合処方＞ 滑石白魚散，猪膏髪煎．以上2処方．

葶花（じょうか）［傷］

基　　原 主な説として以下の説があるが，文献そのものが少なく現状では確定できない．①ジンチョウゲ科オウゲンカ *Wikstroemia chamaedaphne* Meissn. の花蕾（『国訳本草綱目』の葶花の項の頭注）．②ジンチョウゲ科のキガンピ *W. trichotoma*，ガンピ *W. sikokiana*，コガンピ *W. ganpi* などの花（『新訂 和漢薬』）．③ジンチョウゲ科のジョウカ *W. canescens* Meissn. の花（『中薬大辞典』）．ただ，いずれにしても *Wikstroemia* 属の花をあてている．

成　　分 未詳．

引用文献 **神農本草経**▶ 傷寒温瘧を主り，十二水を下し，積聚大堅，癥瘕を破り，腸胃中に留癖する飲食，寒熱邪気を蕩滌し，水道を利す．

古方薬議続録▶ 水道を利し，積聚大堅癥瘕を破り，腸中の留癖飲食を蕩滌し痰飲咳嗽を療するを主る．議に曰く（中略）能く水道を通利し，腸中を蕩滌す．

古方薬品考 ▶ 水を利すること芫花に異ならず.

性　味	苦, 寒.
現代における 効　能　主　治	痰飲を除き, 積聚を除く. 留飲, 咳逆上気, 水腫, 癥瘕, 痃癖を治す.

傷寒論・金匱要略における運用法

◆効能主治◆

利水をはかる.

参考：『傷寒論』『金匱要略』での葶花の運用は, 小青竜湯の加味方に「若し微利するは, 麻黄を去り葶花を加う」(もし, わずかに下痢する場合は, 麻黄を除いて葶花を加える) として1方あるのみで, 詳細は不明である.

◆代表的な配合応用と処方◆

葶花 ＋ 甘草（止瀉）→ 小青竜湯（加味方中）　　利水作用

止瀉作用をもつ甘草と配合して下痢を治す.

＜配合処方＞小青竜湯（加味方中）. 以上1処方.

◆備考◆

オウゲンカは, 芫花の代用として用いられることがあるため, しばしば芫花と混用されることがある.

鎮咳去痰薬

主に鎮咳去痰をはかる薬物をいう．痰飲が原因する場合は利水をはかり，痰飲を除きつつ，鎮咳去痰をはかる．その代表方剤としては，小青竜湯，苓甘五味姜辛湯がある．炎症のある場合は清熱しつつ，鎮咳去痰をはかる，その代表方剤としては，麻黄杏仁甘草石膏湯（麻杏甘石湯），越婢加半夏湯がある．また肺癰など，化膿がある場合には，排膿を止めるか，もしくは逆に促進しながら鎮咳去痰をはかる．その代表方剤としては，白散，桔梗湯，葶藶大棗瀉肺湯などがある．津液不足による場合には，津液を補いながら，鎮咳去痰をはかる．その代表方剤としては，麦門冬湯がある．鎮咳去痰薬としては，杏仁，貝母，桔梗，五味子，半夏，栝楼実，射干，訶子，沢漆，款冬花，紫苑，皂莢，白前がある．

きょうにん 杏仁 傷金

基原	バラ科①ホンアンズ *Prunus armeniaca* Linné または②アンズ *P. armeniaca* Linné var. *ansu* Maximowicz の種子〈日局15収載〉．中国では①②および *P. sibirica* L., *P. mandshurica* (Maxim.) Koehne を基原植物としている．
異名・別名	杏核仁，杏子，苦杏仁，甜杏仁．
成分	青酸配糖体（アミグダリン），脂肪油など．
引用文献	**神農本草経**▶欬逆上気，雷鳴，喉痺，気を下し，乳を産す，金瘡，寒心，奔豚を主る（杏核仁の項より引用）． **重校薬徴**▶胸間の停水を主治す．故に能く喘を治し，心痛，結胸，胸満，胸痺，短気，浮腫を兼治す． **気血水薬徴**▶表水，気を閉ずるものを治す． **中薬学講義**▶止咳定喘，潤腸通便．
性味	苦，寒．
現代における効能主治	去痰し止咳する，喘息発作を鎮める，腸を潤滑し便通をはかる．感冒による咳嗽，喘息による胸部膨満感，喉痺，乾燥性便秘を治す．

傷寒論・金匱要略における運用法

◆効能主治◆

鎮咳去痰作用により，喘咳や胸部の気塞や短気を治す．また潤腸通便作用により穏やかな緩下作用を有す．

①**鎮咳去痰作用**——あらゆる咳・喘息に用いることができ，喘息発作を和らげ，鎮咳去痰する．

杏仁・貝母

②治胸痺作用──気が上衝して胸部で結し，軽症の胸痺となったものに対し，気の上衝，気塞，短気を治す．

③潤腸通便作用──杏仁の緩下作用は35〜50％も含まれる脂肪油に起因する．このため乾燥性の便秘に有効である．また杏仁の緩下作用は穏やかなので，杏仁単独あるいは桃仁などと用いると老人で体力のないものや，虚証のものに用いることができる．しかし大黄などの強い瀉下作用をもつものと配合すると，瀉下作用を補佐する形となり，作用は強化される．

◆代表的な配合応用と処方◆

杏仁

鎮咳去痰作用

+ **麻黄** －鎮咳－ → 麻黄湯，麻黄杏仁甘草石膏湯，大青竜湯，厚朴麻黄湯

強い鎮咳去痰作用を示す．

+ **細辛** －温補鎮咳－ → 苓甘五味加姜辛半夏杏仁湯，茯甘五味加姜辛半杏大黄湯

血虚や胃弱などで麻黄が使えない場合，強い悪寒，寒飲がある場合に，体を温めながら鎮咳去痰をはかる．

+ **厚朴** －降気鎮咳－ → 桂枝加厚朴杏子湯

表虚証の病証で麻黄のもつ発汗作用が不適応な場合の鎮咳に用いる．

治胸痺作用

+ **甘草** －行気－ → 茯苓杏仁甘草湯

気が上衝して胸部で結し，軽症の胸痺となったものに対し，気の上衝，気塞，短気を治す．この配合は鎮咳去痰作用も合わせもつ．

潤腸通便作用

+ **桃仁** －潤下－ → 大黄䗪虫丸

桃仁も脂肪油を50％含み，緩下作用をもつので，両者を配合すると乾燥性便秘に有効である．

+ **大黄** －瀉下－ → 麻子仁丸，大陥胸丸，大黄䗪虫丸

大黄の強力な瀉下作用を杏仁の潤腸作用によって補佐する配合である．

杏仁 + 巴豆 －逐水瀉下－ → 走馬湯（そうまとう）

巴豆の強力な瀉下作用を杏仁が補佐する配合であるが，作用が強すぎるので，虚証には禁忌である．

<配合処方> 桂枝加厚朴杏子湯，桂枝二麻黄一湯，桂枝麻黄各半湯（桂麻各半湯），厚朴麻黄湯，薯蕷丸，走馬湯，続命湯，大黄䗪虫丸，大陥胸丸，大青竜湯，礬石丸，茯甘五味加姜辛半杏大黄湯（苓甘姜味辛夏仁黄湯），茯苓杏仁甘草湯，文蛤湯，麻黄加朮湯，麻黄杏仁甘草石膏湯（麻杏甘石湯），麻黄杏仁薏苡甘草湯（麻杏薏甘湯），麻黄湯，麻黄連軺赤小豆湯，麻子仁丸，苓甘五味加姜辛半夏杏仁湯（苓甘姜味辛夏仁湯）．以上21処方．

貝母（ばいも）〔傷・金〕

基原 ユリ科①アミガサユリ *Fritillaria verticillata* Willdenow var. *thunbergii* Baker のりん茎〈日局15収載〉．中国では，浙貝母として①，川貝母として *F. cirrhosa* D. Don, *F. unibracteata* Hsiao et K. C. Hsia, *F. przewalskii* Maxim., *F. delavayi* Franch. を基原植物としている．※備考参照

異名・別名 浙貝母，浙貝，象貝母，川貝母．

成分 ステロイドアルカロイド（バーチシン，バーチシノン，バーチシリン，フリチラリン），アルカロイド配糖体（ペイミノシド），ジテルペン類など．

引用文献
神農本草経▶傷寒の煩熱，淋瀝，邪気，疝瘕，喉痺，乳難，金瘡，風痙を主る．
名医別録▶腹中の結実，心下満，先先として悪風寒し，目眩，項直，欬嗽上気するを療す．煩熱，渇を止め，汗を出だし，五臓を安んじ，骨髄を利す．
重校薬徴▶胸膈の鬱結，痰飲を主治す．
気血水薬徴▶痰飲，胸膈に欝結するものを治す．
中薬学講義▶止咳化痰，清熱散結．

性味 大苦，寒．

現代における効能主治 清熱し痰を除く，るいれきを治す．風熱による咳嗽，肺の化膿性疾患により咽喉が塞がるもの，るいれき，できものを治す．

傷寒論・金匱要略における運用法

◆効能主治◆

鎮咳去痰作用と排膿作用を合わせもつ．また，胸部の熱と水のうっ滞により起こる結胸を治す．
①鎮咳去痰排膿催吐作用——鎮咳去痰作用と排膿作用によって肺癰の膿痰の排出を促す．
②治結胸作用——逐水性下剤と配合して，結胸を治す．

◆代表的な配合応用と処方◆

貝母 ＋ 桔梗（排膿） → 白散 ……鎮咳去痰排膿催吐作用
鎮咳去痰作用と排膿作用を合わせもつ．

貝母 ＋ 巴豆（逐水瀉下） → 白散 ……治結胸作用
結胸や肺膿瘍などを治す．この場合，病邪が横隔膜より上にあれば吐し，下にあれば下す．

＜配合処方＞ 当帰貝母苦参丸，白散．以上 2 処方．

◆備考◆

中国では，現在，貝母は浙貝母と川貝母に分かれているが，『本草綱目』以前の文献にはこの区別はなく，両者とも貝母として取り扱われていた．

なお，現在日本で流通しているものは，ほとんどが浙貝母である．

桔梗 傷 金

基　原	キキョウ科キキョウ Platycodon grandiflorum A. De Candolle の根〈日局 15 収載〉．
異名・別名	苦桔梗，白薬．
成　分	トリテルペノイドサポニン（プラチコジン D），イヌリン，ステロール類など．
引用文献	**神農本草経**▶胸脇痛むこと刀刺の如く，腹満し，腸鳴幽々，驚恐悸気を主る． **重校薬徴**▶濁唾腫膿を主治す． **気血水薬徴**▶血気上に迫るものを治す． **中薬学講義**▶升提肺気，祛痰排膿．
性　味	苦辛，平．
現代における効能主治	去痰し肺機能を調え鎮咳する，排膿作用を促す．外感による咳嗽，咽喉の腫痛，胸部膨満感，脇痛，下痢腹痛，化膿性疾患を治す．

傷寒論・金匱要略における運用法

◆効能主治◆

鎮咳去痰作用および排膿作用をもつほか，治結胸作用を有す．

①**鎮咳去痰作用**——感冒・肺炎・気管支炎に用い，粘性の痰を伴う咳嗽（がいそう）を治す．また扁桃腺炎・急性咽喉炎などに用い，咽痛を治す．

②**排膿作用**——麦粒腫・蓄膿症・肺膿瘍，その他の化膿性疾患に用い，排膿を促す．

③**治結胸作用**——巴豆などの逐水性下剤と配合して，結胸（ちくすい）を治す．

◆**代表的な配合応用と処方**◆

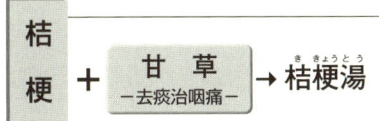

桔梗

鎮咳去痰作用

+ 甘草（去痰治咽痛） → 桔梗湯（ききょうとう）

桔梗：甘草=1：2の割合で配合される．鎮咳去痰作用を発揮する．肺中の膿を痰として排泄し，また咽喉痛を治す．

排膿作用

+ 甘草（排膿） → 排膿湯（はいのうとう）

桔梗：甘草=3：2の割合で配合される．排膿作用が中心となる．

+ 貝母（鎮咳去痰排膿） → 白散（はくさん）

鎮咳去痰作用と排膿作用を合わせもつ．

治結胸作用

+ 貝母（治結胸排膿） + 巴豆（逐水瀉下） → 白散

結胸や肺膿瘍などを治す．この場合，病邪が横隔膜より上にあれば吐し，下にあれば下す．

<配合処方> 桔梗湯，侯氏黒散，薯蕷丸，竹葉湯，排膿散，排膿湯，白散．以上7処方．

五味子（ごみし）傷 金

基　原	マツブサ科チョウセンゴミシ *Schisandra chinensis* Baillon の果実〈日局15収載〉．
異名・別名	北五味子（ほくごみし），葇（み），玄及（げんきゅう），会及（かいきゅう），五梅子（こばいし）．
成　分	精油（シトラール），セスキテルペン（(+)-イランゲン），リグナン（シザンドリン，ゴミシン），有機酸，脂肪油など．
引用文献	**神農本草経**▶益気，欬逆上気，労傷羸痩（るいそう）（つかど）を主り，不足を補い，陰を強め，男子の精を益（ま）す．

鎮咳去痰薬

五味子・半夏

重校薬徴▶ 咳逆を主治し，兼ねて渇を治す．
気血水薬徴▶ 水気上って心を冒うを治す．
中薬学講義▶ 斂肺滋腎，渋精止瀉，生津斂汗．

性　味	酸，温．
現代における効能主治	斂肺し，腎の津液を補う，止汗する，渋精する．肺虚による喘咳，口中乾燥，口渇，自汗，寝汗，過労によるるい痩，夢精，遺精，インポテンツ，慢性の下痢を治す．

傷寒論・金匱要略における運用法

◆効能主治◆

温補して，痰飲を除き，よく鎮咳去痰をはかる．また，降気作用により，胸や咽喉に上衝して結した気を降ろす．

① **鎮咳去痰作用**——配合する薬物の性質により，肺を温め，発表，清熱しながら鎮咳する．
② **降気作用**——他の降気作用をもつ薬物と配合することにより気の上衝を降ろす．
③ **降気止逆作用**——止嘔作用のある薬物と配合しすることにより，気の上衝を降ろし，突き上げるような嘔吐を止める．

◆代表的な配合応用と処方◆

【鎮咳去痰作用】

五味子 ＋ 細辛（温補鎮咳）→ 苓甘五味姜辛湯
気の上衝が胸部で留まり，咳が甚だしく胸部膨満感のあるものを治す．

＋ 麻黄（発表鎮咳）→ 小青竜湯
発表により痰飲を除き，鎮咳去痰する．

＋ 射干（清熱鎮咳）→ 射干麻黄湯
肺に炎症があり，痰の多いものに用いて，咳逆上気を治す．

【降気作用】

＋ 桂枝（降気） ＋ 甘草（降気） ＋ 茯苓（降気）→ 桂苓五味甘草湯
手足が厥逆して，気が下腹部より上衝して胸や咽喉まで及ぶものを治す．

| 五味子 | + | 半夏 —止嘔— | + | 乾姜 —止嘔— | → 桂苓五味甘草去桂加乾姜細辛半夏湯 | 降気止逆作用 |

胃内停水があり，気の上衝による頭冒感があり，嘔するものを治す．

<配合処方> 桂苓五味甘草去桂加乾姜細辛半夏湯，桂苓五味甘草湯，厚朴麻黄湯，小青竜加石膏湯，小青竜湯，茯甘五味加姜辛半杏大黄湯（苓甘姜味辛夏仁黄湯），射干麻黄湯，苓甘五味加姜辛半夏杏仁湯（苓甘姜味辛夏仁湯），苓甘五味姜辛湯．以上9処方．

半夏 傷金

- **基原** サトイモ科カラスビシャク *Pinellia ternata* Breitenbach のコルク層を除いた塊茎〈日局15収載〉．
- **異名・別名** 珠半夏，法半夏，羊眼半夏．
- **成分** ホモゲンチジン酸とそのグルコシド，3,4-ジヒドロキシベンズアルデヒドとそのジグルコシド，セレブロシド，デンプンなど．
- **引用文献**
  神農本草経▶傷寒，寒熱，心下堅きものを主る，気を下し，喉咽腫痛，頭眩，胸脹，欬逆，腸鳴を主る，汗を止む．
  重校薬徴▶痰飲，嘔吐を主治す．兼ねて心痛，逆満，腹中雷鳴，咽痛，咳悸を治す．
  気血水薬徴▶痰飲により気逆するものを治す．
  中薬学講義▶降逆止嘔，燥湿去痰，寛中消痞，下気散結．
- **性味** 辛，温．
- **現代における効能主治** 湿を除き，去痰を促す，突き上げるような嘔吐・咳を止める．反胃，咳喘多痰，嘔吐，胸部膨満感，頭痛，めまいを治す．
- **使用注意** 半夏は生食すると，えぐみと粘膜に対する強い刺激感が現れるため，その使用には留意する．半夏のえぐみは，3,4-ジグリコシリックベンズアルデヒド，口唇粘膜に対する刺激感は，粘液細胞中のシュウ酸カルシウムの針晶によると考えられている．この刺激感は煎じることによって消失するが，これは煎剤にする時，粘液の膨化によって針晶が包まれるためと考えられている．さらに，生姜あるいは生の生姜汁と一緒に服用すると，これらのえぐみや刺激感が軽減する．

傷寒論・金匱要略における運用法

◆効能主治◆
胃内停水を除き，止嘔する．鎮咳去痰をはかり，胸部の水滞を除き，止痛する．
①**止嘔作用**——胃の機能を調え，胃内停水を除き，止嘔する．多くは生姜，乾姜とともに配合する．

②**除胃内停水作用**──胃内停水は，吐き気やめまい・頭冒感・咳・痰・腹部膨満感など種々の症状の原因となるが，その胃内停水を除き症状を緩和する．

③**鎮咳去痰作用**──多くの咳嗽に用いるが，特に湿性の咳嗽に用いる．湿邪を除き，降気し鎮咳去痰をはかるのに有効である．

④**治胸痺作用**──胸部の水滞による胸痛・心痛・背痛を治す．

◆代表的な配合応用と処方◆

半夏

【止嘔作用】

+ 生姜 －止嘔－ または 乾姜 －止嘔－ → 小半夏湯*，半夏瀉心湯**

半夏のえぐみや刺激感を抑え，止嘔作用を増強する．『傷寒論』における止嘔を目的とした最も基本的な配合法．
＊は生姜，＊＊は乾姜を用いる処方

【除胃内停水作用】

+ 生姜 －止嘔－ + 茯苓 －利水－ → 小半夏加茯苓湯

胃内停水を除き，嘔気を止める．

+ 甘遂 －逐水－ → 甘遂半夏湯

腹中に留飲があって，心下が堅く脹っているもの治す．

【鎮咳去痰作用】

+ 厚朴 －鎮咳去痰－ → 半夏厚朴湯

神経性の咽喉疾患，梅核気などを治す．

+ 麻黄 －鎮咳去痰－ → 小青竜湯

胃内に寒飲があり，咳や透明な薄い痰のあるものを治す．

【治胸痺作用】

+ 栝楼実 －治結胸－ → 栝蔞薤白半夏湯

胸部の陽気不足により，痰飲が胸中に結し，強い胸痛，心痛，背痛を起こしているものを治す．

＜配合処方＞ 温経湯，越婢加半夏湯，黄芩加半夏生姜湯，外台黄芩湯，黄連湯，葛根加半夏湯，栝蔞薤白半夏湯，乾姜人参半夏丸，甘草瀉心湯，甘遂半夏湯，苦酒湯，桂苓五味甘草去桂加乾姜細辛半夏湯，厚朴生

姜半夏甘草人参湯，厚朴麻黄湯，柴胡加芒消湯，柴胡加竜骨牡蛎湯，柴胡桂枝湯，小陥胸湯，生姜瀉心湯，生姜半夏湯，小柴胡湯，小青竜加石膏湯，小青竜湯，小半夏加茯苓湯，小半夏湯，赤丸，旋復代赭湯，大柴胡湯，大半夏湯，沢漆湯，竹葉石膏湯，麦門冬湯，半夏乾姜散，半夏厚朴湯，半夏散及湯，半夏瀉心湯，半夏麻黄丸，茯甘五味加姜辛夏杏大黄湯（苓甘姜味辛夏仁黄湯），附子粳米湯，鱉甲煎丸，奔豚湯，射干麻黄湯，苓甘五味加姜辛半夏杏仁湯（苓甘姜味辛夏仁湯）．以上43処方．

栝楼実 傷金　括蔞実 金　括蔞 金

- **基　原**　ウリ科① *Trichosanthes kirilowii* Maximowicz，②キカラスウリ *T. kirilowii* Maximowicz var. *japonica* Kitamura または③オオカラスウリ *T. bracteata* Voigt の果実．中国では，①および *T. rosthornii* Harms を基原植物としている．
- **異名・別名**　栝蔞実，瓜呂実，瓜蔞実，全瓜蔞．
- **成　分**　脂肪酸（パルミチン酸），ガラクツロン酸γ-ラクトンなど．
- **引用文献**　**名医別録**▶胸痺を主り，人面を悦沢にす（栝樓根の實の項より引用）．
  重校薬徴▶痰飲を主治す，故に結胸，胸痺，心痛，喘息，咳唾を治す（栝蔞実の項より引用）．
  気血水薬徴▶痰飲血気を閉ざすものを治す（瓜呂実の項より引用）．
  中薬学講義▶清熱散結，化痰導滞（瓜蔞の全瓜蔞の項より引用）．
- **性　味**　甘，寒．
- **現代における効能主治**　肺の乾燥を潤す，去痰する，腸の代謝をよくする．熱性の痰と咳，乾燥性便秘，化膿性の腫れもの，乳汁の分泌不足を治す．
- **付　記**　腸を潤し，便を通じる作用があるので，軟便性の下痢のものへの使用には留意する．

傷寒論・金匱要略における運用法

◆効能主治◆
胸部の痰飲を除き，結胸，喘息，咳嗽，痰の多いもの，胸心痛，短気，胸痺を治す．

①**治胸痺作用**——痰飲を除き胸痺を治す．『金匱要略』では栝楼実を胸痺治療の特効薬と考えている．

②**治結胸作用**——痰飲を除き小結胸を治す．ちなみに，より重い症状を呈する大結胸には大黄を主薬とする大陥胸湯を用いる．

◆代表的な配合応用と処方◆

治胸痺作用

栝楼実 ＋ 薤白（治胸痺） → 括蔞薤白白酒湯，括蔞薤白半夏湯

胸部の水滞により起こる胸痺を治す．胸痺治療の基本配合である．

鎮咳去痰薬

栝楼実・射干・訶子

栝楼実 ＋ 半夏（去痰） → 小陷胸湯　　　　　　　　　治結胸作用

強力な去痰飲作用を示す．水滞と熱が結びついて胸部に痰飲が詰まった状態を治す．さらに清熱健胃作用をもつ黄連を加えれば，小結胸の主方剤である小陷胸湯となる．

＜配合処方＞栝蔞薤白白酒湯，栝蔞薤白半夏湯，枳実薤白桂枝湯，小陷胸湯．以上4処方．

射干（金）　烏扇（金）

- **基原**　ヤメ科ヒオウギ *Belamcanda chinensis* の根茎を乾燥したもの．
- **異名・別名**　烏蒲，黄遠，烏吹．
- **成分**　フラボン配糖体（belamcandin, iridin）．
- **引用文献**
  - 神農本草経▶欬逆上気，喉痺咽痛，消息を得ざるを主り，結気を散じ，腹中邪逆，食飲大熱を主る（射干の項より引用）．
  - 薬能方法弁▶能熱を瀉し，血を散じ，腫を消し，痰結を解し，老血を消し，陰分の積痰を行らす，喉痺，咽痛の要薬たり，又能結核，瘰癧，便毒，癥母を消し，経閉を通じ，大腸を利し，気を鎮め，目を明にす（烏扇の項より引用）．
  - 中薬学講義▶清熱解毒，消痰涎，利咽喉（射干の項より引用）．
- **性味**　苦，寒．
- **現代における効能主治**　清熱解毒，行血，去痰作用をもつ．のどの腫痛，咳逆上気，痰の多いもの，るいれき，癥母，無月経，化膿性の腫れものを治す．

傷寒論・金匱要略における運用法

◆効能主治◆
咳逆上気を治し，咽喉を利し，痰を除き，喘鳴を治す．また清熱し，散結する．

①鎮咳去痰作用——気を降ろし，咽喉部の炎症を除き鎮咳をはかる．
②清熱散結作用——清熱して癥母を治す．

◆代表的な配合応用と処方◆

射干 ＋ 紫苑（鎮咳去痰）＋ 款冬花（鎮咳去痰）→ 射干麻黄湯　　　　鎮咳去痰作用

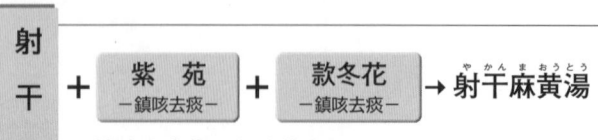

鎮咳去痰作用を強化する．

射干 + 麻黄（治喘） + 款冬花（補津鎮咳） + 細辛（温補鎮咳） + 五味子（鎮咳） → 射干麻黄湯

喘息, 咽喉不利, 喘鳴(ぜんめい)を治す.

清熱散結作用

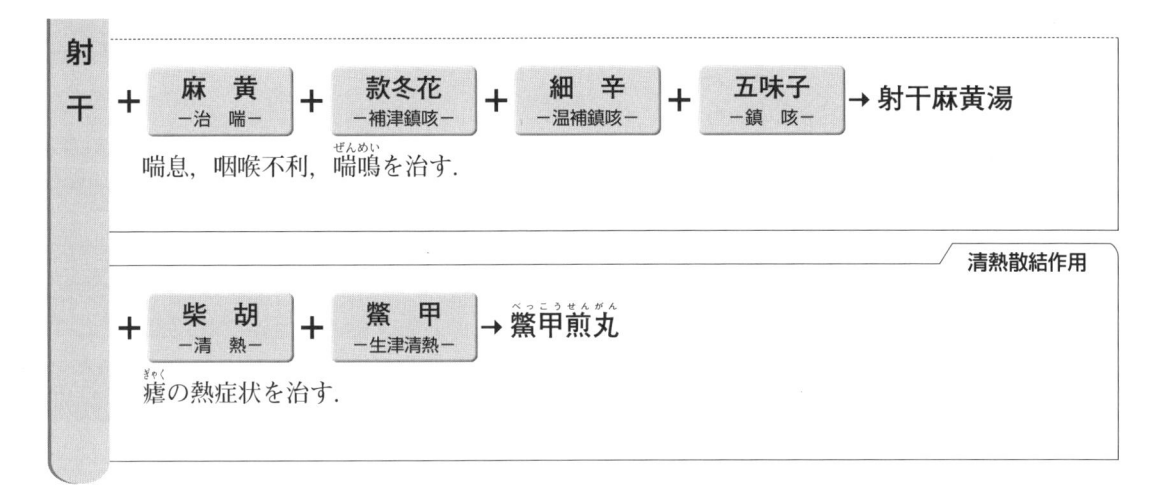

+ 柴胡（清熱） + 鱉甲（生津清熱） → 鱉甲煎丸(べっこうせんがん)

瘧(ぎゃく)の熱症状を治す.

＜配合処方＞鱉甲煎丸, 射干麻黄湯. 以上2処方.

訶子(かし) 訶梨勒(かりろく)㊎

- **基 原** シクンシ科① *Terminalia chebula* Retzius の果実〈局外生規収載〉. 中国では①および *T. chebula* Retz. var. *tomentella* Kurt. を基原植物としている.
- **異名・別名** 訶黎勒(かりろく), 唐訶子(からかし), ミロバラン, テルミナリア.
- **成 分** タンニン 20～40%（エラグタンニン：ケブリン酸, ケブラグ酸）など.
- **引用文献** 重修政和経史証類備用本草▶冷気, 心腹脹満, 食を下すを主る（訶梨勒の項より引用）.
薬能方法弁▶能気(よく)を泄し, 痰を消し, 瀉(しゃ)を止め, 胃を開き, 気膈(きかく), 腹脹冷痛, 嘔逆(おうぎゃく), 痰嗽喘急(そうぜんきゅう), 泄利(せつり), 脱肛, 腸風崩胎(ちょうふうほうたい)を治し, 音を開き, 渇を止む（訶黎勒の項より引用）.
中薬学講義▶渋腸止瀉, 斂肺下気（訶黎勒の項より引用）.
- **性 味** 苦酸渋, 温.
- **現代における効能主治** 斂肺(れんぱい)作用を有す, 腸を収斂し下痢を止める, 下から突き上げるような咳を治す. 慢性的な咳により声の出ないもの, 慢性の下痢, 脱肛, 血便, 不正子宮出血, 帯下(たいげ), 遺精, 頻尿を治す.

傷寒論・金匱要略における運用法

◆効能主治◆

　胃腸虚弱で, 腹部が膨満し, 下痢して, ガスとともに大便のもれるものを治す. なお, 配合処方としての訶梨勒散は一味であるが, 散剤を服用する際に用いる粥が胃腸を温める作用をもち, 止瀉作用の補助の働きをしている. 全体としては胃腸を温め, 腹部の膨満と慢性の下痢を治す作用をもつことになる.

◆代表的な配合応用と処方◆

訶梨勒散は単味処方のため配合応用なし．

＜配合処方＞訶梨勒散．以上1処方．

沢漆(たくしつ)㊎

基　　原	トウダイグサ科トウダイグサ *Euphorbia helioscopia* の全草．
異名・別名	澤漆(たくしつ)，沢漆汁(たくしつじゅう)，漆茎(しつけい)，五鳳草(ごほうそう)，緑葉緑花草(りょくようりょくかそう)，猫児眼睛草(びょうじがんせいそう)．
成　　分	フラボノイド（クエルセチン，トリヒマリン），刺激成分（ジテルペンエステル）など．
引用文献	**神農本草経**▶皮膚の熱，大腹の水気，四肢面目の浮腫，丈夫陰気不足を主る（澤漆の項より引用）． **薬能方法弁**▶能痰を消し，熱を退け，嗽を止め，虫を殺し，水を行らし，腫を治し，大小腸を利す（澤漆の項より引用）． **中薬学講義**▶行水消痰（澤漆の項より引用）．
性　　味	辛苦，涼．
現代における効能主治	利水作用，去痰作用をもつ．水腫，喘咳，マラリア，細菌性下痢，るいれき，ひぜん，たむし，結核性痔瘻(じろう)，骨髄炎を治す．

傷寒論・金匱要略における運用法

◆効能主治◆

利水をはかり，鎮咳去痰する．

◆代表的な配合応用と処方◆

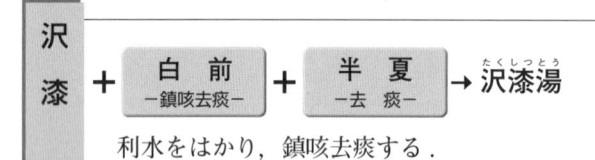

鎮咳去痰作用

沢漆 ＋ 白前 －鎮咳去痰－ ＋ 半夏 －去痰－ → 沢漆湯(たくしつとう)

利水をはかり，鎮咳去痰する．

＜配合処方＞沢漆湯．以上1処方．

◆備考◆

沢漆湯では，沢漆を東流水で煮出し，「沢漆汁」としたものの中に諸薬を入れて煎じている．※東流水の項(p.237)参照

款冬花 (金)

基 原	キク科フキタンポポ Tussilago farfara Linné の花蕾を乾燥したもの.
異名・別名	冬花, 款花.
成 分	トリテルペノイド(ファラジオール, アルニジオール), フラボノイド(ルチン, ヒペリン), トリテルペノイドサポニン, タンニンなど.
引用文献	**神農本草経**▶欬逆上気して善喘するもの, 喉痺, 諸驚癇, 寒熱邪気を主る. **薬能方法弁**▶能熱を瀉し, 肺を潤し, 痰を消し, 煩を除き, 驚を定め, 目を明かにし, 欬逆上気, 気喘, 喉痺, 肺痿, 肺癰, 膿血を欬吐するを治す. これ嗽を治するの要薬たり, 寒熱虚実, 皆施用すべし. **中薬学講義**▶止咳下気.
性 味	辛, 温.
現代における効能主治	肺の津液を潤し, 下から突き上げる咳を治し, 去痰する. 喘息, 咽喉部の痰のつかえを治す.
付 記	成分のファラジオール, アルニジオールに発癌活性が認められたという報告がある.

傷寒論・金匱要略における運用法

◆効能主治◆
肺の津液を潤し, 咽喉不利を治し, 冷えを除き, 咳嗽喘鳴を治す.

◆代表的な配合応用と処方◆

款冬花 鎮咳去痰作用

款冬花 + 五味子(鎮咳) + 半夏(去痰) → 射干麻黄湯
胸部の痰飲による咳嗽を治し, 透明な薄い痰を除く.

+ 麻黄(鎮咳) + 射干(治咳逆上気) → 射干麻黄湯
喘息, 咽喉不利, 喘鳴を治す.

+ 紫苑(降気去痰) + 射干(治咳逆上気) → 射干麻黄湯
鎮咳去痰作用を強化する.

＜配合処方＞射干麻黄湯. 以上1処方.

紫苑(しおん) 金

基原	キク科シオン *Aster tataricus* Linné fil. の根および根茎〈局外生規収載〉.
異名・別名	紫苑(しおん), 軟紫苑(なんしおん), 青苑(せいおん).
成分	トリテルペノイド（エピフリーデリノール, フリーデリン, シオノン）, トリテルペノイドサポニンなど.
引用文献	**神農本草経**▶欬逆上気(がいぎゃくじょうき), 胸中寒熱, 結気を主る. 蠱毒(こどく), 痿躄(いへき)を去り, 五臓を安んず（紫苑の項より引用）. **薬能方法弁**▶能肺を潤し, 気を下し, 痰を消し, 渇を止め, 寒熱, 結気, 欬逆上気, 喘嗽, 膿血を吐し, 肺部の虚熱, 小児の驚癇(きょうかん)を治す. また能喉痺(よくこうひ)を開き, 悪涎(あくぜん)を取る. **中薬学講義**▶止咳化痰（紫苑の項より引用）.
性味	苦, 温.
現代における 効能主治	肺を温め機能を促進する, 上衝(じょうしょう)した気を降ろす, 痰を除き, 止咳する. 風寒による咳嗽(がいそう), 喘息, 疲労による咳嗽で膿血を吐くもの, 喉痺, 小便不利を治す.

傷寒論・金匱要略における運用法

◆効能主治◆
肺機能を調え, 降気し, 鎮咳去痰作用を促す.

◆代表的な配合応用と処方◆

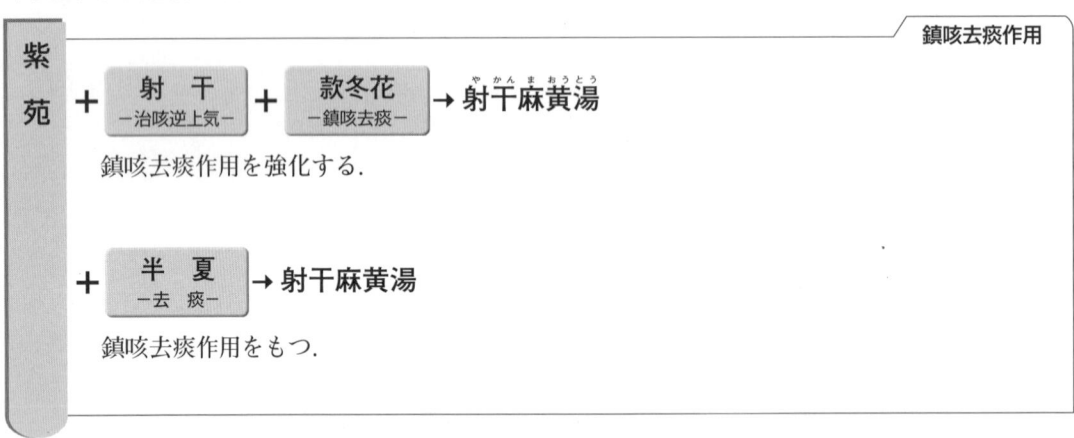

鎮咳去痰作用

紫苑 + 射干 −治咳逆上気− + 款冬花 −鎮咳去痰− → 射干麻黄湯(やかんまおうとう)
鎮咳去痰作用を強化する.

+ 半夏 −去痰− → 射干麻黄湯
鎮咳去痰作用をもつ.

＜配合処方＞射干麻黄湯. 以上1処方.

皂莢(そうきょう) 金

基原	マメ科①サイカチ *Gleditsia japonica*, または②トウサイカチ *G. sinensis* の果実. 中国では,

②を基原植物としている．

異名・別名	皂莢，皀莢，皂角，大皂莢，大皂角．
成　分	トリテルペノイドサポニン（グレジシアサポニン，グレジシオシド），スチグマステロールなど．
引用文献	**神農本草経**▶風痺，死肌，邪気，風頭，涙出を主り，九竅を利し，精物を殺す． **名医別録**▶腹脹満を療し，穀を消し，欬嗽嚢結を除き，婦人胞落ちざるを主り，目を明らかにして，精を益す． **薬能方法弁**▶能肺気を和す，風を捜り，熱を洩し，上下の開竅に通行して，痰涎を涌吐せしむ，鼻に搐すれば，立どころに噴嚏をなす．肺痿，肺癰，中風口噤，胸痺，喉痺を治し，湿を除き，垢を去り，痰を消し，堅を破り，虫を殺し，胎を下す，又風湿，風癩，痰喘，腫満，堅癥，嚢結を治す． **中薬学講義**▶祛痰，開竅．
性　味	辛，温．
現代における 効能主治	風痰を去る，湿のうっ滞を除く，駆虫する．顔面神経麻痺，突発的な頭痛，腸風による血便，下痢，口噤，化膿性の腫れもの，便毒，疥癬様の皮膚病を治す．

傷寒論・金匱要略における運用法

◆効能主治◆
咳逆上気を治し，よく去痰する．また肺癰を治す．

①**治咳逆去痰作用**——降気作用により鎮咳し，去痰をはかる．

②**治肺癰作用**——排膿作用により肺癰を治す．

◆代表的な配合応用と処方◆

皂莢

+ **大棗** －補気精神安定－ → 皂莢丸，桂枝去芍薬加皂莢湯　　〔治咳逆去痰作用〕
咳逆上気を治し，安眠をはかる．また大棗は皂莢の峻烈な作用を緩和する．

+ **甘草** －排膿－ + **生姜** －補脾胃－ → 桂枝去芍薬加皂莢湯　　〔治肺癰作用〕
脾胃の気を行らせて，化膿性疾患の排膿を促し，肺癰を治す．

＜配合処方＞桂枝去芍薬加皂莢湯，皂莢丸．以上2処方．

白前 金

基 原	ガガイモ科 *Cynanchum glaucescens*，または *C. stauntonii* の根と根茎．
異名・別名	石藍，嗽薬．
成 分	セコステロイド配糖体（Glaucoside‐A～J）〔*C. glaucescens* の成分として〕．
引用文献	**名医別録**▶胸脇の逆気，欬嗽上気を主る． **薬能方法弁**▶能降気するを主功とす，故に痰を下し，嗽を止め，肺気の壅実，胸膈の逆満を治す． **中薬学講義**▶降気，下痰，止嗽．
性 味	辛甘，微温．
現代における効能主治	降気作用，瀉肺作用により鎮咳去痰をはかる．肺の炎症による胸部膨満感・喘息・咳嗽・多痰，胃の疼痛を治す．

傷寒論・金匱要略における運用法

◆効能主治◆

鎮咳去痰作用をもつ．

◆代表的な配合応用と処方◆

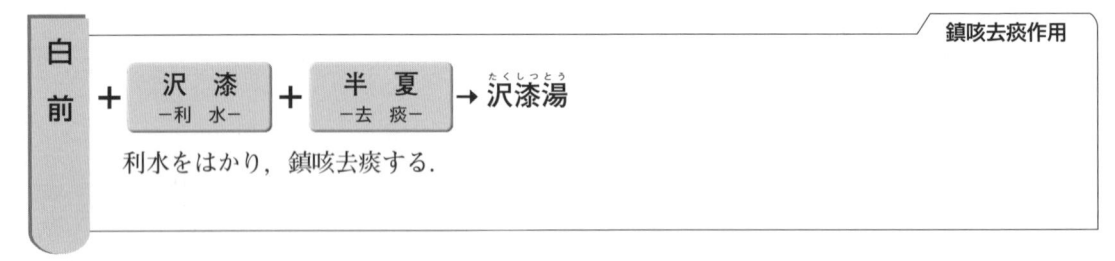

鎮咳去痰作用

白前 ＋ 沢漆 −利水− ＋ 半夏 −去痰− → 沢漆湯

利水をはかり，鎮咳去痰する．

＜配合処方＞沢漆湯．以上1処方．

血薬

　血薬とは血液に働く薬物の総称をいい，補血薬，止血薬，活血駆瘀血薬（破血薬を含む）がある．補血薬は貧血など，血液が少なくなったり，血液が薄くなって起こる病症に対し，増血をはかり，その病状を改善する薬物である．止血薬は出血現象を伴う病症に対して，止血をはかりながらその病状を改善する薬物である．また活血駆瘀血薬とは，血液が体内を行らず，体内の一部に滞って瘀血となり，さらにその瘀血が引き起こす病症を，瘀血を除去することによって改善する薬物のことをいう．また，その駆瘀血作用の強いものを特に破血薬という．なお，瘀血を除く作用のある薬物を総称して，駆瘀血薬ともいう．

I　補血薬

　血液成分を増やし，貧血やそれに伴う疲労倦怠感，めまい，立ちくらみ，冷え性などを改善し，また婦人科系の不調である月経不順，月経痛，月経閉止，不妊症などを治す薬物である．代表方剤としては，当帰芍薬散，当帰散，白朮散，当帰生姜羊肉湯，内補当帰建中湯（当帰建中湯），薯蕷丸，黄連阿膠湯などがあり，補血薬としては，阿膠，当帰，芍薬，生地黄，乾地黄などがある．

阿膠 傷金

基原	ウマ科ロバ *Equus asinus* Linné の毛を去った皮，骨，けんまたは靭帯を水で加熱抽出し，脂肪を去り，濃縮乾燥したもの〈局外生規収載〉．
異名・別名	煮皮，膠，白阿膠，玉阿膠，三千本膠．
成分	コラーゲン，アミノ酸など．
引用文献	**神農本草経**▶心腹内崩して労極まり，洒々として瘧状の如く，腰腹痛み，四肢酸疼，女子下血，胎を安んずるを主る．久しく服すれば，身軽く益気する． **薬徴続編**▶諸の血証を主治す．故に心煩し眠るを得ざる者を兼治す． **中薬学講義**▶補血，止血，滋陰，潤燥．
性味	甘，平．
現代における効能主治	津液を補い，補血する，安胎作用を有す．血虚，過労による咳，吐血，鼻出血，血便，月経不順，子宮の不正大量出血，流産しかかったものを治す．

傷寒論・金匱要略における運用法

◆効能主治◆

　種々の出血を止め，補血し，血虚を補い，滋潤して，精神安定をはかり，不眠を治す．また血虚の

阿膠・当帰

下痢を治す．
①補血作用──阿膠自体で補血作用をもつが，当帰，川芎，芍薬と配合すると，一層その作用が増強される．
②止血作用──あらゆる出血性疾患（鼻出血，吐血，喀血，血便，血尿など）に適用でき，止血する．
③滋潤作用──よく血虚を補う作用があるので，血虚による煩悶・精神不安・不眠を治す．
④健胃補血止瀉作用──人参，生姜，甘草などを加え，下痢を治し，健胃をはかりながら，補血する．

◆代表的な配合応用と処方◆

補血作用

阿膠 ＋ 当帰 －温補補血－ → 芎帰膠艾湯，薯蕷丸

血液を補い，体を温め，貧血を治す．

止血作用

＋ 乾地黄 －補血－ → 芎帰膠艾湯，黄土湯，薯蕷丸

止血と補血を兼ねる配合．

＋ 艾葉 －温補止血－ → 芎帰膠艾湯

止血と温補を兼ねた配合．婦人科系，胃腸系を問わず冷えの強い出血に用いる．

滋潤作用

＋ 黄連 －清熱精神安定－ → 黄連阿膠湯，白頭翁加甘草阿膠湯

滋潤して，血虚を治し，清熱して煩悶感を除き，精神安定をはかる．また止血と止瀉も兼ねる．

健胃補血止瀉作用

＋ 人参 －温補脾胃補血－ → 炙甘草湯，温経湯，薯蕷丸，鱉甲煎丸

胃腸系が弱っており補血剤を与えても十分に補血することができない場合に，胃腸系も補いながら補血する．

＋ 甘草 －補気－ → 白頭翁加甘草阿膠湯，温経湯

下痢して体が虚している時に用いる．

＜配合処方＞温経湯，黄土湯，黄連阿膠湯，芎帰膠艾湯，炙甘草湯，薯蕷丸，大黄甘遂湯，猪苓湯，白頭

翁加甘草阿膠湯，鱉甲煎丸．以上10処方．

当帰 傷/金

基　原	セリ科トウキ *Angelica acutiloba* Kitagawa またはホッカイトウキ *A. acutiloba* Kitagawa var. *sugiyamae* Hikino の根を，通例，湯通ししたもの〈日局15収載〉．中国では，*A. sinensis* Diels を基原植物としている．※備考参照
異名・別名	當歸，大和当帰，大深当帰，北海当帰，唐当帰，朝鮮当帰．
成　分	精油（リグスチリド，ブチリデンフタリド），ポリアセチレン類（ファルカリンジオール，ファルカリノール，ファルカリノロン），コリン，クマリン（スコポレチン）など．
引用文献	**神農本草経**▶欬逆上気，温瘧寒熱の洗洗として皮膚中に在るもの，婦人の漏下，絶子，諸悪瘡瘍，金瘡を主る．煮て之を飲む． **気血水薬徴**▶血滞って気循らざるものを治す． **中薬学講義**▶補血和血，調経止痛，潤腸通便．
性　味	甘辛，温．
現代における効能主治	補血する，血行促進し冷えを除く，止痛する，月経を調える，腸の津液を補い，活動をすみやかにする．外用では，浴剤として血行を促進し冷えを除く．軟膏剤として皮膚組織の回復を早める．月経不順，月経閉止，腹痛，癥瘕，不正子宮出血，貧血性の頭痛，めまい，麻痺，乾燥性便秘，下痢，しぶり腹，化膿性の各種できもの，打撲傷を治す．

傷寒論・金匱要略における運用法

◆**効能主治**◆

血を補い，体を温め，寒を除き，活血して，血流を改善し，冷えにより滞留した瘀血を除き，腹痛を治し，月経を調え，不妊を治し，安胎をはかる．

①**温補補血作用**――あらゆる血病を治す，補血の要品．血を補い，血行を促進し，体を温め，冷えを除き，厥逆を治す．

②**活血駆瘀血作用**――体が冷えて，血流が悪くなっている場合に，駆瘀血薬とともに当帰を配合し，温補して血流の改善をはかる．

③**安胎作用**――温血・補血して血流を改善し，月経を調え，安胎をはかり，不妊を治す．

◆**代表的な配合応用と処方**◆

温補補血作用

当帰 + 芍薬（補血） → 当帰散，内補当帰建中湯，当帰四逆湯，芎帰膠艾湯，当帰四逆加呉茱萸生姜湯，温経湯

温補補血鎮痛に用いる基本配合．芍薬は，温補補血作用を強力にするだけでなく，当帰の血流促進を助ける．

当帰・芍薬

当帰 +

- **芍薬**（補血） + **桂枝**（回陽降気） + **甘草**（補気止痛） → 内補当帰建中湯，当帰四逆湯，当帰四逆加呉茱萸生姜湯，温経湯

  四肢末端の厥逆を治すと同時に鎮痛緩和する．生附子の配合されている四逆湯を用いるほどでない厥逆を治す．

- **羊肉**（温補） → 当帰生姜羊肉湯

  胃腸を温め，よく気血を補う．薬膳スープの元祖ともいえる．通常生姜を加味して中毒を予防し，胃腸機能の促進を促す．

活血駆瘀血作用

- **牡丹皮**（駆瘀血） → 温経湯

  体内に長期にわたる瘀血があり，全体としては虚寒証を呈している場合に用いる配合．

- **赤小豆**（排膿） → 赤豆当帰散

  体内浅部の瘀血を除く時の配合．体表のできものや痔で化膿しているものに用いる．

- **鱉甲**（補血散瘀） → 升麻鱉甲湯，升麻鱉甲湯去雄黄蜀椒

  血熱によって，斑疹，咽喉腫痛して膿血を出すような病変，今でいう温病血分に属すような病変に用いる．

安胎作用

- **芍薬**（補血止痛） + **川芎**（活血） → 当帰散，当帰芍薬散，芎帰膠艾湯，温経湯

  補血去寒作用を最も増強した配合で，『傷寒論』『金匱要略』の温補補血作用の基本配合となる．婦人の月経不順，貧血，不妊症などによく用いられる．

- **芍薬**（補血） + **川芎**（活血） + **黄芩**（清熱） + **白朮**（補益） → 当帰散

  芍薬，川芎の配合に加え，黄芩や白朮を配合することにより，安胎作用が増強される．

- **芍薬**（補血） + **川芎**（活血） + **艾葉**（止血） + **阿膠**（止血） + **乾地黄**（止血） → 芎帰膠艾湯

  芍薬，川芎の配合に加え，艾葉，阿膠，乾地黄を配合することにより，出血の甚だしい場合に用いる．妊娠中の出血，不正子宮出血，痔出血，胃腸出血など種々の出血に用いる．

<配合処方> 烏梅丸，温経湯，芎帰膠艾湯，侯氏黒散，升麻鼈甲湯，升麻鼈甲湯去雄黄蜀椒，薯蕷丸，赤豆当帰散（赤小豆当帰散），続命湯，当帰散，当帰四逆加呉茱萸生姜湯，当帰四逆湯，当帰芍薬散，当帰生姜羊肉湯，当帰貝母苦参丸，内補当帰建中湯（当帰建中湯），奔豚湯，麻黄升麻湯．以上18処方．

◆備考◆

中国産当帰と日本産当帰とは，基原植物が異なる．成分含量も異なるため，現在，日本の漢方処方では，日局15に準拠した日本産当帰のみが使用されている．なお，中国から輸入されているものも，日本の種苗を中国で栽培したものである．

血薬 Ⅰ 補血薬

芍薬 傷 金　白芍薬 傷

基　原	ボタン科①シャクヤク *Paeonia lactiflora* Pallas の根〈日局15収載．局方規格：本品は生薬の乾燥物に対し，ペオニフロリン2.0%以上を含む〉．中国では，①は白芍薬および赤芍薬の基原植物である．なお，この他に *P. veitchii* Lynch を赤芍薬の基原植物としてあげている．
異名・別名	白芍，金芍薬，真芍，赤芍，赤芍薬，山芍．
成　分	変形モノテルペン配糖体（ペオニフロリン），安息香酸，ガロタンニンなど．
引用文献	**神農本草経▶**邪気腹痛を主り，血痺を除き，堅積，寒熱疝瘕を破り，痛みを止め，小便を利し，気を益す． **重校薬徴▶**結実して拘攣するを主治す．故に腹満，腹痛，頭痛，身体疼痛，不仁を治し，下利，煩悸，血証，癰膿を兼治す． **気血水薬徴▶**血気急して循環する能わざるものを治す． **中薬学講義▶**柔肝止痛，養血斂陰，平抑肝陽（白芍の項より引用）．
性　味	苦酸，涼．
現代における効能主治	血を補い，肝機能を調える，胃部の緊張を緩め止痛する，収斂作用により，汗を止める．胸腹脇肋の疼痛，下痢による腹痛，自汗，寝汗，陰虚発熱，月経不順，不正子宮出血，帯下を治す．

傷寒論・金匱要略における運用法

◆効能主治◆

緊張緩和作用により，腹痛，筋肉・関節痛を治す．瀉下薬と配合して瀉下作用および腹痛を緩和する．また補血して血流を促し，生理不順，生理痛などの婦人科系の機能改善をはかる．

①**緊張緩和作用**——四肢および腹部の緊張緩和をはかり，四肢の筋肉痛・けいれん，および腹痛を治し，通便作用を有す．あわせて，強壮作用をもつ．

②**排膿鎮痛作用**——排膿し，痛みを止める．

③**補血鎮痛作用**——補血して血流を促し，瘀血を除き，婦人科系の働きを調え，生理不順・こしけ・

芍薬・地黄

生理痛を治す.

◆代表的な配合応用と処方◆

芍薬

緊張緩和作用

+ **桂枝** －治腹痛虚労－ → 桂枝加芍薬湯, 小建中湯

腹痛や虚労を治療する. 芍薬の配合比率を上げると, 下焦の陽気を補い, 強壮作用・通便作用をもつ.

+ **甘草** －緊張緩和－ → 芍薬甘草湯

緊張を緩和し, 内臓痛, 筋肉痛を治す. ただし湿邪や水滞を伴う場合には用いない. ※甘草の項(p.104)参照

+ **大黄** －瀉下－ → 桂枝加大黄湯

瀉下作用を緩和し, 大黄単独で用いた時に伴いがちな腹痛を和らげる.

排膿鎮痛作用

+ **枳実** －排膿－ → 枳実芍薬散, 排膿散

排膿し, 化膿性疾患を治す. また, 腹痛を治す.

補血鎮痛作用

+ **当帰** －補血－ → 当帰芍薬散, 当帰散, 芎帰膠艾湯, 温経湯

補血して血流を促し, 体を温め, 婦人科系の機能改善をはかり, 生理痛, 生理不順, 不妊症, 冷え性を治し, 安胎作用も兼ねる.

<配合処方> 烏頭桂枝湯, 烏頭湯, 温経湯, 黄耆桂枝五物湯, 黄耆建中湯, 黄耆芍薬桂枝苦酒湯, 黄芩加半夏生姜湯, 黄芩湯, 王不留行散, 黄連阿膠湯, 葛根加半夏湯, 葛根湯, 括蔞桂枝湯, 甘遂半夏湯, 枳実芍薬散, 芎帰膠艾湯, 桂枝加黄耆湯, 桂枝加葛根湯, 桂枝加桂湯, 桂枝加厚朴杏子湯, 桂枝加芍薬生姜各一両人参三両新加湯, 桂枝加芍薬湯, 桂枝加大黄湯（桂枝加芍薬大黄湯）, 桂枝加附子湯, 桂枝加竜骨牡蛎湯, 桂枝去桂加茯苓白朮湯, 桂枝芍薬知母湯（桂芍知母湯）, 桂枝湯, 桂枝二越婢一湯, 桂枝二麻黄一湯, 桂枝茯苓丸, 桂枝麻黄各半湯（桂麻各半湯）, 柴胡桂枝湯, 四逆散, 芍薬甘草湯, 芍薬甘草附子湯, 小建中湯, 小青竜加石膏湯, 小青竜湯, 薯蕷丸, 真武湯, 大黄䗪虫丸, 大柴胡湯, 当帰散, 当帰四逆加呉茱萸生姜湯, 当帰四逆湯, 当帰芍薬散, 土瓜根散, 内補当帰建中湯（当帰建中湯）, 排膿散, 附子湯, 鼈甲煎丸, 奔豚湯, 麻黄升麻湯, 麻子仁丸. 以上55処方.

◆備考◆

1)『傷寒論』『金匱要略』においては, 芍薬は, 通常「芍薬」という記載のみで,「赤芍薬」は登場しない.「白芍薬」についても芍薬甘草湯1方のみに登場するだけである. また, この「白芍薬」の

記載についても，以下に述べるように後人の誤写の可能性が高いと考えられる．中国の「赤芍薬」と「白芍薬」はおそらく根の内色で赤白を区別したものと考えられるが，中国では3〜4世紀頃までは，芍薬の赤白の区別はなかったと考えられている．この区別が初出するのは500年頃のことで，『神農本草経集註』にその記載がみられ，薬効の差にも若干触れられている．なお，歴代本草書を検討するに，宋代には赤白の区別はかなりはっきりとしたものになったと考えられる．

2）現代中国では「白芍薬」と「赤芍薬」は明確に区別されており，効能の違いについては，両者とも内臓痛・婦人科系疾患に用いられるが，胃腸系疾患および自汗があるものについては「白芍薬」が，瘀血排泄の効果を狙うものについては「赤芍薬」が多く用いられる．

地黄　生地黄 傷金　乾地黄 金

- **基　原**　ゴマノハグサ科①アカヤジオウ *Rehmannia glutinosa* Liboschitz var. *purpurea* Makino または② *R. glutinosa* Liboschitz の根〈日局15収載〉．中国では，②を基原植物としている．なお，生のものを生地黄（中国では鮮地黄），乾燥したものを乾地黄という．
- **異名・別名**　鮮地黄，地髄，原生地，乾生地，芐，苄，生地黄汁．
- **成　分**　イリドイド配糖体（カタルポール），ヨノン配糖体，フェネチルアルコール配糖体など．
- **引用文献**　**神農本草経**▶折跌絶筋，傷中を主り，血痺を逐い，骨髄を填じ，肌肉を長じ，湯を作りて寒熱積聚を除き，痺を除く．生はもっとも良し（乾地黄の項より引用）．

  重校薬徴▶血証および水病を主治す．

  気血水薬徴▶血脱するものを治す．

  中薬学講義▶鮮地黄清熱，涼血生津，乾地黄大体相同じくして以って滋陰に長を見る（鮮地黄の項より引用）．
- **性　味**　甘苦，涼．
- **現代における効能主治**　津液と血を滋養し，清熱する．陰虚発熱，糖尿病，吐血，鼻出血，不正子宮出血，月経不順，妊娠中の胎動不安，乾燥性便秘を治す．
- **付　記**　消化作用を抑制する欠点があるので，胃腸を保護するためにしばしば人参の配合された方剤と併用する．

傷寒論・金匱要略における運用法

◆効能主治◆

　血を補い，血熱，虚労，煩熱を治し，精神安定をはかり，また止血作用により下血を止める．あわせて利水止渇作用を有す．生地黄は，特に治血熱・生津作用に優れる．

①**補血止血作用**——血を補い，止血する．他の止血薬と配合すると，一層止血作用が増強される．

②**清熱滋潤作用**——よく津液と血を滋養し，清熱し，乾燥性の咳を止める．主に，津液不足の体質に用いる．この作用は生地黄の方が乾地黄より強い．

③治血熱除煩作用──他の清熱薬と配合して血熱による煩熱を治す．応用として，血熱による皮膚掻痒症を治すことができる．

④補虚作用──他の滋養強壮薬と配合して，血虚を治す．

⑤利水止渇作用──他の利水薬との配合により，利水作用を現す．

◆代表的な配合応用と処方◆

地黄

補血止血作用

地黄 ＋ 阿膠（止血） → 炙甘草湯*，黄土湯**，芎帰膠艾湯**，薯蕷丸**

出血性疾患に用いる基本配合，補血止血作用により婦人科系の出血に多く用いられる．

*は生地黄，**は乾地黄を用いる処方（以下同）

清熱滋潤作用

＋ 百合（生津精神安定） → 百合地黄湯*

津液を補いながら清熱し，煩躁，虚煩による不眠を治す．また精神安定をはかる．

治血熱除煩作用

＋ 苦参（清熱） → 三物黄芩湯**

手足の煩熱のほか，炎症性の皮膚炎，皮膚掻痒症に用いる．

＋ 牡丹皮（治血熱） → 八味腎気丸**

よく血熱を治す．煩熱をとり皮膚掻痒を治し，各種の出血を治す．

補虚作用

＋ 芍薬（補血） → 芎帰膠艾湯**，大黄䗪虫丸**，薯蕷丸**

血虚によるめまい，月経の出血量の少ないもの，および各種の血虚証を治す．

利水止渇作用

＋ 沢瀉（利水） → 八味腎気丸**

小便不利を治す．

＜配合処方＞
・生地黄として処方されているもの／炙甘草湯，百合地黄湯，防已地黄湯．以上3処方．

・**乾地黄として処方されているもの**／黄土湯, 芎帰膠艾湯, 三物黄芩湯, 薯蕷丸, 大黄䗪虫丸, 八味腎気丸（八味地黄丸）. 以上 6 処方.

◆**備考**◆

1）『傷寒論』『金匱要略』においては乾地黄と生地黄が用いられ, 熟地黄は存在しない. 熟地黄は宋代の『本草図経』に初出する. その当時, 虚証の甚だしいものには体を冷やすことないよう, 蒸して乾した熟地黄が用いられたのである.

2）現代の中薬学では, 生地黄（鮮地黄）と乾地黄は同様に清熱涼血薬として分類されるが, 熟地黄は補血薬として分類され, 生地黄（鮮地黄）・乾地黄とは効能が明確に分かれている.

Ⅱ　止血薬

痔出血, 下血, 月経出血過多, 鼻出血, 胃潰瘍・十二指腸潰瘍による出血, 打撲傷による出血など各種の出血性疾患に用い, 出血を止めることによって, 病状の改善をはかる薬物である. 代表方剤としては, 芎帰膠艾湯, 白頭翁加甘草阿膠湯, 栢葉湯（柏葉湯）, 黄土湯, 赤豆当帰散（赤小豆当帰散）, 桃花湯, 王不留行散などがある. 止血薬としては, 艾葉, 伏竜肝, 側柏葉, 王不留行, 桑白皮, 萹蓄細葉, 馬通汁などがある.

艾葉㊎　艾㊎

基原　キク科ヨモギ *Artemisia princeps* Pampanini またはヤマヨモギ *A. montana* Pampanini の葉および枝先〈局外生規収載〉. 中国では, ヨモギと近縁の *A. argyi* Levl. et Vant. を基原植物としている.

異名・別名　艾叶, 医草, 灸草, 家艾.

成分　タンニン類（ジカフェオイルキナ酸, クロロゲン酸）, 精油（シネオール）など.

引用文献　**名医別録**▶百病に灸するを主る. 下痢, 吐血, 下部䘌瘡, 婦人漏血を止め, 陰気を利し, 肌肉を生じ, 風寒を辟け, 人をして子を有らしむるに, 煎を作すべし.

薬能方法弁▶純陽の性, 能絶るに垂とするの, 元陽を回らし, 気血を理め, 寒湿を逐い, 子宮を暖ため, 諸血を止む, 中を温め, 鬱を開き, 経を調え, 胎を安んじ, 吐衄崩帯, 腹痛, 冷痢, 霍乱轉筋を治し, 蚘を殺し, 癬を治す. これを灸にすれば能気血を透して, 百病を治す. 然れども, 血熱邪熱ある者は, 禁ずべし. これ世人の能知る所なり.

中薬学講義▶散寒除湿, 温経止血（艾叶の項より引用）.

性味　苦辛, 温.

現代における効能主治　気血の流れを調える, 寒湿を除き, 血行を促進する, 止血する, 安胎する. 腹部の冷えによる痛み, 下痢による筋肉のけいれん, 慢性下痢, 吐血, 鼻出血, 下血, 貧血, 月経

不順，不正子宮出血，帯下，流産しかかったもの，できもの，疥癬を治す．外用では，浴剤として血行を促進し，冷えを除く．

傷寒論・金匱要略における運用法

◆**効能主治**◆

　虚寒性の出血性疾患（子宮出血・血便・血尿・吐血）に用いて，よく止血し，体を温め血虚を治し，流産を予防する．

◆**代表的な配合応用と処方**◆

止血作用

艾葉 ＋ 側柏葉 —止血— → 柏葉湯（柏葉湯）

　他の止血薬とともに配合し，虚寒性の出血性疾患（子宮出血・血便・血尿・吐血）に用い，止血する．

＋ 阿膠 —止血補血虚— → 芎帰膠艾湯

　出血して血虚を呈しているものに対し，止血して体を温め，血虚を補う．また流産の予防に用いる．

＜配合処方＞芎帰膠艾湯，柏葉湯（柏葉湯）．以上2処方．

◆**備考**◆

　『傷寒論』『金匱要略』には外用方として灸法が登場するが，灸に用いるモグサは艾葉の繊毛を集めたものである．灸法の基原は古く，『孟子』にすでに登場している．本草書における初出は『名医別録』となる．

伏竜肝　竈中黄土 金

基　原　中国の黄土で作られ，多年使用された竈の底の焼土．

異名・別名　竈内黄土，竈中土，釜下土，灶心黄土，黄土．

成　分　黄土地帯のカマドの焼土：SiO_3，Fe_2O_3，MgO，アルカリ，アルカリ土類．

　熱灼七輪の破片（日本産伏竜肝の代用品）：SiO_3，MgO，CaO，Na_2O，K_2O，SiO_3，Cl，Fe_2O_3，Al_2O_3．

引用文献　名医別録▶婦人崩中，吐血を主り，欬逆を止め，止血し，癰腫毒気を消す．

　薬能方法弁▶中を調え，湿を去り，腫を消し，欬逆，反胃，吐衄崩帯，尿血，遺精，腸風，癰腫を治す．

| 性　味 | 辛, 温. |

| 現代における効能主治 | 胃腸を温め, 湿を除く, 止嘔し, 止血する. 嘔吐, 反胃, 腹痛, 下痢, 吐血, 鼻出血, 血便, 血尿, つわり, 不正子宮出血, 帯下, 化膿性のできもののくずれたものを治す. |

傷寒論・金匱要略における運用法

◆効能主治◆

脾胃を温め, 止血する.

◆代表的な配合応用と処方◆

止血作用

伏竜肝 ＋ 阿膠 ―止血― → 黄土湯

止血作用を増強する配合. 下血や吐血, 不正子宮出血を治す.

＜配合処方＞黄土湯. 以上1処方.

側柏葉　栢葉 金

| 基　原 | ヒノキ科コノテガシワ *Thuja orientalis* (= *Biota orientalis*) の葉. 中国では *Platycladus orientalis* (L.) Franco の枝梢および葉を基原としている. |

| 異名・別名 | 栢葉, 叢柏葉. |

| 成　分 | 精油（α-ピネン, セスキテルペンアルコール）, ロウ（ユニペリン酸, サビニン酸）, タンニン, フラボノールなど. |

| 引用文献 | **名医別録**▶吐血, 衄血, 痢血, 崩中赤白を主り, 身を軽くして, 気を益す. 人をして寒暑に耐えさしめ, 湿痺を去り, 飢を止む (柏實の項の柏葉の部分より引用).
薬能方法弁▶最も能血分を清うす, 補血の要薬たり, 吐衄崩利, 一切の血症を止め, 冷風, 湿痺歴節風痛を去り, 肌を生じ, 虫を殺す, 炙りて凍瘡に響す, 汁は髭髪を烏くす (柏葉の項より引用).
中薬学講義▶涼血, 止血 (側柏叶の項より引用). |

| 性　味 | 苦渋, 寒. |

| 現代における効能主治 | 涼血, 止血, 去風湿作用をもつ. できものの消炎をはかる. 吐血, 鼻出血, 血尿, 血便, 下痢, 腸風, 不正子宮出血, リウマチによる痺痛, 細菌性下痢, 高血圧, 咳嗽, 丹毒, 耳下腺炎, やけどを治す. |

血薬 II 止血薬

傷寒論・金匱要略における運用法

◆**効能主治**◆

止血作用をもつ．

◆**代表的な配合応用と処方**◆

側柏葉 ＋ 艾葉（止血） ＋ 馬通汁（止血） → 栢葉湯（柏葉湯） ［止血作用］

側柏葉，艾葉，馬通汁の協力作用により，体を温め，止血作用を増強する．

＜配合処方＞ 栢葉湯（柏葉湯）．以上1処方．

王不留行（金）

基原	ナデシコ科ドウカンソウ *Vaccaria segetalis*（=*V. pyramidata*）の成熟種子．
異名・別名	不留行，王不流行，禁宮花，金盞銀台．
成分	デンプン，トリテルペノイドサポニン，アルカロイド，環状ペプチド，フェニルプロパノイド，フラボノイド，ステロイドなど．
引用文献	**神農本草経**▶金瘡を主り，血を止め，痛を逐い，刺を出し，風痺内寒を除く． **薬能方法弁**▶能金瘡の亡血を治し，血を止め，痛を逐，小便を利し，竹木刺を出し，誤て鐵石を呑むを治す，瘀毒を和し，血脈を通ずる． **中薬学講義**▶行血調経，下乳消腫．
性味	苦，平．
現代における効能主治	行血・通経作用，催乳作用をもつ，できものの腫れを治す．無月経，乳汁分泌困難，難産，血尿，淋瀝，化膿性の腫れもの，金瘡出血を治す．

傷寒論・金匱要略における運用法

◆**効能主治**◆

焼いて灰にしたものを内服または外用して，刃物などによる外傷や化膿性のできものに用いる．また内服して産後の出血を治す．

参考：『金匱要略』には王不留行の催乳消腫作用や活血通経作用に対する使用例はない．

◆代表的な配合応用と処方◆

| 王不留行(灰) + 桑白皮(灰) －止血－ + 蕳藘細葉(灰) －止血－ → 王不留行散 | 止血治金瘡作用 |

止血作用があり，刃物による外傷などに用いる．外用にも，内服にも用いる．

＜配合処方＞王不留行散．以上1処方．

桑白皮　桑東南根㊎
（そうはくひ）（そうとうなんこん）

- **基　原**　クワ科マグワ *Morus alba* Linné の根皮〈日局15収載〉．
- **異名・別名**　桑東南根白皮，桑根白皮，桑根皮，桑皮，白桑皮．
- **成　分**　プレニルフラボン誘導体（モルシン，クワノンA〜H），トリテルペノイドなど．
- **引用文献**　**神農本草経**▶傷中，五労，六極の羸痩，崩中，脈絶するを主り，虚を補い，気を益す（桑根白皮の項より引用）．
  薬能方法弁▶能大小便を利し，瘀血を散じ，気を下し，水を行らし，痰を清し，嗽を止め，肺熱，喘満，唾血，熱渇，水腫，臚脹を治す．
  中薬学講義▶瀉肺平喘，行水消腫．
- **性　味**　甘，寒．
- **現代における効能主治**　肺の炎症を鎮め喘咳を治す，水滞・水腫を除く．肺の炎症による喘咳，吐血，水腫，脚気，小便不利を治す．

傷寒論・金匱要略における運用法

◆効能主治◆

焼いて灰にしたものを内服または外用して，刃物による外傷や化膿性のできものを治す．また内服して産後の出血を治す．

参考：『金匱要略』では鎮咳作用としての使用例はない．

◆代表的な配合応用と処方◆

| 桑白皮(灰) + 蕳藘細葉(灰) －止血－ + 王不留行(灰) －止血－ → 王不留行散 | 止血作用 |

止血作用があり，刃物による外傷などに用いる．外用にも，内服にも用いる．

<配合処方> 王不留行散. 以上1処方.

蒴藋細葉（さくちょうさいよう）[金]　※備考参照

基原	スイカズラ科ソクズ *Sambucus chinensis* の葉.
異名・別名	蒴藋（さくちょう），蒴藋（さくたく），陸英（りくえい），接骨草（せっこつそう）.
成分	ウルソール酸，硝酸カリウム，β-シトステロール，α-アミリンパルミテートなど.
引用文献	**神農本草経**▶骨間の諸痺，四肢拘攣，疼酸，膝寒痛，陰萎，短気不足，脚腫を主る（陸英の項より引用）. **名医別録**▶風瘙癮疹，身痒，湿痺を主る（蒴藋の項より引用）. **薬能方法弁**▶能骨折の諸痺，四肢拘攣疼酸，膝脛寒痛，脚腫を治す．浴湯となして，風瘙，皮肌悪痒，隠疹湿痺を治す（蒴藋の項より引用）.
性味	甘酸，温.
現代における効能主治	去風湿作用，活血駆瘀血作用をもつ．リウマチによる疼痛，腎炎による水腫，脚気による浮腫，痢疾，黄疸，慢性気管支炎，カゼによる皮膚発疹や痒み，丹毒，できもの，打撲傷を治す.

傷寒論・金匱要略における運用法

◆**効能主治**◆

焼いて灰にしたものを内服または外用して，刃物による外傷や化膿性のできものに用いる．また内服して産後の出血を治す．

◆**代表的な配合応用と処方**◆

　　　　　　　　　　　　　　　　　　　　　　　　　　　　止血作用

蒴藋細葉（灰） ＋ **桑白皮（灰）**－止血－ ＋ **王不留行（灰）**－止血－ → **王不留行散**

止血作用があり，刃物による外傷などに用いる．外用にも，内服にも用いる．

<配合処方> 王不留行散. 以上1処方.

◆**備考**◆

1) 本生薬名中の「蒴藋」の部分の読みについて，本書では「さくちょう」を採用したが，『国訳本草綱目』の「蒴藋」の牧野頭注および訳者頭注をみるに，「さくちょう」「さくたく」の2種の読みが考えられる．またこれらの他に「さくだく」という読みもなされている．

2) 蒴藋と陸英について，唐代の『薬性論（やくせいろん）』や『新修本草（しんしゅうほんぞう）』はこれらを同物としたが，後代，異論が

出された．現在，陸英は蒴藋の花とされるが，この説は宗代の『本草図経(ほんぞうずきょう)』が初出である．

馬通汁(ばつうじゅう) 金

基　原	生の馬糞を絞って取った液をいう．
異名・別名	馬通(ばつう)，白馬通(はくばつう)．
成　分	未詳．
引用文献	**名医別録**▶婦人崩中を主り，渇を止め，及び吐下血，鼻衂(びじく)，金瘡(きんそう)を主り，血を止める（白馬莖の項の屎の部分より引用）．
性　味	微温．
現代における効能主治	未詳．

傷寒論・金匱要略における運用法

◆**効能主治**◆

血熱を鎮めて，止血する．

◆**代表的な配合応用と処方**◆

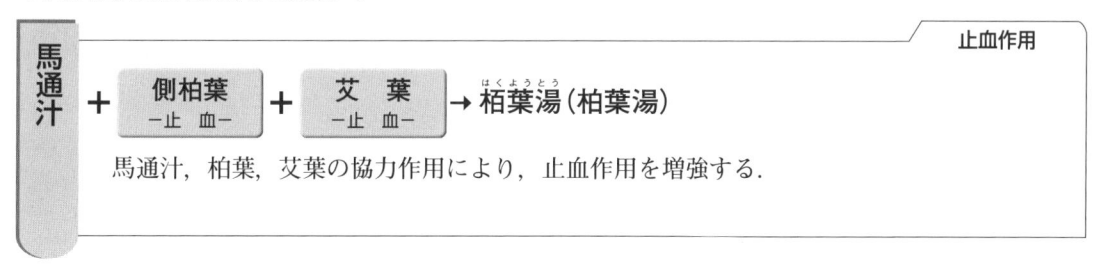

止血作用

馬通汁 ＋ 側柏葉 －止血－ ＋ 艾葉 －止血－ → 栢葉湯(はくようとう)（柏葉湯）

馬通汁，柏葉，艾葉の協力作用により，止血作用を増強する．

＜配合処方＞栢葉湯（柏葉湯）．以上1処方．

III　活血駆瘀血薬

体内に非生理的血液がうっ滞して瘀血(おけつ)となり，それが原因となって起こる諸症を治す薬物である．瘀血によって起こる病症としては，月経痛，月経不順，月経閉止，不妊症，冷えのぼせ，精神不安，ヒステリー，鼻出血，肩こり，頭痛，めまい，高血圧，打ち身などの内出血，吹き出物，痔などがある．これらの婦人科系の病症そのものは補血薬の適応と似ているが，原因としては正反対となる．なお，この駆瘀血作用の強いものを破血薬という．駆瘀血作用をもつ代表方剤としては，桂枝茯苓丸，桃核承気湯，下瘀血湯，大黄牡丹湯（大黄牡丹皮湯），温経湯，旋復花湯，土瓜根散，大黄甘遂湯などがあり，破血作用をもつ代表方剤としては，抵当湯，抵当丸，大黄䗪虫丸などがある．駆瘀血薬としては，牡丹皮，桃仁，川芎，乾漆，土瓜根，紅花，紫葳などがあり，破血薬としては，虻虫，水蛭，䗪虫，䗪螂，鼠婦，蜣蜋などの動物由来のものがある．

牡丹皮㊎　牡丹㊎

基原	ボタン科ボタン *Paeonia suffruticosa* Andrews（*Paeonia moutan* Sims）の根皮〈日局15収載．局方規格：本品はペオノール1.0%以上を含む〉.
異名・別名	丹皮，牡丹根皮，牡丹，丹根．
成分	フェノール類（ペオノール，ペオノシド），モノテルペノイド配糖体（ペオニフロリン，オキシペオニフロリン），タンニンなど．
引用文献	**神農本草経**▶寒熱，中風瘛瘲，痙，驚癇邪気を主る．癥堅瘀血の腸胃に留舎するを除き，五臓を安んじ，癰瘡を療す（牡丹の項より引用）． **気血水薬徴**▶少腹に血凝結するものを治す． **中薬学講義**▶清熱涼血，活血行瘀．
性味	辛苦，涼．
現代における効能主治	清熱し血熱を鎮める，瘀血を除き月経を調える．温病で熱が血分に入った諸症状（発斑，けいれん性発作，吐血，鼻出血，血便，骨蒸労熱），月経不順，腹部の硬結，虫垂炎などの化膿性疾患，打ち身を治す．

傷寒論・金匱要略における運用法

◆効能主治◆

清熱し，瘀血を除き，血熱・煩熱を治す．瘀血に伴う腹痛・月経痛・月経不順・頭痛を治す．また化膿性の腫れものを治す．

① **駆瘀血作用**——駆瘀血作用に優れ，特に婦人の瘀血および瘀血から派生する腹痛，閉経，月経不順，吹き出物などの治療に用いる．駆瘀血作用のある桃仁，大黄，芍薬，桂枝などと配合することが多い．

② **治血熱作用**——瘀血および血熱による炎症や煩熱を除く．大黄や乾地黄と配合する．

◆代表的な配合応用と処方◆

駆瘀血作用

牡丹皮 ＋ **桃仁**（駆瘀血）→ 桂枝茯苓丸，大黄牡丹湯

駆瘀血薬の組み合わせとしては，最も代表的な配合であり，月経痛や月経不順，化膿性の腫れものを治す．

＋ **芍薬**（行血緊張緩和）→ 桂枝茯苓丸，温経湯

沈滞した瘀血を動かし，駆瘀血作用を増強し，あわせて腹痛，月経痛などの鎮痛をはかる．

牡丹皮 + **桂枝** −回陽止痛− → 桂枝茯苓丸, 八味腎気丸, 温経湯

冷えと瘀血が同時に存在する場合に, 回陽して血行を促進させ駆瘀血作用を助ける. また冷えのぼせを除き, 鎮痛をはかる.

+ **桂枝** −回陽止痛− + **芍薬** −行血緊張緩和− → 桂枝茯苓丸

瘀血に伴う腹痛, 頭痛などを治す.

+ **桂枝** −降気− + **茯苓** −降気− → 桂枝茯苓丸

瘀血による気の上衝, 不安を治し, 精神を安定させる.

【治血熱作用】

+ **大黄** −清熱瀉下− → 大黄牡丹湯

瘀血症状に便秘と炎症が加わる場合に用いる.

+ **乾地黄** −治血熱− → 八味腎気丸

よく血熱を治す. 煩熱をとり, 皮膚掻痒を治し, 各種の出血を治す.

＜配合処方＞ 温経湯, 桂枝茯苓丸, 大黄牡丹湯 (大黄牡丹皮湯), 八味腎気丸 (八味地黄丸), 鼈甲煎丸. 以上5処方.

とうにん 桃仁 傷 金

- **基 原** バラ科モモ *Prunus persica* Batsch または *P. persica* Batsch var. *davidiana* Maximowicz の種子〈日局15収載〉.
- **異名・別名** 桃核仁, 桃核人.
- **成 分** 青酸配糖体 (アミグダリン), 脂肪油など.
- **引用文献** **神農本草経**▶瘀血, 血閉瘕, 邪気を主り, 小蟲を殺す (桃核仁の項より引用).
  薬徴続編▶瘀血, 少腹満痛を主治す, 故に腸癰及び婦人の経水不利を兼治す.
  中薬学講義▶破血去瘀, 潤燥滑腸.

桃仁・川芎

性味	苦甘，平．
現代における効能主治	瘀血を除き，血行を促進する，腸の津液を潤し，便通をなめらかにする．無月経，癥瘕，瘀血による発熱・腫痛，関節リウマチ痛，マラリア，打撲傷，乾燥性便秘．

傷寒論・金匱要略における運用法

◆効能主治◆

　強い駆瘀血作用により，固執した古い瘀血を除き，少腹急結を治し，瘀血による炎症を鎮め，精神錯乱を治す，あわせて月経不順を治す，また緩下作用を有す．

①駆瘀血作用——強い駆瘀血作用をもち，月経不順を改善し，瘀血性の充血・炎症を治す．

②緩下作用——桃仁の油成分は杏仁と同様に緩下作用をもつ．他の瀉下薬の大黄や冬瓜子と配合してその作用を増強する．

◆代表的な配合応用と処方◆

【駆瘀血作用】

桃仁 ＋ 虻虫（破血） ＋ 水蛭（破血） → 抵当丸，抵当湯，大黄䗪虫丸

虻虫，水蛭の配合により強力な駆瘀血作用をもち，植物性の駆瘀血薬だけでは，取り除くことのできない，固執した古い瘀血を除く．

＋ 䗪虫（破血） → 下瘀血湯，大黄䗪虫丸，鱉甲煎丸

䗪虫の駆瘀血作用は虻虫，水蛭とほぼ同様であるが，作用はやや穏やかとなる．

＋ 牡丹皮（駆瘀血） → 桂枝茯苓丸，大黄牡丹湯

植物性駆瘀血剤の基本配合である．

【瀉下作用】

＋ 大黄（瀉下） → 下瘀血湯，抵当湯，桃核承気湯，大黄牡丹湯，大黄䗪虫丸

瀉下作用を必要とする場合の駆瘀血剤の基本配合，瀉下作用を増強するだけでなく，大黄のもつ駆瘀血作用と合わせ，一層駆瘀血作用が増強される．

＋ 冬瓜子（緩下排膿） → 大黄牡丹湯

冬瓜子の去痰，排膿，利湿作用および緩下作用により駆瘀血排膿作用と同時に緩下作用が増強される．

<配合処方> 葦茎湯，桂枝茯苓丸，下瘀血湯，大黄䗪虫丸，大黄牡丹湯（大黄牡丹皮湯），抵当丸，抵当湯，桃核承気湯，鱉甲煎丸．以上9処方．

川芎 (せんきゅう) 芎藭 (きゅうきゅう) 金

基原	セリ科センキュウ *Cnidium officinale* Makino の根茎を，通例，湯通ししたもの〈日局15収載〉．中国では，*Ligusticm chuanxiong* Hort. を基原植物としている．
異名・別名	胡藭.
成分	精油（フタリド化合物：クニジリド，ネオクニジリド，リグスチリド，ブチリデンフタリドなど）．
引用文献	**神農本草経**▶中風脳に入りて頭痛し，寒痺，筋攣緩急し，金瘡，婦人血閉，子無きを主る． **気血水薬徴**▶血気上攻する者を治す． **薬能方法弁**▶乃ち血中の気薬，能陽気を助けて血欝を開き，血燥を潤し，血虚を和す，頭目に上行し，血海に下行す，風を去，瘀を散じ，経を調え，痛を止め，湿気頭に在，血虚の頭痛，腹痛，脇風，気欝，血欝，湿瀉，血痢，寒痺，筋攣，心下毒痛，及癥疝，瘡瘍，目疾，男婦一切の血症，一切の癥瘕を治す，能宿血を破り，新血を生ず，尚其方法に就いて，其功を辨識すべし． **中薬学講義**▶活血行気，祛風止痛（川芎の項より引用）．
性味	辛，温.
現代における効能主治	うっ滞した気を行らし，風邪・湿邪を除く．活血し，止痛する．風寒による頭痛・めまい，脇や腹の疼痛，寒邪による筋の麻痺，無月経，難産，後産の下りきらないもの，化膿性の腫れものを治す．

傷寒論・金匱要略における運用法

◆効能主治◆

滞った気血を行らし，瘀血を除き，体を温め，冷え性，月経不順を治し，安胎させ，また風湿を除き，関節炎や神経痛などの痛みを治す．

①温補活血行気作用——滞った気血を行らし，体を温め，生理不順，生理痛，難産，不妊症，頭痛，冷え性などを治す．

②活血駆瘀止痛作用——麻黄，桂枝などの発汗薬と配合すると，風湿を除き，関節炎や神経痛の痛みを止める．

◆代表的な配合応用と処方◆

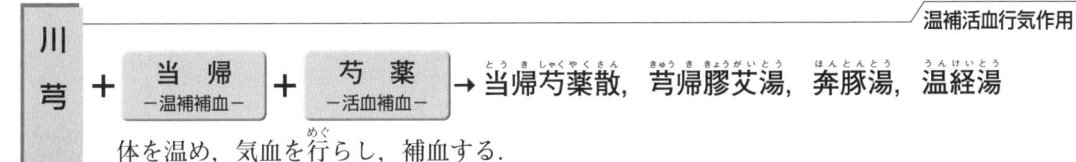

川芎 ＋ 当帰 −温補補血− ＋ 芍薬 −活血補血− → 当帰芍薬散，芎帰膠艾湯，奔豚湯，温経湯 　／温補活血行気作用

体を温め，気血を行らし，補血する．

血薬 Ⅲ 活血駆瘀血薬

川芎
　+ 　白朮　－安胎－　→　当帰散，当帰芍薬散，白朮散

補血安胎作用を示す．これに当帰と芍薬を加味すれば当帰散や当帰芍薬散の基本配合となり，温補薬の蜀椒を加えれば白朮散の基本配合となる．それぞれ安胎薬の代表処方である．

　+ 　酸棗仁　－精神安定－　→　酸棗湯

過労や虚乏などで血流が滞り，神経が高ぶって不眠症となったものを治す．

／活血駆風止痛作用

　+ 　麻黄　－発汗止痛－　→　続命湯

活血行気作用と発汗作用の配合により，血流改善，発汗，去湿作用が強化され，関節炎や神経痛の止痛に働く．桂枝を加えるとさらに増強される．

＜配合処方＞　温経湯，芎帰膠艾湯，侯氏黒散，酸棗湯（酸棗仁湯），薯蕷丸，続命湯，当帰散，当帰芍薬散，白朮散，奔豚湯．以上10処方．

◆備考◆

1）「川芎」の名称は，本来『神農本草経』や『金匱要略』に記載されている「芎藭」であるが，四川省産のものが有名であったため，「川芎」の名称が一般的となった．

2）中国産川芎と日本産川芎とは基原植物が異なる．成分含量も異なるため，日本の漢方処方では日局15に準拠した日本産の川芎が使用されている．

乾漆 ㊎

基原　ウルシ科ウルシ *Rhus verniciflua* の樹皮を傷つけて滲出する漆汁を集めた生漆を乾燥し，固めて団塊状にしたもの．

異名・別名　干漆，漆渣，漆底，漆脚．

成分　フェノール化合物 urushiol，ゴム質．

引用文献　神農本草経▶傷を絶やし，中を補い，筋骨を続ぎ，髄脳を填し，五臓，五緩，六急，風寒湿痺を安んずるを主る．
名医別録▶欬嗽を療し，瘀血，痔結，腰痛，女子の疝瘕を消し，小腸を利し蚘蟲を去る．
薬能方法弁▶能血を行らし，虫を殺し，年深き堅結の積滞を削り，日久しき凝結の瘀血を破る．伝尸，労瘵，癥疝，蚘虫を治す．

性　味	**中薬学講義**▷去瘀，破癥，通経，殺虫（干漆の項より引用）.
性　味	辛，温.
現代における効能主治	駆瘀血する，積を除く，寄生虫を殺す．月経閉止，癥瘕，瘀血，寄生虫による腹内の硬結を治す．

傷寒論・金匱要略における運用法

◆**効能主治**◆
瘀血を除き，女子の疝瘕を治す．

◆**代表的な配合応用と処方**◆

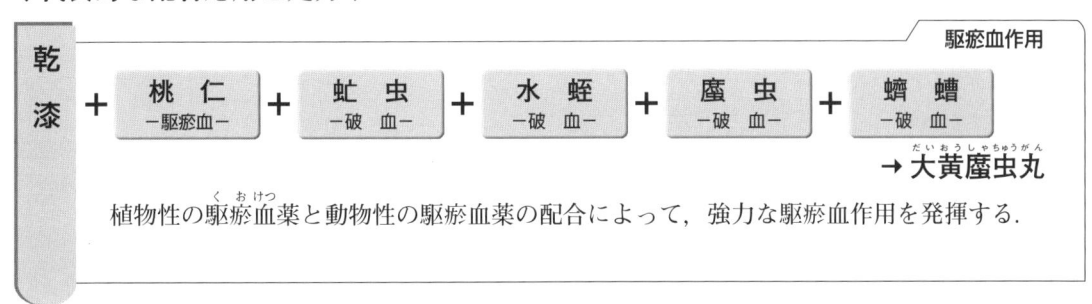

```
                                              駆瘀血作用
┌─────────────────────────────────────────────────────────┐
│乾 ＋ 桃仁 ＋ 䗪虫 ＋ 水蛭 ＋ 虻虫 ＋ 蠐螬             │
│漆   -駆瘀血-  -破血-  -破血-  -破血-  -破血-           │
│                                → 大黄䗪虫丸           │
│ 植物性の駆瘀血薬と動物性の駆瘀血薬の配合によって，強力な駆瘀血作用を発揮する． │
└─────────────────────────────────────────────────────────┘
```

＜配合処方＞大黄䗪虫丸．以上1処方．

土瓜根　傷金

基　原	ウリ科カラスウリ *Trichosanthes cucumeroides* の根．
異名・別名	王瓜，王瓜根，土瓜粉，堵拉，山苦瓜．
成　分	デンプン，アルギニン，コリン．
引用文献	**神農本草経**▷消渇，内痺，瘀血，月閉，寒熱，酸疼を主り，気を益し，聾を愈す（王瓜の項より引用）． **薬能方法弁**▷能熱を瀉し，水を利し，熱病，黄疸，消渇，便数，帯下，月閉，瘀血を治し，大小腸を利す．
性　味	苦，寒．
現代における効能主治	清熱し，津液を補い，瘀血を除く．熱病に伴う煩渇・便秘，黄疸，小便不利，無月経，化膿性の腫れものを治す．

傷寒論・金匱要略における運用法

◆**効能主治**◆
瘀血を除き，月経を調え，少腹が膨満し痛むものを治す．

参考：〈『傷寒論』における土瓜根の特殊な用法について〉『傷寒論』において浣腸剤として用いら

土瓜根・紅花・紫葳

れている蜜煎（蜜煎導）の条文中に「蜜煎導之を通じるに宜し．もしくは土瓜根および大猪胆汁，皆導と為すべし」（蜜煎導は（大便を）通じさせるによい．土瓜根および大猪胆汁も皆（大便を）導くものである）とある．このことから土瓜根を蜜煎導と同じように，浣腸剤として用いていたことが分かる．

◆代表的な配合応用と処方◆

```
                                             駆瘀血作用
土瓜根 ＋ 䗪虫  → 土瓜根散
        －破血－
     瘀血を除き，月経を調える．
```

＜配合処方＞ 土瓜根散．以上1処方．

紅花　紅藍花 金

基　　原	キク科ベニバナ *Carthamus tinctorius* Linné の管状花をそのままたは黄色色素の大部分を除き，圧搾して板状としたもの〈日局15 収載〉．
異名・別名	刺紅花，草紅花．
成　　分	色素（カータミン，サフロールイエロー），脂肪油，リグナン，フラボノイド，ステロール類など．
引用文献	**重修政経史証類備用本草**▶産後血運口噤，腹内悪血盡きず，絞痛，胎腹中に死すを主る．並びに酒に煮て服す．赤，蠱毒，下血を主る（紅藍花の項より引用）． **薬能方法弁**▶能産後の血運，口噤，腹内悪血盡きず，絞痛し，胎腹中に死するを治し，又蠱毒を主る．血を活し，燥を潤し，痛を止め，腫を散じ，経を通ず（紅藍花の項より引用）． **中薬学講義**▶活血通経，去瘀止痛．
性　　味	辛，温．
現代における効能主治	血流を促し月経を通じる．瘀血を除き止痛する．外用では，浴剤として血行を促進し，冷えを除く．無月経，癥瘕，難産，死産，後産の下りないもの，瘀血による痛み，化膿性の腫れもの，打撲傷を治す．

傷寒論・金匱要略における運用法

◆効能主治◆
活血温補して止痛する．

◆代表的な配合応用と処方◆

```
紅花 + 酒 －回陽血行促進－ → 紅藍花酒    温補活血止痛作用
体を温め，血行を促し，婦人科系を改善し，腹中の痛みを止める．
```

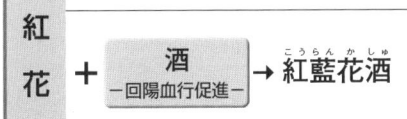

＜配合処方＞紅藍花酒．以上1処方．

紫威 （金）

- **基原**　ノウゼンカズラ科ノウゼンカズラ *Campsis grandiflora* の花．
- **異名・別名**　凌霄花，紫葳，堕胎花，茇華．
- **成分**　精油（フルフラール，5-メチルフルフラール，フルフリルアルコール，2-アセチルフランなど）．
- **引用文献**
  - **神農本草経**▶婦人産乳余疾，崩中癥瘕，血閉，寒熱，羸痩，胎を養うを主る（紫葳の項より引用）．
  - **薬能方法弁**▶能く血分に入り，血中の伏毒の熱を去り，血を破り，瘀を去り，産後の餘疾，崩帯，癥瘕，腸結，血閉，淋閟，風痒血熱風を生ずるを治す（紫葳の項より引用）．
  - **中薬学講義**▶破瘀血，瀉血熱（凌霄花の項より引用）．
- **性味**　酸，寒．
- **現代における効能主治**　清熱し，駆瘀血する．血滞，月経閉止，癥瘕，カゼなどによる痒みを伴う皮膚の炎症症状，酒皶鼻を治す．

傷寒論・金匱要略における運用法

◆効能主治◆

清熱して，瘀血を除く．他の駆瘀血薬と配合することにより，駆瘀血作用の増強をはかる．

◆代表的な配合応用と処方◆

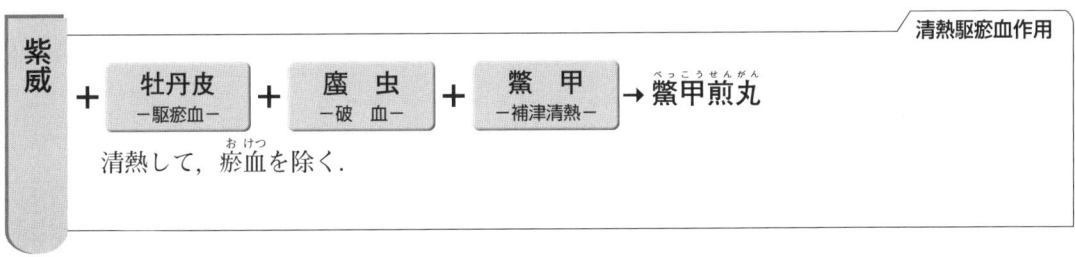

```
紫威 + 牡丹皮 －駆瘀血－ + 䗪虫 －破血－ + 鱉甲 －補津清熱－ → 鱉甲煎丸    清熱駆瘀血作用
清熱して，瘀血を除く．
```

＜配合処方＞鱉甲煎丸．以上1処方．

新絳 金

基原	アカネ科アカネ *Rubia cordifolia* の根および根茎，もしくはアカネから抽出した染料および染めたもの．※備考参照
異名・別名	新絳，茜根，茜草根，蘆茹，茹蘆，地蘇木，活血丹．
成分	色素成分（アリザリン），オキシアントラキノン誘導体（プルプリン，ムンジスチン）．
引用文献	**神農本草経▶**寒湿風痺，黄疸を主り，中を補う． **名医別録▶**血を止め，内崩下血，膀胱不足，蹉跌，蠱毒を主る． **薬能方法弁▶**能寒湿，風痺，黄疸を治し，内崩血下血，膀胱不足，蹉跌，蠱毒を止め，心肺の吐血．瀉血を治し，鼻衄，尿血，産後の血運，月経止まず，帯下，撲損，瘀血，泄精，痔瘻，瘡癤を治し，膿を排し，経脈を通じ，骨節風痛を治し，血を活し，血を行すと云り，これにて，新絳の功能を，察すべし（新絳の項の茜艸の部分より引用）． **中薬学講義▶**涼血，止血，行血（茜草根の項より引用）．
性味	苦，寒．
現代における効能主治	気血を行らす．止血する，通経する．皮下の血行を促進する．吐血，鼻出血，血尿，血便，子宮出血，月経閉止，リウマチによる痛み・しびれ，打撲傷，瘀血による腫れ・痛み，黄疸，慢性気管支炎を治す．

傷寒論・金匱要略における運用法

◆効能主治◆

血行を促進し，瘀血を除き，通経する．『傷寒論』『金匱要略』では旋復花湯にのみ配合され，薬用量も微量である．旋復花湯においては，新絳を他薬と配合し，半産漏下に用いている．

参考：新絳（茜根）は現在は，止血薬としての用法が主となっている．

◆代表的な配合応用と処方◆

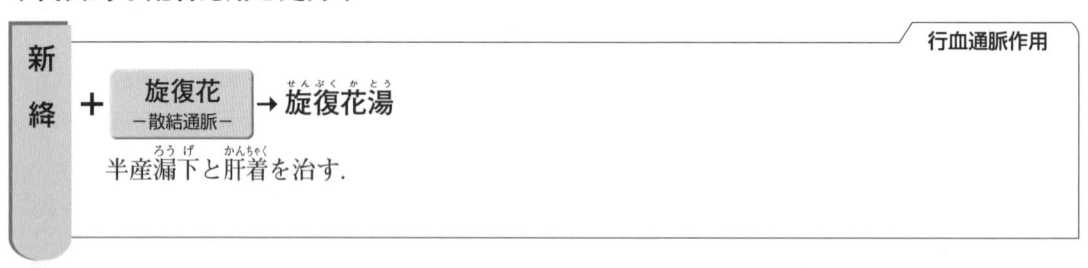

行血通脈作用

新絳 ＋ 旋復花（散結通脈）→ 旋復花湯

半産漏下と肝着を治す．

＜配合処方＞旋復花湯．以上1処方．

◆備考◆

新絳は，『重修政和経史証類備用本草』の茜根の記載中に，「陶隠居云う，絳を染むるは茜根なり」とある．また，宇津木昆台は『薬能方法弁』の中で，「絳は茜根にて染るところの赤色なり．（中略）凡そ茜根にて染るところの，絹帛綿絮の類，其新しき物，皆，新絳なりと知るべし」と記述している．

なお『金匱要略』中にも新絳の分量を，両や分などの重量単位ではなく，「少許（すこしばかり）」としている．以上のことから考えると，新絳は茜根そのものを指すのではなく，染料や染めた布などを指す可能性もあると考えられる．

虻虫（ぼうちゅう） 䗪蟲（ぼうちゅう）［傷］［金］

基　原	アブ科フクタイボウ *Tabanus bivittatus*，またはその他同属昆虫の雌の全虫．
異名・別名	蜚虻，䗪虫，牛虻，瞎蠓．
成　分	脂肪，タンパク質．
引用文献	**神農本草経**▶瘀血を逐い，血積，堅痞癥瘕を破下し，寒熱を主り，血脈及び九竅を通利す（蜚虻の項より引用）．
	薬徴続編▶瘀血，少腹鞕満を主治し，発狂，瘀熱，喜忘，及び婦人の経水不利を兼治す（䗪虫の項より引用）．
	気血水薬徴▶瘀血を治すなり（䗪虫の項より引用）．
	中薬学講義▶破血祛瘀，散結消癥．
性　味	苦，涼．
現代における効能主治	強い駆瘀血作用により，癥瘕，少腹急結，月経不順，月経閉止，打撲に伴ううっ血を治す．

傷寒論・金匱要略における運用法

◆効能主治◆

強力な駆瘀血作用をもつ動物性の破血薬で，甚だしい瘀血に伴う諸症状を治す．時に激しい下痢を伴うことがある．『傷寒論』『金匱要略』中において虻虫は，水蛭，大黄，桃仁とともに用いられている．

◆代表的な配合応用と処方◆

破血作用

虻虫 ＋ 水蛭 −破血− → 抵当湯，抵当丸，大黄䗪虫丸

最も強い作用を示す動物性駆瘀血薬の配合．甚だしい瘀血により狂者のような精神症状を伴うものを治す．

＋ 水蛭 −破血− ＋ 大黄 −瀉下駆瘀血− ＋ 桃仁 −駆瘀血緩下− → 抵当湯，抵当丸，大黄䗪虫丸

駆瘀血作用と瀉下作用の配合．甚だしい瘀血と便秘を治す．瘀血性の浮腫にも効果がある．

＜配合処方＞大黄䗪虫丸，抵当丸，抵当湯．以上3処方．

水蛭 傷金

基原	ヒルド科チスイビル *Hirudo nipponia*, ウマビル *Whitmania pigra*, チャイロビル *W. acranulata* など.
異名・別名	至掌, 蚑, 馬蟥, 紅蛭.
成分	ヒスタミン様物質, ヘパリン, スフィンゴ糖脂質など.
引用文献	**神農本草経**▶悪血, 瘀血, 月閉を逐い, 血瘕, 積聚を破り, 子無きを主り, 水道を利す. **重校薬徴**▶瘀血, 少腹鞕満を主治し, 経水不利を兼ぬ. **気血水薬徴**▶瘀血を治すなり. **中薬学講義**▶破血逐瘀, 散癥通経.
性味	鹹苦, 平.
現代における効能主治	強い駆瘀血作用, 通経作用をもつ, うっ積した瘀血, 癥瘕, 無月経, 瘀血による貧血, 打撲傷, 目の充血・痛み, 角膜ににごりが生ずるものを治す.

傷寒論・金匱要略における運用法

◆効能主治◆

強い駆瘀血作用をもつ. 水蛭の破血作用は虻虫とほぼ同じである. 『金匱要略』においては, 常に虻虫, 大黄, 桃仁とともに配合されている.

◆代表的な配合応用と処方◆

```
                                                              破血作用
水蛭 + 虻虫 → 大黄䗪虫丸, 抵当丸, 抵当湯
      -破血-
強力な駆瘀血作用を示す配合.
```

<配合処方> 大黄䗪虫丸, 抵当丸, 抵当湯. 以上3処方.

䗪虫　䗪蟲 金

基原	ゴキブリ科シナゴキブリ *Eupolyphaga sinensis, Steleophaga plancyi* またはマダラゴキブリ科サツマゴキブリ *Opisthoplatia orientalis* の雌の成虫全体.
異名・別名	地鼈, 土鼈, 簸箕虫.
成分	D-ガラクトサミンなど.
引用文献	**神農本草経**▶心腹寒熱洗洗, 血積, 癥瘕を主り, 堅を破り, 血閉を下し, 子を生ずるに

大いに良し．

薬徴続編▶乾血を主治す，故に少腹満痛，及び婦人の経水不利を兼治す．

薬能方法弁▶能瘀血乾血を破り，経閉を通じ，血塊を砕く，或は乳癰乾痛，破裂するに塗て功あり．

中薬学講義▶破血逐瘀，散癥結，療折傷．

|性　味| 鹹，寒．|

|現代における効能主治| 破血作用をもち，腹部の瘀血による積を除く，皮下の血行を促進する．傷の回復を早める．癥瘕，月経不順，月経閉止，産後の瘀血による腹痛，骨折・打撲傷，舌が硬く腫脹したもの，重舌，肝炎・肝硬変などの肝疾患を治す．|

傷寒論・金匱要略における運用法

◆効能主治◆

強い駆瘀血作用をもつ．ただし，破血薬に分類される䗪虫，虻虫，水蛭の3種の動物薬の中で，䗪虫は最も作用が穏やかである．

参考：『金匱要略』中における䗪虫の効用は駆瘀血薬としてのみであったが，後世，肝炎や肝硬変などの肝臓疾患および骨折の治療などに用いられるようになった．

◆代表的な配合応用と処方◆

破血作用

䗪虫 + **桃仁** —駆瘀血— → 下瘀血湯，大黄䗪虫丸

動物性と植物性の駆瘀血薬の配合．桃仁は動物性駆瘀血薬と調和して乾血およびそれに伴う腹痛を治す．また月経不順にも用いる．便秘を伴う時には大黄を加える．

+ **芍薬** —行血緊張緩和— → 土瓜根散，大黄䗪虫丸，鱉甲煎丸

瘀血による腹痛を治す．および瘀血排泄時の痛みを緩和する．

+ **土瓜根** —駆瘀血— → 土瓜根散

動物性と植物性の駆瘀血薬の配合．月経不順，月経痛を治す．

+ **酒** —温補行血— → 下瘀血湯，土瓜根散，大黄䗪虫丸，鱉甲煎丸

駆瘀血薬に酒を配合すると，酒の血流改善作用により，瘀血を動かしやすくする．ただし月経などの出血量は多くなる．

䗪虫・蠐螬・鼠婦・蛣蜣

| 䗪虫 | + | 虻虫
—破血— | + | 水蛭
—破血— | + | 蠐螬
—破血— | → | 大黄䗪虫丸 |

『金匱要略』における動物性駆瘀血薬4味の配合．駆瘀血薬として最強の配合である．強力な作用を緩和するため，通常，芍薬や桂枝を配合して用いる．

<配合処方> 下瘀血湯，大黄䗪虫丸，土瓜根散，鱉甲煎丸．以上4処方．

蠐螬 金

基　原	コフキコガネ科チョウセンクロコガネ *Holotrichia diomphalia* などの幼虫．
異名・別名	蟦，蟦蠐，老母虫．
成　分	未詳．
引用文献	神農本草経▶悪血，血瘀，痺気，破折の血，胸下に在りて堅満して痛み，月閉，目中淫膚，青翳，白膜を主る． 薬能方法弁▶能く瘀血を下降し，耳目を明らかにす．
性　味	鹹，微温．
現代における 効能主治	破血作用，乳汁分泌作用をもつ．骨折・打撲の痛み，破傷風，咽喉の腫痛，目翳，丹毒，化膿性のできもの，痔を治す．

傷寒論・金匱要略における運用法

◆効能主治◆

破血作用をもち，強い駆瘀血作用を発揮する．

◆代表的な配合応用と処方◆

破血作用

| 蠐螬 | + | 動物性駆瘀血薬
—破血— | + | 植物性駆瘀血薬
—駆瘀血— | + | 大黄
—瀉下清熱— | → | 大黄䗪虫丸 |

䗪虫，虻虫，水蛭などの動物性駆瘀血薬と乾漆，桃仁などの植物性駆瘀血薬の配合で，強い駆瘀血作用をもち乾血を治す．大黄は瀉下清熱作用とともに駆瘀血作用も発揮する．

<配合処方> 大黄䗪虫丸．以上1処方．

鼠婦 (そふ) [金]

基　原	ダンゴムシ科オカダンゴムシ *Armadillidium vulgare* の全虫.
異名・別名	鼠負(そふ), 伊威(いい), 負蟠(ふはん), 蚜蜰(いい), 蟋蟀(しっし), 地虱(じしつ), 鼠頼虫(そらいちゅう).
成　分	還元糖, グリコーゲン, ムコ多糖, 脂肪, コレステロール, ギ酸.
引用文献	**神農本草経** ▶ 気癃(りゅう)して小便を得ず, 婦人月閉, 血瘕(けっか), 癇痓(かんし), 寒熱を主り, 水道を利す.
性　味	酸, 涼.
現代における効能主治	破血し, 利水し, 止痛する. 瘧母(ぎゃくぼ), 月経閉止による癥瘕(ちょうか), 小便不通, ひきつけ, 新生児の臍帯感染による破傷風, 口歯の疼痛, 鵝口(がこう), 諸瘡(そう)を治す.

傷寒論・金匱要略における運用法

◆効能主治◆

破血作用により, 瘀血(おけつ)を除き, 癥瘕(ちょうか)を治す.

参考：使用は鱉甲煎丸1例のみのため, 詳細は不明である.

◆代表的な配合応用と処方◆

```
                                              破血治癥瘕作用
鼠   ＋  ┌─鱉　甲─┐  →  鱉甲煎丸(べっこうせんがん)
婦       │-軟堅治癥瘕-│
         └────────┘
鼠婦の強い駆瘀血(くおけつ)作用と鱉甲の補津(ほしん)軟堅作用により, 癥瘕(ちょうか)を治す.
```

＜配合処方＞鱉甲煎丸. 以上1処方.

蜣蜋 (きょうろう) [金]

基　原	①コガネムシ科タイワンダイコクコガネ *Catharsius molossus*, または②カブトムシ科カブトムシ *Xylotropes dichotomus* の乾燥した成虫全体. なお, 中国では①を基原動物としている.
異名・別名	蜣蜋(きょうろう), 蛣蜣(きっきょう), 天社(てんしゃ), 推車客(すいしゃきゃく), 大烏殻硬虫(だいうかくこうちゅう), 糞球虫(ふんきゅうちゅう).
成　分	1％の有毒成分がある（タイワンダイコクコガネ）. 成分名については不詳である.
引用文献	**神農本草経** ▶ 小児驚癇(しょうにきょうかん), 瘈瘲(けいしょう), 腹脹, 寒熱, 大人癲疾(てんしつ), 狂易を主る.
	薬能方法弁 ▶ 能血熱の譫妄(せんもう), 毒痢の嘔吐, 小児の疳積(かんせき), 疳瘡(かんそう)を治す.
性　味	鹹(かん), 寒.

血薬　Ⅲ 活血駆瘀血薬

蟯螂（きょうろう）・冬瓜子（とうがし）

| 現代における効能主治 | ヒステリー発作を治す，破血する，通便する，ひきつけ，癥瘕（ちょうか），噎膈反胃（いつかくはんい），便秘，小水の出渋るもの，疳積（かんせき），血便下痢，痔，面疔（めんちょう），悪性のできものを治す． |

傷寒論・金匱要略における運用法

◆効能主治◆
　清熱して破血し，癥瘕（ちょうか）を治す．

◆代表的な配合応用と処方◆

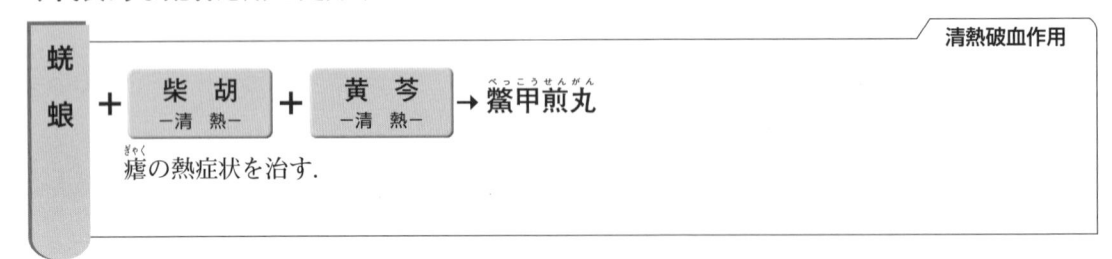

蟯螂 ＋ 柴胡 —清熱— ＋ 黄芩 —清熱— → 鱉甲煎丸（べっこうせんがん）　　清熱破血作用
瘧（ぎゃく）の熱症状を治す．

＜配合処方＞鱉甲煎丸．以上1処方．

排膿薬

　排膿薬とは肺，腸，皮膚などに起こる化膿性疾患において，化膿してできた膿を排出することによって治癒を促進させる薬物のことである．代表方剤としては，排膿散，排膿湯，薏苡附子敗醬散，大黃牡丹湯（大黃牡丹皮湯），葶藶大棗瀉肺湯，桔梗湯，白散，葦茎湯などがあり，排膿薬としては，冬瓜子，赤小豆，敗醬の他，鎮咳去痰薬に分類されている桔梗，活血駆瘀血薬の桃仁，牡丹皮，利水・去湿薬の薏苡仁などがある．

冬瓜子　瓜子㊎　瓜瓣㊎

- **基原**　ウリ科①トウガシ *Benincasa cerifera* Savi または② *B. cerifera* Savi forma *emarginata* K. Kimura et Sugiyama の種子〈日局15収載〉．中国では①を基原植物としている．
- **異名・別名**　白瓜子，冬瓜仁．
- **成分**　タンパク質，脂肪油，トリテルペノイドサポニンなど．
- **引用文献**　
  神農本草経▶人をして悦沢にして顔色を好からしめ，気を益し，飢えせしめず（白瓜子の項より引用）．
  名医別録▶煩満を除き，楽しからざるを主る．久しく寒中に服すれば，面脂を作し，面をして悦沢ならしむべし（白瓜子の項より引用）．
  気血水薬徴▶水を治すなり（瓜子の項より引用）．
  中薬学講義▶清熱滲湿，滑痰排膿．
- **性味**　甘，涼．
- **現代における効能主治**　肺の津液を潤す，痰を除く，化膿性の腫れものを治す，利尿し水分代謝を促す．熱痰，咳嗽，肺癰，腸癰，淋瀝，水腫，脚気，化膿性の痔，酒皶鼻を主治す．

傷寒論・金匱要略における運用法

◆**効能主治**◆
　肺癰，腸癰などの化膿性疾患を治す．

　参考：『金匱要略』の用法は『神農本草経』とも『名医別録』の用法とも異なるが，後世の用法は『金匱要略』に従っている．

◆代表的な配合応用と処方◆

排膿作用

冬瓜子 ＋ 桃仁（駆瘀血） → 葦茎湯，大黄牡丹湯
炎症を鎮め，瘀血を除き，排膿を促す．

冬瓜子 ＋ 牡丹皮（駆瘀血） → 大黄牡丹湯
炎症を鎮め，排膿し，化膿性のできものを治す．

冬瓜子 ＋ 葦茎（清熱排膿） → 葦茎湯
清熱して，肺癰を治す．

冬瓜子 ＋ 薏苡仁（駆瘀血・消腫） → 葦茎湯
排膿を促し，肺癰を治す．

<配合処方> 葦茎湯，大黄牡丹湯（大黄牡丹皮湯）．以上 2 処方．

赤小豆 傷金

- **基原**　マメ科アズキ *Phaseolus angularis*，またはツルアズキ *P. calcaratus* の成熟種子．
- **異名・別名**　赤豆，紅豆，朱小豆．
- **成分**　色素（フラボノイドなど），トリテルペノイドサポニン，フィトステロールなど．
- **引用文献**　**神農本草経**▶水を下し，癰腫膿血を排するを主る．
  中薬学講義▶行水消腫，解毒排膿．
- **性味**　甘酸，平．
- **現代における効能主治**　利水し，去湿する．血流を促し，排膿する．水腫，脚気，黄疸，下痢，血便，化膿性の腫れものを治す．

傷寒論・金匱要略における運用法

◆効能主治◆

排膿する．湿熱を除き，黄疸を治す．催吐作用により，上腹から胸部にかけての邪気を吐出する．

参考：『傷寒論』『金匱要略』には，『神農本草経』や現在の主要な効能である利水消腫作用の用法はみられない．

①排膿作用――体内の膿を排泄する．

②去湿熱治黄疸作用――体内の湿熱を鎮め，黄疸を治す．

③催吐作用――他の催吐薬の催吐作用を補助する．

◆代表的な配合応用と処方◆

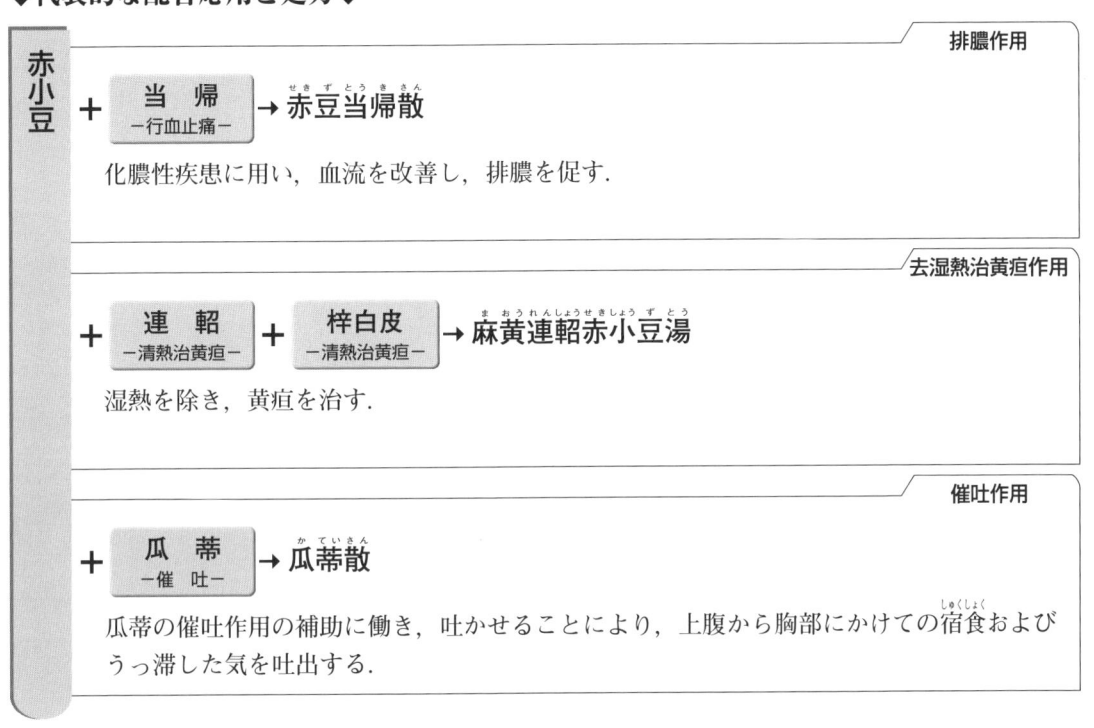

排膿作用

赤小豆 ＋ 当帰（－行血止痛－） → 赤豆当帰散（せきずとうきさん）

化膿性疾患に用い，血流を改善し，排膿を促す．

去湿熱治黄疸作用

＋ 連翹（－清熱治黄疸－） ＋ 梓白皮（－清熱治黄疸－） → 麻黄連軺赤小豆湯（まおうれんしょうせきしょうずとう）

湿熱を除き，黄疸を治す．

催吐作用

＋ 瓜蒂（－催吐－） → 瓜蒂散（かていさん）

瓜蒂の催吐作用の補助に働き，吐かせることにより，上腹から胸部にかけての宿食（しゅくしょく）およびうっ滞した気を吐出する．

＜配合処方＞瓜蒂散，赤豆当帰散（赤小豆当帰散），麻黄連軺赤小豆湯．以上3処方．

敗醬（はいしょう）〔金〕

- **基原** オミナエシ科オトコエシ *Patrinia villosa*，またはオミナエシ *P. scabiosaefolia* の根．※備考参照

- **異名・別名** 敗醬草（はいしょうそう），鹿腸（ろくちょう），鹿首（ろくしゅ），馬草（ばそう），苦菜（くさい）．

- **成分** 苦味配糖体（loganin, villoside, morroniside）〔*P. villosa* の根および根茎の成分として〕．

- **引用文献**
  - **神農本草経** ▶ 暴熱，火瘡赤気，疥癬，疽，痔，馬鞍熱気（ばあんねつき）を主る．
  - **薬能方法弁** ▶ 能く多年の凝結を破り，膿を化して，水となす，故に腹癰，痔痛，産後悪露（おろ），腰腹痛を治し，又血気の心腹痛（しんぶくつう）を治す，癥結（ちょうけつ）を破るの能あり．
  - **中薬学講義** ▶ 清熱解毒，消癰排膿，活血行瘀．

- **性味** 苦，平．

敗醬・瓜蔕

| 現代における効能主治 | 清熱し，排膿し，瘀血を除く．虫垂炎などの腸癰，下痢，赤白帯下，後産の下りないもの，産後の腹痛，目の充血・腫れ・痛み，化膿性の腫れもの，疥癬を治す．

傷寒論・金匱要略における運用法

◆効能主治◆
清熱解毒して，排膿を促し，腸癰を治す．

◆代表的な配合応用と処方◆

敗醬 ＋ 薏苡仁 −排膿− → 薏苡附子敗醬散　　　　　　　　　　排膿作用

敗醬と薏苡仁の協力作用によって，排膿を促進する．

＜配合処方＞薏苡附子敗醬散．以上1処方．

◆備考◆

　現在，敗醬の基原について混乱がみられているが，本草書にそって調べてみると次のようになる．梁代の『神農本草経集注』には「気は敗豆醬の如し，故に以って名を為す」（根に古く腐敗した豆醬の臭気があるのでその名がついた）とある．根にこの独特の臭気があるのはオミナエシ科のものに限られるので，少なくとも梁代には，敗醬を「オミナエシ科の植物」にあてていたと考えられる．

　また明代の『本草綱目』に記載のある敗醬の形態的な特質を検討すれば，敗醬は明らかに「オミナエシ科のオトコエシ」である．

　一方，現在の中国市場では，敗醬として「キク科のハチジョウナ Sonchus brachyotus の根のついた全草（苦蕒菜）」や「アブラナ科のグンバイナズナ Thlaspi arvense（菥蓂）の果実のついた全草」が多く流通しているが，これらはオミナエシ科ではなく，本来の本草書の記載とは異なる．

　さらに，『中薬大辞典』の敗醬の基原に「オトコエシ P. villosa, またはオミナエシ P. scabiosaefolia の根のついた全草」とあるが，後漢頃の『神農本草経』を始め，宋代の『本草図経』でも敗醬の薬用部位を「根」に限定しており，敗醬の基原は正しくは「オトコエシ P. villosa, またはオミナエシ P. scabiosaefolia の根」であるといえよう．日本では江戸期の『古方薬品考』にみられるように，伝統にのっとり，敗醬根の名称で「オトコエシ P. villosa の根」を用いていた．この点，日本の視点は正しかったといえる．

　なお，この敗醬根は，2001年の食薬区分の見直しに伴い医薬品から除外され，残念なことに市場流通が途絶えてしまった．

催吐薬

　催吐薬とは，寒邪や宿食が胃部や胸部にあり，それが留まってさまざまな病症の原因となる場合に，吐かせて治す薬物のことである．代表方剤としては瓜蒂散や蜀漆散がある．なお，烏梅丸は本来催吐剤ではないが，蛔虫を排泄する際，吐出させることがあり，また梔子豉湯なども，治癒機序として吐くことがある．催吐薬の中心となるのは瓜蒂であるが，雑療薬に分類されている蜀漆や清熱薬に分類されている香豉も催吐作用を有する．

瓜蒂（傷・金）　苽蒂（金）

- **基原**　ウリ科マクワウリ *Cucumis melo* L. の未熟果実のへた．
- **異名・別名**　瓜蔕，甜瓜蒂，瓜丁，苦丁香．
- **成分**　苦味質（メロトキシン，エラテリン，ククルビタシン B, D など）．
- **引用文献**
  - **神農本草経**▷大水，身，面，四肢の浮腫を主り，水を下し，蠱毒を殺し，欬逆上気を主り，及び諸菓を食し，病胸腹中に在るは，皆之を吐下す（瓜蔕の項より引用）．
  - **重校薬徴**▷胸中に毒あり吐せんと欲して吐せざる者を主治す．
  - **気血水薬徴**▷胸中に水滞するものを治す．
  - **中薬学講義**▷吐風熱痰涎，宿食．
- **性味**　苦，寒．
- **現代における効能主治**　宿食や痰飲を吐かせて除く．また痰やよだれを除く，上腹部で閉塞し通じないもの，風痰，胸中痞鞕，癲癇，湿熱による黄疸，四肢のむくみ，鼻づまり，咽喉の腫れを治す．

傷寒論・金匱要略における運用法

◆**効能主治**◆
　胸部の痰飲，胃腸の宿食を吐法により除く．よって，胸中が痞え硬くつまるものや，気の上衝により息がつまるような症状を改善する．また去湿清熱作用により，黄疸を治す．
　参考：治黄疸作用は『金匱要略』黄疸病篇の苽蒂湯における用法である．なお，苽蒂湯は痙湿暍病（痙湿暍病）篇の一物苽蒂湯と同一処方であり，瓜蒂1味の処方である．

瓜か蒂てい・烏う梅ばい

◆代表的な配合応用と処方◆

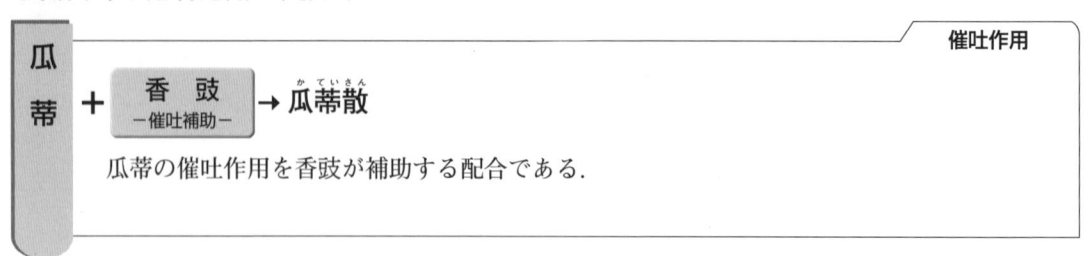

瓜蒂 ＋ 香豉 －催吐補助－ → 瓜蒂散（かていさん）　　　催吐作用

瓜蒂の催吐作用を香豉が補助する配合である．

＜配合処方＞一物苽蒂湯, 瓜蒂散. 以上2処方.

駆虫薬

蛔虫などの寄生虫が原因として起こる厥冷や煩悶感などの種々の病症に対して，蛔虫を排泄させて治す薬物である．代表方剤として，烏梅丸がある．烏梅丸を用いて蛔虫を駆除する時は，吐法として作用することが多い．駆虫薬としては烏梅があげられる．

烏梅 傷 金

基原 バラ科ウメ Prunus mume Siebold et Zuccarini の未成熟果実をくん製としたもの〈局外生規収載〉．

異名・別名 梅実，梅實，薫梅，桔梅肉．

成分 有機酸（クエン酸，リンゴ酸，コハク酸），オレアノール酸，アミグダリンなど．

引用文献
神農本草経▶ 気を下し，熱，煩満を除き，心を安んじ，肢体の痛，偏枯不仁，死肌を主る．青黒志，悪疾を去る（梅實の項より引用）．

薬能方法弁▶ 能く血分を収斂し，熱を清し，毒を解し，津を生じ，渇を止め，酒を醒し，虫を殺す．故に蚘厥，久欬，瀉痢，霍乱，吐逆，反胃を治する者は，皆血気を酸収するを以てなり．

中薬学講義▶ 斂肺，渋腸，生津，安蛔．

性味 酸，温．

現代における効能主治 津液の分泌を促す，収斂作用を有す．蛔虫を容易に駆除する．慢性の咳，津液不足による胸部の熱感やのどの渇き，長期にわたり悪寒と発熱の発作が続くもの，慢性の下痢，細菌性下痢，血便，血尿，不正子宮出血，蛔虫による急性の腹痛や嘔吐，鉤虫病，牛皮癬，翼状片を治す．

傷寒論・金匱要略における運用法

◆効能主治◆

胃腸を補い，慢性の下痢を止め，蛔虫の活動を抑制排泄する．また津液を補い，津液不足による発熱・炎症症状を治す．

①**駆虫作用**——蛔虫の活動を抑制し排泄する．
②**止瀉作用**——胃腸を補い，慢性の下痢を止める．

烏梅・旋復花

◆**代表的な配合応用と処方**◆

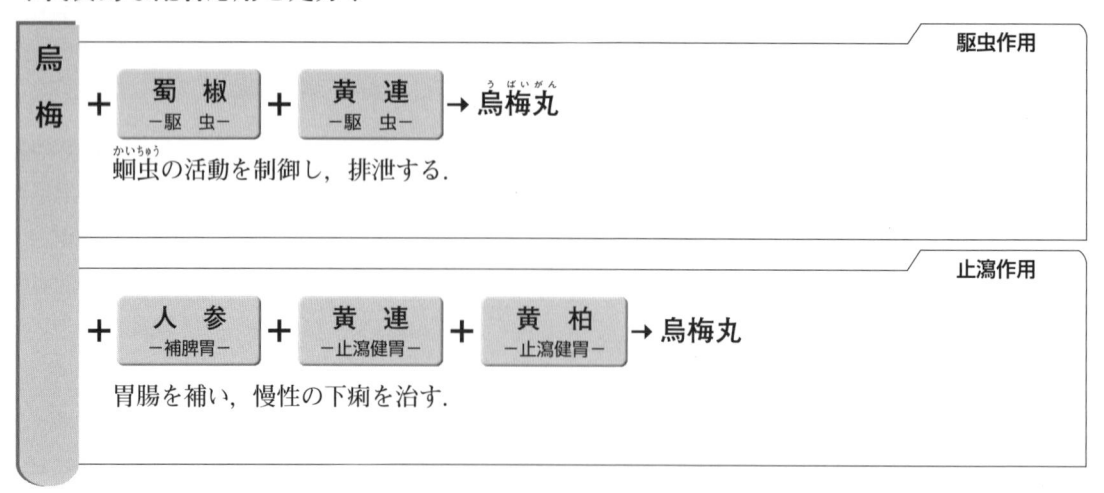

烏梅 + 蜀椒 －駆虫－ + 黄連 －駆虫－ → 烏梅丸　　駆虫作用
蛔虫の活動を制御し，排泄する．

+ 人参 －補脾胃－ + 黄連 －止瀉健胃－ + 黄柏 －止瀉健胃－ → 烏梅丸　　止瀉作用
胃腸を補い，慢性の下痢を治す．

＜配合処方＞烏梅丸．以上1処方．

雑療薬

雑療薬には，特殊な病気，特殊な素材，使用頻度が少ないなどで，作用用途を分類しがたい薬物を集めた．婦人科系疾患や肝臓系の疾患に用いる旋復花，瘧（マラリア様の寒熱症状を呈する）病に用いる蜀漆，筋肉痛などの病に用いる鶏屎白，陰陽易（実態はよく分からないが特殊な男女相互感染の病）に用いる裩，少陰病や蛔虫の病に用いられる苦酒などをここに分類した．

せんぷくか　旋復花 [傷][金]

- **基原**　キク科オグルマ *Inula japonica* およびその他同属植物の頭花．
- **異名・別名**　旋覆花，盗庚，戴椹，滴滴金，夏菊．
- **成分**　inusterol A, inusterol B, inusterol C.
- **引用文献**
  - **神農本草経**▶結気，脇下満，驚悸を主り，水を除き，五臓間の寒熱を去り，中を補い，気を下す．
  - **薬能方法弁**▶能堅きを軟にし，気を下し，水を行らし，血脉を通ず，故に痰結堅痞を消し，唾膠漆のごとく，噫気除かず，大腹水腫を治し，頭目の風を去る．
  - **中薬学講義**▶消痰行水，降気止噫．
- **性味**　鹹，温．
- **現代における効能主治**　去痰し，降気し，軟堅作用をもつ．水滞を行らす．胸中に痰がうっ滞して詰まるもの，脇下の脹り・膨満感，咳喘，しゃっくり，粘着性の唾液，心下部の痞硬，長期にわたる噫気，腹中の水腫を治す．

傷寒論・金匱要略における運用法

◆**効能主治**◆

胃気を補い，心下痞硬して，噫気するものを治す．また流産による子宮出血，肝着して胸中煩悶するものを治す．

参考：旋復花湯は『金匱要略』中の2ヵ所に登場し，その主治はそれぞれ異なり「半産漏下（流産後の子宮出血が長引くもの）」および「肝着（肝の部位に気血がうっ滞することにより胸脇部が痞え，煩悶感や痛みを起こすもの）」である．「半産漏下」と「肝着」では用途の方向性が異なるため，解釈しにくいところがある．

①降気止噫気作用——胃気を補い，上衝した気を降ろし，心下痞硬やゲップを治す．
②散結通脈作用——血脈および経絡の流通をはかり，うっ滞した気血を通ずる．

旋復花・蜀漆・鶏屎白

③治肝着作用——肝の部位に気血がうっ滞しておきる胸脇部の痞え・煩悶・痛みなどの症状を治す.

◆代表的な配合応用と処方◆

降気止噫気作用

旋復花 ＋ 代赭石（降気止噫気） ＋ 半夏（降気） → 旋復代赭湯

胃気虚して，心下痞硬し，気が上衝して噫気するものを治す.

散結通脈作用

旋復花 ＋ 新絳（治血熱・通脈） → 旋復花湯

流産後の子宮出血が長引くものを治し，あわせて肝着を治す.

治肝着作用

旋復花 ＋ 葱白（発散散結） → 旋復花湯

陽気を回らし，胸部の気のうっ滞，水滞を除き，肝着を治す.

＜配合処方＞ 旋復花湯，旋復代赭湯. 以上2処方.

蜀漆 傷/金

- **基原**　ユキノシタ科ジョウザンアジサイ *Dichroa febrifuga* の若い枝の葉.
- **異名・別名**　鶏屎草，鴨屎草.
- **成分**　アルカロイド（ジクロイン）.
- **引用文献**　
  神農本草経▶瘧及び欬逆，寒熱，腹中癥堅，痞結積聚，邪気，蠱毒，鬼疰を主る.
  薬徴続編▶胸腹及び臍下の動劇しき者を治す. 故に驚狂，火逆，瘧疾を治す.
  薬能方法弁▶能吐を引き，水を行らす，老痰積飲を去り，専ら諸瘧を治す，并に上焦の邪結を散ず.
- **性味**　苦，辛，温.
- **現代における効能主治**　去痰する，瘧を治す，癥瘕を除く. 催吐作用をもつ.

傷寒論・金匱要略における運用法

◆効能主治◆
瘧とよばれるマラリア様の悪寒・発熱が交互に起る病症を治す.

なお，蜀漆には催吐作用があり，牡蛎湯では，吐くことを治癒起点として，その後の服用を停止させている．

◆代表的な配合応用と処方◆

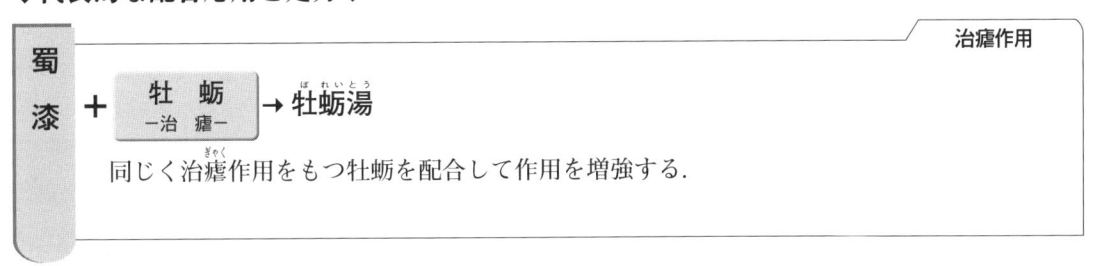

蜀漆 ＋ 牡蛎（-治瘧-） → 牡蛎湯　　　　治瘧作用

同じく治瘧作用をもつ牡蛎を配合して作用を増強する．

<配合処方> 桂枝去芍薬加蜀漆牡蛎竜骨救逆湯，蜀漆散，牡蛎沢瀉散，牡蛎湯．以上4処方．

◆備考◆

中国には「常山（じょうざん）」という名称の薬物があるが，これは蜀漆の基原植物である *D. febrifuga* の根である．主な効能は蜀漆と一致する．

鶏屎白（けいしはく）金

基　原	キジ科ニワトリ *Gallus domestics* Briss. の糞の白い部分．
異名・別名	鶏矢（けいし），鶏子糞（けいしふん），鶏糞（けいふん）．
成　分	未詳．
引用文献	**神農本草経**▶消渇，傷寒，寒熱を主る（丹雄雞の項の屎白の部分より引用）． **名医別録**▶石淋及び轉筋を破り，小便を利し，遺溺を止め，癥痕を滅す（丹雄雞の項の屎白の部分より引用）． **薬能方法弁**▶能筋膜の血を和す，故に轉筋，筋攣を治す，又青筋の鼓腸に用いて，しばしば功あり，按に，内経に，雞屎醴，蠱脹を治すとあり，その功を知るべし．
性　味	苦鹹（くかん），涼．
現代における効能主治	利水する，清熱する，去風する．腹部膨満感，積聚（しゃくじゅ），黄疸，小水の出渋るもの，風邪（ふうじゃ）による痛み・だるさ・痺れ，破傷風，筋肉のけいれん・ひきつれを治す．

傷寒論・金匱要略における運用法

◆効能主治◆

転筋（てんきん）を治す．

鶏屎白が用いられた処方は，単味の処方のため配合例はない．しかし，『金匱要略』の鶏屎白散の条文には，「転筋の病となすは，其の人臂脚直にして，脉上下に行きて微弦し，転筋腹に入るは，鶏屎白散之を主る」とあり，こむら返りを起こし，その緊張が腹部に及び腹が引きつれるものに用いる

としている．

◆**代表的な配合応用と処方**◆

鶏屎白散は単味処方のため配合応用なし．

＜配合処方＞鶏屎白散．以上1処方．

蜘蛛 金

基　原	コガネグモ科オニグモ *Aranea ventricosa* などの全虫．
異名・別名	郭璞解，蜘蟱．
成　分	未詳．
引用文献	**名医別録**▶大人小児の㿗を主る． **薬能方法弁**▶能悪毒を解し，瘀血を破る，然れども水蛭虻虫と少しく別あり，故に歯齦，齦爛，燭牙，牙疳，結核，瘰癧，鼠瘻，便毒初起を治す，皆是逐瘀破血の能に因れり，故に陰狐疝を治す．
性　味	苦，寒．
現代における 効能主治	去風する，虫刺されなどの腫れを消す．鼠径ヘルニア，顔面神経麻痺，小児の慢性のひきつけ，ヒステリー発作，面疔，るいれき，できもの，ムカデによる咬傷，ハチ・サソリによる刺傷を治す．

傷寒論・金匱要略における運用法

◆**効能主治**◆

陰狐疝（鼠径ヘルニア）を治す．

◆**代表的な配合応用と処方**◆

治鼠径ヘルニア作用

蜘蛛 ＋ 桂枝（回陽） → 蜘蛛散

陽気を回らし，寒を除いて，鼠径ヘルニアを治す．

＜配合処方＞蜘蛛散．以上1処方．

猪膚 ちょふ 傷

基原	イノシシ科ブタ Sus scrofa domestica の皮膚の上皮を薄く去った内皮.
異名・別名	猪皮(ちょひ).
成分	水分, タンパク質, 脂肪, 灰分など.
引用文献	**薬能方法弁**▶能(よ)く血分を和す, 血に力を添る者なり, 故に陽気衰乏して, 血気内陥する者を主(つかさど)る.
性味	甘, 涼.
現代における効能主治	少陰病の下痢, 咽痛を治す.

傷寒論・金匱要略における運用法

◆効能主治◆
津液(しんえき)を補い, 煩熱(はんねつ)を除く. 少陰病の下痢, 咽痛, 胸満, 心煩(しんぱん)を治す.

◆代表的な配合応用と処方◆

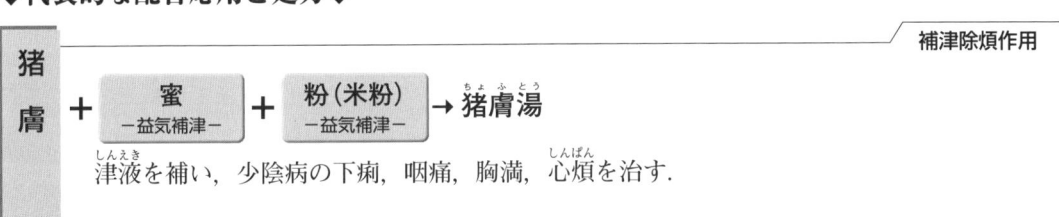

補津除煩作用

猪膚 + 蜜（益気補津） + 粉（米粉）（益気補津） → 猪膚湯(ちょふとう)

津液(しんえき)を補い, 少陰病の下痢, 咽痛, 胸満, 心煩(しんぱん)を治す.

＜配合処方＞ 猪膚湯. 以上1処方.

褌 こん 婦人中褌 ふじんちゅうこん 傷

基原	女性の腰巻あるいは男性のふんどし. 陰部を覆う部分を取り, 焼いて灰にしたもの(焼褌).
異名・別名	婦人裩襠(ふじんこんとう), 男子褌(だんしこん), 褌襠(こんとう).
成分	未詳.
引用文献	**重修政和経史証類備用本草**▶陰易病(いんえきびょう)を主る. 当に陰上を割き焼き取りて末(まつ)とし, 方寸匕(ほうすんひ)を服す. 童女褌(どうじょこん)は益佳(ますますよ)し. 若し女, 陰易を患えば即ち男子褌を須(もち)いる也. 陰易病は, 人, 時行病(じこうびょう)を患いて起こりて後, 陰陽合して便ち, 本病甚だし. その候小便赤渋寒熱甚だしきは, 是(これ), 此れを服して便通利して, 陰に二七(十四)(にしち)壮灸(そうきゅう)す. 又婦人裩(ほうい)は胞衣(ほうい)出でざるを主り, 井口を覆い, 立ちどころに下し, 本を取る(婦人裩襠の項より引用).
現代における効能主治	未詳.

雑療薬

傷寒論・金匱要略における運用法

◆効能主治◆

陰陽易病を治す．小便不利を治す．

男性の場合は女性の腰巻を，女性の場合は男性のふんどしを用い，陰部を覆う部分を焼き，灰にして服用する．なお，褌が用いられた処方，焼褌散は，単味の処方である．

参考：陰陽易病とは，傷寒の病が完治する前に，性交渉によって再発した病をいう．『傷寒論』の焼褌散の条文には，「其の人身体重く少気し，少腹裏急す．あるいは陰中に引きて拘攣す．熱上がりて胸を衝き，頭重くして，挙ぐるを欲せず．眼中花を生じ，膝脛拘急するは，焼褌散之を主る」(その人は身体が重く，呼吸が弱々しく，下腹の左右がひきつれ，あるいは陰部に向かってつれる．熱感が胸を衝くようで，頭が重く挙がらず，眼の中に出血があり，膝やすねがひきつれるものは，焼褌散が主る)とある．

◆代表的な配合応用と処方◆

焼褌散は単味処方のため配合応用なし．

＜配合処方＞焼褌散．以上1処方．

苦酒㊀㊎　醋㊀

基　原	米，麦，高梁などの穀物や酒などを醸造して得られる酢酸を含む酸性の液体．酢のこと．
異名・別名	淳酢，醯，米醋，酢．
成　分	酢酸，フマル酸，ギ酸などの有機酸，グリシン，アラニン，バリンなどのアミノ酸など．
引用文献	**名医別録**▶癰腫を消し，水気を散じ，邪毒を殺すを主る（醋の項より引用）． **薬能方法弁**▶能瘀を散じ毒を解し，気を下し，食を消し，心腹血気の痛，産後の血運を治す，胃気を開き，水気を散じ，癥結，痰癖，黄疸，癰腫を消す，蓋し酸収下降して，内に散ずる功あり．
性　味	酸苦，温．
現代における効能主治	駆瘀血作用，止血作用，駆虫作用をもつ．産後のめまい・精神昏迷，黄疸，黄汗，吐血，鼻出血，血便，陰部搔痒，化膿性のできものを治し，魚肉菜を解毒する．

傷寒論・金匱要略における運用法

◆効能主治◆

瘀血を下し，咽喉の腫れものを治し，熱と水気を除き，黄汗を治す．

①治咽喉生瘡作用——咽喉の生瘡（腫れもの）を治す．

②散水気作用——体表の水滞を除く．

◆**代表的な配合応用と処方**◆

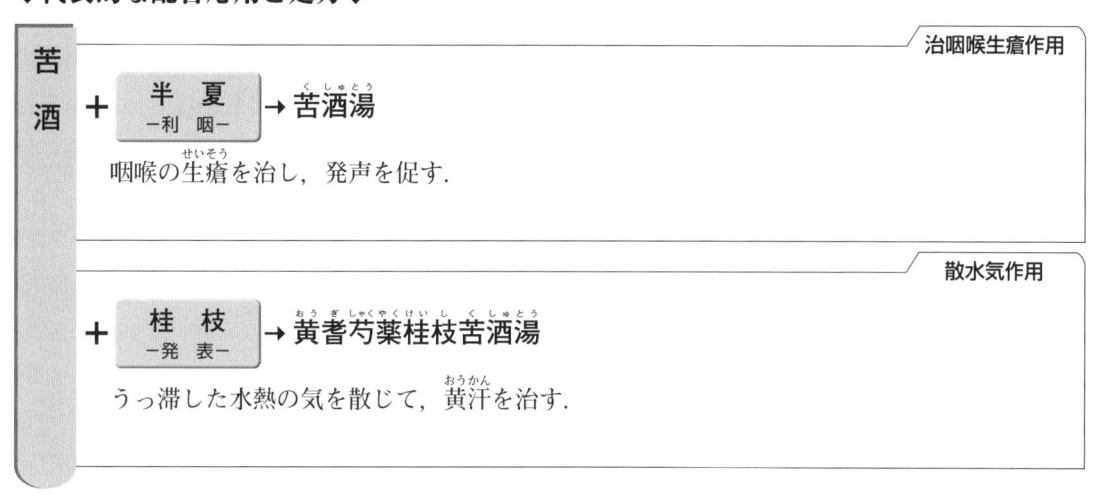

苦酒

治咽喉生瘡作用
＋ 半夏 －利咽－ → 苦酒湯（くしゅとう）
咽喉の生瘡（せいそう）を治し，発声を促す．

散水気作用
＋ 桂枝 －発表－ → 黄耆芍薬桂枝苦酒湯（おうぎしゃくやくけいしくしゅとう）
うっ滞した水熱の気を散じて，黄汗（おうかん）を治す．

＜配合処方＞烏梅丸，黄耆芍薬桂枝苦酒湯，苦酒湯．以上3処方．

雑療薬

外用薬

内服にも用いるが基本的に外用として用いると考えられる薬物をここに集めた．浸脚剤あるいは膣内座薬として用いる礬石，熏剤として用いる雄黄，材料が2種の可能性をもつ粉類，頭部の摩擦薬として用いる戎塩，膣内座薬の蛇床子をここに分類した．

礬石 (金)

基原 明礬石（アルナイト Alunite）を加工精製してできた結晶．

異名・別名 明礬，白礬，涅石，枯礬．

成分 原鉱物の明礬石は塩基性硫酸アルミニウム・カリウム（$KAl_3(SO_4)_2(OH)_6$），白礬（明礬）は硫酸アルミニウム・カリウム（$KAl(SO_4)_2 \cdot 12H_2O$）である．

引用文献
神農本草経▶寒熱洩痢，白沃，陰蝕，悪瘡，目痛を主り，骨，歯を堅くす．
薬能方法弁▶能湿を燥かし，涎を追ひ，痰を化し，濁を墜し，毒を解し，津を生じ，風を除き，虫を殺し，血を止め，痛を定め，大小便を通じ，悪肉を蝕し，好肉を生ず，驚癇，黄疸，血痛，喉痺，歯痛，風眼，鼻中瘜肉，崩痢，脱肛，陰蝕，陰挺，癰疽疔腫，瘰癧，疥癬を治す．
中薬学講義▶収斂燥湿，止血止瀉，去痰解毒（明礬の項より引用）．

性味 酸渋，寒．

現代における効能主治 湿を除く，去痰する，止瀉する，止血する，毒虫などの諸毒を解す，寄生虫を駆除する，痰がのどに詰まるもの，胃・十二指腸潰瘍，子宮脱出症，下痢を治す．外用では，抗炎症作用をもち，目・鼻・耳の炎症および各種皮膚炎に効果がある．白帯下，局部の痒み，口内のできもの，痔，疥癬，やけど，虫刺され，鼻出血，結膜炎（1％ミョウバン液で洗う），眼瞼縁炎（ただれ目），中耳炎および耳部の湿疹を治す．

付記 礬石は多量に服用すると，刺激性が強いため，口腔・喉頭のやけど，嘔吐，下痢，虚脱を起こす．よって，礬石の多量服用には留意する．

傷寒論・金匱要略における運用法

◆**効能主治**◆

外用，内服の両法に用いる．

外用では，①煎液に足を浸して用いる浸脚剤として，脚気衝心に用いる（礬石湯），②膣内に座薬として挿入し，白帯下に用いる（礬石丸）の2方がある．内服では，湿熱を除き去風する．また，礬石は通常利胆薬には分類されないが，利胆作用をもち，黄疸や胆管炎などに用いる．

◆代表的な配合応用と処方◆

礬石 + 杏仁 −抗炎症− → 礬石丸　　　　　　　　　　　　治白帯下作用

礬石の治瘡作用・治潰瘍作用と杏仁の抗炎症作用により，乾血を下し，白帯下を治す．膣中に入れて外用する．

礬石 + 消石 −利胆− → 消石礬石散　　　　　　　　　　　　利胆作用

ともに利胆作用があり，熱性の黄疸などに用いる．内服する．

＜配合処方＞侯氏黒散，消石礬石散，礬石丸，礬石湯．以上 4 処方．

◆備考◆

1）日局 15 には，ミョウバン水，硫酸アルミニウムカリウム（ミョウバン），乾燥硫酸アルミニウムカリウム（焼ミョウバン）が収載されている．

2）礬石湯中の杏仁の外用法は，歴代本草書中の主治にはあまりみられないが，『本草綱目』の附方中に種々の記載がある．

雄黄 [金]

基　原	硫化ヒ素鉱 Realgar のこと．※備考 1）参照
異名・別名	鶏冠石，石黄，黄金石，黄集石．
成　分	四硫化四ヒ素 As_4S_4 を主成分として，重金属塩も少量含有．
引用文献	**神農本草経**▶寒熱，鼠瘻，悪瘡，疽痔，死肌を主り，精物悪鬼邪気百蟲毒を殺し，五兵に勝る． **薬能方法弁**▶能血を化して水となす，湿を燥かし，虫を殺す，驚癇，痰涎，頭痛，眩運，暑瘧，癖痢，泄瀉，積聚，労疳，瘡疥を治す，百毒を解し，鬼魅を辟く，これを帯るときは，能疫気熱毒を除く． **中薬学講義**▶解瘡毒，殺虫．
性　味	辛苦，温．
現代における効能主治	燥湿作用，去風作用，駆虫作用，殺菌作用をもつ．疥癬，禿瘡，急性歯槽膿漏，帯状疱疹，破傷風，蛇にかまれた傷，腋臭，下腿潰瘍，ひきつけ，痔瘻を治す．

雄黄・粉類（鉛粉・米粉）

傷寒論・金匱要略における運用法

◆**効能主治**◆

外用として以下の2方がある．

1）雄黄と葶藶子の末を熱した猪脂に溶かし，その中に先を綿でつつんだ槐枝を浸し，それを虫歯につける（小児疳虫蝕歯）．

2）瓦2枚を合わせて筒状にしたものの中で雄黄を焼き，その煙で肛門を熏ずる．これにより肛門部のただれや糜爛を治療する．※備考2）参照

また内服により咽喉の腫れや痛みを治す（升麻鼈甲湯）．

◆**代表的な配合応用と処方**◆

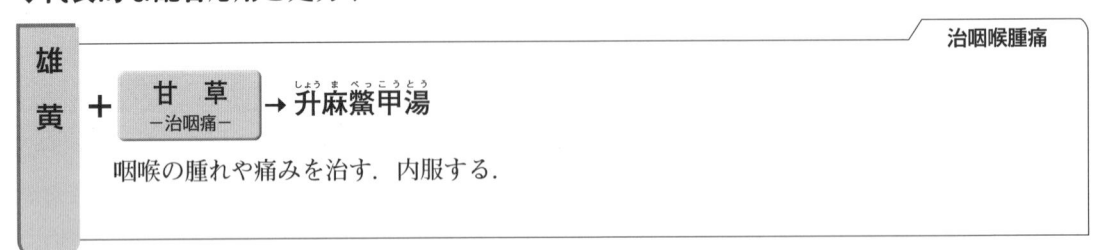

治咽喉腫痛

雄黄 ＋ 甘草（治咽痛）→ 升麻鼈甲湯

咽喉の腫れや痛みを治す．内服する．

＜配合処方＞小児疳虫蝕歯，升麻鼈甲湯．以上2処方．

◆**備考**◆

1）現在，雄黄の基原について混乱がみられる．益富寿之助氏は『正倉院薬物を中心とする古代石薬の研究』において，詳しい考証を行っている．その中で，唐代に中国から渡来したと考えられる雄黄を分析した結果，雄黄は Realgar（四硫化四ヒ素 As_4S_4）であると同定している．ところが，以前，日本の鉱物学書において，誤って雄黄を Orpiment（三硫化二ヒ素 As_2S_3）にあててしまったために，この誤りが中国に伝わって受けつがれていたが，現在の中国の鉱物学書では Orpiment（三硫化二ヒ素 As_2S_3）を雌黄に訂正している．日本の鉱物学書では，現在も雄黄を Orpiment（三硫化二ヒ素 As_2S_3）にあてているものがある．

本書では益富氏の考証を妥当と考え，Realgar（四硫化四ヒ素 As_4S_4）を雄黄とする．なお，Realgar の化学式は As_4S_4 だけでなく，AsS（硫化ヒ素）や As_2S_2（二硫化二ヒ素）をあてる場合もある．

2）この熏法については，「徐鎔本」の『金匱要略』において，「雄黄熏」という処方名でこの熏法を収載しているが，本書が底本とした「鄧珍本」では，「蝕於肛者，雄黄熏之（肛を蝕する者，雄黄之を熏ず）」として，用法の記載があるだけで処方名はない．よって本書ではこの熏法を独立した処方と数えず，配合処方欄にも記載していない．

粉類（鉛粉／米粉） 白粉 傷金 粉 金

粉には，古来鉛粉と米粉の2説があるため，本項では，鉛粉と米粉の2種の薬物について解説する．

鉛粉 (えんぷん)

基原	鉛を加工した塩基性炭酸鉛.
異名・別名	粉錫 (ふんしゃく), 解錫 (かいしゃく), 定粉 (ていふん), 白粉 (はくふん), 鉛華 (えんか).
成分	通常は, $2PbCO_3 \cdot Pb(OH)_2$. 調整法により変化することがある.
引用文献	**神農本草経**▶伏戸毒螫 (ふくしどくせき), 三蟲を殺すを主る (粉錫の項より引用:鉛粉として).
性味	甘辛, 寒.
現代における効能主治	積を除く, 駆虫する, 虫毒を解毒する, 肌肉 (きにく) の回復力を高める. 疳積 (かんせき), 下痢, 寄生虫による腹痛, 癥瘕 (ちょうか), マラリア, 疥癬 (かいせん), 潰瘍, 口瘡, 丹毒, やけどを治す.
付記	重金属であるため, 現在は用いられない.

米粉 (べいふん)

基原	イネ科イネ *Oryza sativa* Linné の種子の粉.
成分	デンプン, タンパク質, 脂肪など.
引用文献	**名医別録**▶気を益し, 煩を止め, 洩を止むるを主る (粳米の項より引用:米粉として). **古方薬議**▶〔釈品〕白粉は即ち白米粉なり.〔議に曰く〕其氣全く粳米に同じ. 而して之を粉にするは専ら諸薬をして心胸に泥戀 (でいれん) して而して其の効を奏せしむるに在り.
性味	甘, 平.
現代における効能主治	粳米の項 (p.135) 参照.

傷寒論・金匱要略における運用法

◆効能主治◆

粉には古来, 鉛粉と米粉の2説があり, 現在中国ではその効能から蛔虫 (かいちゅう) 殺虫を目的とする甘草粉蜜湯では鉛粉を用い, 津液 (しんえき) を補うことを目的とする猪膚湯では米粉を用い, 外用して婦人の膣内を温める目的の蛇床子散では米粉を多く用いるが, 鉛粉を用いるものもある.

鉛粉:**蛔虫殺虫作用**──蛔虫の駆虫作用をもつ.
米粉:**益気生津作用**──津液を補い, 煩渇 (はんかつ) を止め, 胃腸を補い, 益気する.

◆代表的な配合応用と処方◆

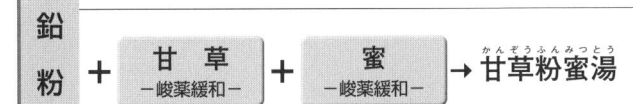

蛔虫殺虫作用

鉛粉 + 甘草 −峻薬緩和− + 蜜 −峻薬緩和− → 甘草粉蜜湯 (かんぞうふんみつとう)

甘草と蜜で鉛粉の作用を緩和しながら, 蛔虫 (かいちゅう) を駆虫する. 内服する.

外用薬

粉類（米粉）・戎塩

| 米粉 + 猪膚（補津） + 蜜（益気補津） → 猪膚湯 | 益気生津作用 |

津液を補い，少陰病の下痢，咽痛，胸満，心煩を治す．内服する．

＜配合処方＞甘草粉蜜湯，蛇床子散，猪膚湯．以上3処方．

◆備考◆

鉛丹と鉛粉は，同じ鉛から作られるが，別のものである．※鉛丹の備考(p.111)参照

戎塩(金)　塩(金)

基原 西北辺境地域にある鹹湖およびその付近に自然に晶出した大粒の塩の結晶および岩塩で，青色もしくは赤色を呈するもの．※備考1）参照

異名・別名 戎鹽，胡塩，禿登塩，石塩，大青塩，青塩．

成分 塩化ナトリウムを主成分とし，夾雑物としてカルシウムやマグネシウム，鉄や微量のヒ素を含む．

引用文献 **神農本草経**▶明目し，目痛を主る．気を益し，肌骨を堅にし，毒蠱を去る（戎鹽の項より引用）．

薬能方法弁▶能く水蔵を和し，小便を通じ，血熱を平にし，目赤瀋痛，吐血溺血を治し，骨を堅め，歯を固め，目を明にし，鬚を烏くす，餘は食塩に同じ．

性味 鹹，寒．

現代における効能主治 涼血する，明目する．血尿，吐血，歯ぐきや舌の出血，目の充血・痛み，眼瞼炎，歯痛を治す．

傷寒論・金匱要略における運用法

◆効能主治◆

外用して頭皮の血行を促す．内服して利尿をはかる．

①**血行促進作用**——外用して，血行を促進する．

②**補腎作用**——内服して，腎を補い，利尿をはかる．

◆代表的な配合応用と処方◆

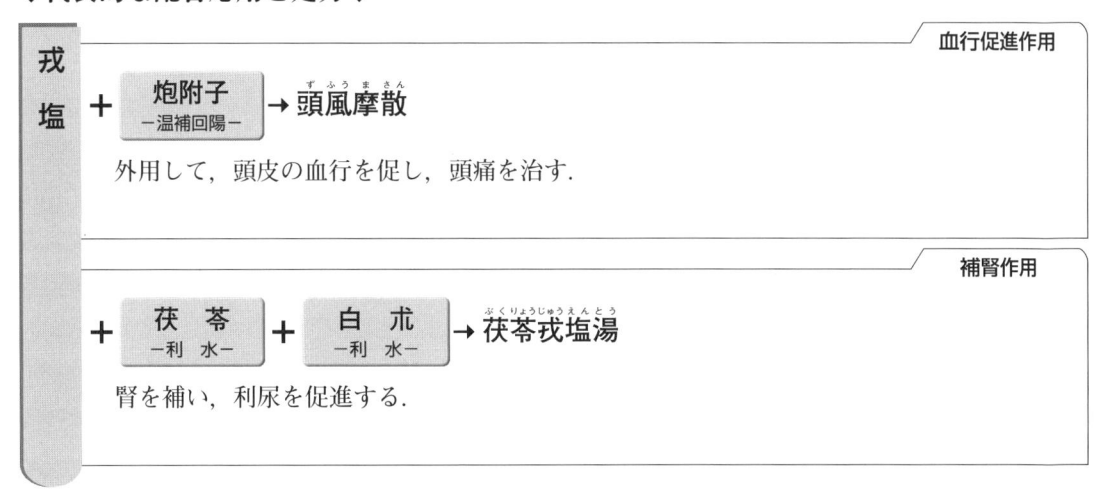

戎塩 + 炮附子（温補回陽） → 頭風摩散　　　　　　　　　　血行促進作用
外用して，頭皮の血行を促し，頭痛を治す．

戎塩 + 茯苓（利水） + 白朮（利水） → 茯苓戎塩湯　　　補腎作用
腎を補い，利尿を促進する．

<配合処方> 頭風摩散，茯苓戎塩湯．以上2処方．

◆備考◆

1)「戎塩」の基原について

　歴代本草書において諸説あり，産地，形状，色，その他性状に関して特定するのは難しい．『神農本草経』では「戎塩」の記載は効能のみで，基原についてはふれていない．『名医別録』ではその基原について「一名胡鹽，胡鹽山及び西羌，北地及び酒泉福禄城東南角に生ず．北海は青，南海は赤」としている．『正倉院薬物を中心とする古代石薬の研究』では，これを拠りどころに，産地の気候風土，土地質を勘案し，「戎塩」の基原について考証しており，それを要約すれば次のようになる．

産出地域：西戎（西北辺境地域）すなわち内モンゴル，北部チベット，寧夏省霊武，甘粛省酒泉，敦煌などの乾燥地．

産出場所：鹹湖およびその付近．

形　　状：自然に晶出する大粒の塩の結晶．上記地域で北方の鹹湖のものは青色を呈し，南方の鹹湖のものは赤色を呈す（呈色は岩石や植物の遺骸を含む土壌質の相違による）．

　本書もこの説を妥当と考え，基原とした．

2)「塩」という名称の薬物の基原について

　頭風摩散には「塩」という名称の薬物が配合されているが，歴代本草書には「塩」としての収載はなく，「戎塩」「大塩」「食塩」「石塩（光明塩）」などの収載があるのみである．このため，頭風摩散の「塩」が何を指しているかは定かでない．現代中国の中薬学テキスト類においても定説がなく，頭風摩散の「塩」を「戎塩」「食塩」「大塩」のいずれかにあてており，混乱がみられる．

　以下にこれら塩類についての概要を述べる．

1．岩塩系

　戎塩：上記，基原の項参照．

　石塩（光明塩）：自然に晶出する白色の岩塩で，砕片に透明ガラス様の光沢があるもの．

2．製塩系

食塩：海水，塩井などの塩水を煮つめて製塩した細末状の塩で食用に供するもの（後に「食塩」に「大塩」を含めるようになったが，これは李時珍が『本草綱目』で「大塩」を「食塩」の項にまとめて収載したことに始まる）．

大塩：製塩した塩で大粒結晶のもの（塩池の塩水を天日乾燥により製塩したものにあてることが多い）．

なお，本書においては「塩」を「戎塩」の項にまとめて記載した．

蛇床子　蛇床子仁 ㊎

基　原	セリ科 *Cnidium monnieri* Cusson の果実〈日局 15 収載〉．
異名・別名	蛇米，蛇珠，蛇粟，蛇牀子．
成　分	精油（ピネン，カンフェン，ボルネオールイソ吉草酸エステル），クマリン誘導体など．
引用文献	**神農本草経** ▶ 婦人の陰中腫痛，男子の陰痿，湿癢を主る．痺気を除き，関節を利す．癲癇，悪瘡を主る（蛇床子の項より引用）． **薬能方法弁** ▶ 能寒を散じ，風を去り，湿を燥かす，陰痿，嚢湿めり女子の陰腫，陰癢，子藏虚寒，及び腰酸れ，體痺れ，帯下，脱肛，喉痺，歯痛，湿癬，悪瘡，風湿の諸病を治す（蛇牀子の項より引用）． **中薬学講義** ▶ 内服して温腎強壮，外用して燥湿殺虫（蛇床子の項より引用）．
性　味	辛苦，温．
現代における効能主治	腎を温め，腎機能を高める，皮膚搔痒を鎮め，湿邪を除く，駆虫する，殺菌する．インポテンツ，男子陰部搔痒症，女子の帯下および陰部搔痒症，子宮の冷えによる不妊症，風湿による痺痛，疥癬を治す．外用では洗浄薬として陰部搔痒症などに用いる．

傷寒論・金匱要略における運用法

◆効能主治◆

外用薬として用いる．子宮の冷えによる機能不全を，膣内を温め，調える．

◆代表的な配合応用と処方◆

温補子宮作用

蛇床子 ＋ 粉（米粉）－補津－ → 蛇床子散

子宮の冷えを治す．座薬として用いる．
※この場合の粉は米粉と考える．

＜配合処方＞蛇床子散．以上 1 処方．

服用補助薬

　散剤や丸剤などの方剤を服用する時に，飲みやすくすることを主たる目的とした大麦粥汁や，薬物の効能補助および刺激性の緩和，胃腸の保護などの目的をもった熱粥，外用補助の素材としての槐枝，さらに，水類をここに集めた．

大麦粥汁(金)　麦粥(金)
（だいばくじゅくじゅう）（ばくじゅく）

基　原	オオムギ *Hordeum vulgare* の果実を煮て粥汁としたもの．
異名・別名	大麦（だいばく），大麥（だいばく），飯麦（はんばく），牟麦（ぼうばく），䴬（ぼう）．
成　分	デンプン，タンパク質，脂肪酸など．
引用文献	**名医別録**▶消渇を主り，熱を除き，気を益し，中を調う．又云く，人をして多熱せしめ，五穀の長と為す（大麥の項より引用）．
	薬能方法弁▶能消渇を治し，熱を除き，食を消し，洩利を止め，脹満を療す．
性　味	甘鹹（かん），涼．
現代における効能主治	胃腸機能を調える．利水する．消化不良，下痢，小便が出渋り痛むもの，水腫，やけどを治す．

傷寒論・金匱要略における運用法

◆効能主治◆

　大麦粥汁は，消石礬石散，枳実芍薬散を飲み下す際に用いられるが，主たる目的は，散剤を服用しやすくするための服用補助薬と考えられる．あわせて，津液を補い渇を止め，煩熱を除き，胃腸を調える作用ももつ．

　参考：白朮散の加味方として大麦粥汁が配合されているが，この場合は，服用補助薬としてではなく「口渇を止める」という明確な薬効をもつ配合薬として扱われている．なお，白朮散における大麦粥汁は加味方としての扱いになるため，本書では独立した処方とは数えていない．

◆代表的な配合応用と処方◆

　服用補助薬として用いられるため，配合応用なし．

　　＜服用補助薬として用いられている処方＞枳実芍薬散，消石礬石散．以上 2 処方．

熱粥㊀ 熱稀粥㊀ 糜粥㊀ 粥㊀

基　原	粟粥，粳米粥など穀物の粥と考えられるが，詳細は不明である．
引用文献	**本草綱目**▶小便を利し，煩渇を止め，脾，胃を養ふ（粳米・秈米・粟米・粱米粥の項より引用）．
	古方薬議▶桂枝湯に曰く熱稀粥を歠ると．大飲して胃気を鼓舞し以って薬力を肌表に達せしむるを謂ふなり．十棗湯に曰く，糜粥自から養ふと．快利後薄粥を以て胃気を静養するを謂ふなり（粥の項より引用）．

傷寒論・金匱要略における運用法

◆効能主治◆

『傷寒論』『金匱要略』ではしばしば処方服用の際に補助薬として粥を用いる．整理すると，以下のような目的で用いている．

1) 太陽中風の病においては，体を温め，胃腸を保護することにより，処方の薬力を補助し，発汗補助薬として用いる．
2) 脾胃虚弱の場合に脾胃を温め，補益し，止瀉作用や止痛作用を助ける．
3) 作用の強い薬物の場合に，正気を助け，薬効の作用を緩和する．
4) 方剤服用後，熱粥の服用によって巴豆の瀉下逐水作用の強化をはかり，冷粥によってその効果を抑制する．※巴豆の項(p.75)参照

◆代表的な配合応用と処方◆

服用補助薬として用いられるため，配合応用なし．

<服用補助薬として用いられている処方>
- 効能主治の1)にあたる処方／桂枝湯，桂枝加黄耆湯，桂枝加附子湯，桂枝去芍薬加附子湯，桂枝去芍薬湯，桂枝二麻黄一湯，桂枝麻黄各半湯（桂麻各半湯），括蔞桂枝湯（加味方中）．以上8処方．
- 効能主治の2)にあたる処方／訶梨勒散，大建中湯，理中丸（湯法）．以上3処方．
- 効能主治の3)にあたる処方／十棗湯．以上1処方．
- 効能主治の4)にあたる処方／白散（加味方中）．以上1処方．

槐枝㊀

基　原	マメ科エンジュ *Sophora japonica* の枝．
異名・別名	槐嫩蘖．
成　分	rutin, quercetin など．
引用文献	**名医別録**▶瘡及び陰嚢下の湿痒を洗うを主る（槐實の項の枝の部分より引用）．
性　味	苦，平．

| 現代における 効能主治 | 不正子宮出血，帯下(たいげ)，心痛，目の充血，痔，疥癬(かいせん).

傷寒論・金匱要略における運用法

◆効能主治◆

できものの潰れかかったものを治す．

参考：小児㿗虫蝕歯における槐枝の使用法は，「雄黄と葶藶子の末を熱した猪脂に溶かし，その中に先を綿でつつんだ槐枝を浸し，それを虫歯につける」というものである．よって，薬をつける綿棒としての意味合いが強く，薬効を期待して使用した可能性は低い．

◆代表的な配合応用と処方◆

医療用具としての意味合いが強いため，配合応用なし．

＜服用補助薬として用いられている処方＞小児㿗虫蝕歯．以上1処方．

水類(すいるい)

水類については基原や薬効に関して諸説あり，確定できない部分もあるが，調査できる範囲で分類し，以下にまとめた．張仲景が『傷寒論』『金匱要略』において，「水類」を様々な形で使い分けていたことがうかがえる．

水(みず) 傷 金

| 基　原 | 常用している生水．
| 使用法 | 1）水で煎じる　　処方 特別な場合を除き，ほとんどの湯剤を「水」で煎じる．
| | 2）散剤・丸剤を水で服用する　　処方 特別な場合を除き，散剤・丸剤の多くは「水」で服用する．

泉水(せんすい) 金

| 基　原 | 井戸に湧き出る水で汲みたてのもの．
| 異名・別名 | 新汲水(しんきゅうすい)．
| 使用法 | 泉水で煎じる　　処方 滑石代赭湯(かっせきたいしゃとう)，百合鶏子湯(びゃくごうけいしとう)，百合地黄湯(びゃくごうじおうとう)，百合知母湯(びゃくごうちもとう)．

水類（泉水・井花水・東流水・甘爛水）

引用文献

≪基原≫

重修政和経史証類備用本草▶水を飲んで疾を療すには，皆新たに汲みたる清泉を取る（泉水の項より引用）．

薬能方法弁▶泉水は，井中涌出する水也，時せずして新に汲を新汲水と云，これくみたての水なり．

≪効能≫

重修政和経史証類備用本草▶消渇，反胃，熱痢，熱淋，小便赤渋を主り，兼ねて洗い，漆瘡，癰腫を射て散らさしむ．久しく服すれば，却って中を温め調え，熱気を下し，小便を利す（泉水の項より引用）．

本草綱目▶砒石，烏喙，焼酒，煤炭の毒を解し，熱悶，昏瞀，煩渇を治す［李時珍］（井泉水の項，新汲水の主治の部分より引用）．

古方薬議▶清熱滋潤を主とし，消渇，熱痢，小便赤渋を治す．

考証 泉水で煎じる上記4処方はすべて百合病に用いる湯剤である．泉水は，常用の生水と比べさらに多くのミネラルを含む．

井花水 金

基原 夜明けに井戸から汲んだ一番水．

使用法 井花水で煮る（3沸ほど）　**処方** 風引湯．

引用文献

≪基原≫

重修政和経史証類備用本草▶此の水は，井中，平旦第一に汲むもの（井華水の項より引用）．

薬能方法弁▶平旦，始て汲を，井花水と云，これ一番水なり．

≪効能≫

重修政和経史証類備用本草▶人の九竅，大驚出血を主り，水を以て面に噀く，また口臭を主る（井華水の項より引用）．

本草綱目▶酒後の熱痢，目中の膚翳を洗う．人，大いに驚き，九竅，四肢，指岐，皆出血するは水を以て面に噀く．朱砂に和して服すれば人をして顔色を好からしめ，心を鎮め，神を安んじ，口臭を治す．諸の薬石を錬るに堪ふ．酒，醋に投ずれば腐らざらしむ［嘉祐補註本草］．補陰の薬を煎じるに宜し［虞摶］．一切の痰火，気血薬を煎じるに宜し［李時珍］（井泉水の項の井華水の部分の主治より引用）．

古方薬議▶議に曰く，平旦は眞陽の気水面に浮かぶ．故に汲んで以て鎮心除熱の諸薬を煮るべし．風引湯に曰く，井花水三升煮ること三沸と．陳蔵器曰く，味平にして毒なし．その薬石を煉るに堪ゆ．諸水と異なるあり．

考証 風引湯は，脳卒中や小児のひきつけに用い，それに伴う熱を除く処方だが，『本草綱目』

や『古方薬議』によれば，井花水はその精神安定と清熱作用を補佐する役割をもつ．また風引湯にも配合される石薬（寒水石，赤石脂，白石脂，紫石英など）との相性がよい．

東流水（とうりゅうすい）金

- **基原** 川から汲んだ水．
- **使用法** 沢漆汁を作るときに用いる（沢漆汁の作り方：沢漆3斤を東流水5斗にいれ，1斗5升まで煮詰める） **処方** 沢漆湯（たくしつとう）．
- **引用文献**
  ≪基原≫
  本草綱目▶時珍曰く，流水は大にしては江河，小にしては渓澗，皆流水なり（流水の項より引用）．
  薬能方法弁▶東流水は，一名順流水，是は川の流るる水也，井の水と異なり，然れども其功大に異なることなし．
  古方薬議▶食物本草に云く，西より来る之を東流水と謂う．大抵千里水と同じ．
  ≪効能≫
  本草綱目▶蔵器曰く，千里水，東流水の二水は皆，邪穢を蕩滌し，湯薬を煎煮し，鬼神を禁呪するに堪ふ（流水の項の発明の部分より引用）．
  薬能方法弁▶上記，基原の引用文を参照．
  古方薬議▶議に曰く，東流水は長流水と功を同うす．その流利，邪を助けず．胴に滞らざるを取る．故に沢漆湯に之を用いて以て咳嗽上気を治するなり．或いは曰く，東流水は是れ東方陽精の気を得，性速趨，其功急流水と同じ．宜しく通利の薬を煮るべしと．
- **考証** 『古方薬議』によれば，東流水は通利薬との相性がよく，沢漆の利水鎮咳去痰作用を補佐する役割をもつ．

甘爛水（かんらんすい）傷 金

- **基原** 川の水を大きな器に入れ，柄杓で何度も高く揚げてから注ぎ落とし，泡立たせた水．
- **使用法** 甘爛水で煎じる **処方** 茯苓桂枝甘草大棗湯（ふくりょうけいしかんぞうたいそうとう）（苓桂甘棗湯（りょうけいかんそうとう））．
- **引用文献**
  ≪基原≫
  傷寒論・金匱要略▶茯苓桂枝甘草大棗湯の項：水二斗を取りて，大盆内に置き，杓を以て之を揚げ，水上に珠子五，六千顆，相逐いたる有り，取りて之を用う．
  薬能方法弁▶一名百労水，その軽虚にして，沈濁ならざるを取れり，苓桂甘棗湯の方後に，甘爛水を作の法あり，然れども茶筌を以て，よく撹ぜて用いるときは，其水速に成る．

水類（甘爛水・潦水・沸湯・麻沸湯・熱湯）

≪効能≫
本草綱目▶蓋し水の性はもと鹹にして體は重．之を労すればすなわち甘にして軽．その腎気を助けずして脾胃を益するをとる也．虞摶医学正伝云う「甘爛水は甘，温にして性柔，故に傷寒陰証等の薬を烹るにこれを用いる」（流水の項の発明の部分より引用）．
古方薬議▶柳村随筆に云く，新汲水は熱を除き，井華水は陰を補ひ，甘爛水は虚弱を治し，潦水は湿熱を去り，千里水は閉塞を除くと（井華水の項より引用）．

考証　甘爛水は何度も高いところから注ぎ落として泡だたせた水であり，酸素を多く含む．酸素飽和状態にさせることで，水中不純物の酸化分解を促す作用があると考えられる．『本草綱目』の記述を借りれば，水の質が「甘・温・柔」になっている．苓桂甘棗湯は虚弱で臍下悸を伴う奔豚病に用いるので，刺激の少ない甘爛水を用いると考えられる．

潦水 傷

基原　雨がふってできた水溜りの水．
使用法　潦水で煎じる　処方　麻黄連軺赤小豆湯．
引用文献
≪基原≫
薬能方法弁▶雨後庭上汚下の地に暫時溜る時の水也，和名にわたみづ，にわたづみ，若天晴久しき時は，地漿に代ゆ，地漿を作す法，新水を以て，黄土に沃ぎ，撹ぜ濁らし，再び澄清を用ゆとあり．

≪効能≫
本草綱目▶脾胃を調え，湿熱を去る薬を煎じる［李時珍］（潦水の項の主治の部分より引用）．成無已曰く，仲景，傷寒の瘀熱，裏に在りて身発黄するを治するに，麻黄連軺赤小豆湯を煎ずる．潦水を用いたるは，その味薄くして湿気を助けず，熱を利するを取るなり（潦水の項の発明の部分より引用）．

考証　麻黄連軺赤小豆湯には，裏の瘀熱が原因する発黄を治す作用があるが，『本草綱目』によれば，潦水はその湿熱を利す作用を補佐する役割をもつ．なお，常用の生水が硬水であるのに対し，雨水の上澄みである潦水は軟水化していると考えられる．天然の蒸留水といえる．

沸湯 傷 金

基原　沸騰させた湯．
使用法　1）散を沸湯で和して服す　処方　文蛤散．

2）丸を沸湯で和し砕いて温服する　処方 理中丸.

引用文献　≪基原≫

本草綱目▶百沸湯［本草綱目］，麻沸湯［張仲景］，太和湯（熱湯の項の釋名の部分より引用）．時珍曰く，按ずるに汪頴は「熱湯は百沸するを須つは佳し，若し半沸するは之を飲んで反って元気を傷り，脹を為す」という（熱湯の項の気味の部分より引用）．

薬徴続編▶沸湯，麻沸湯並びて是熱湯．本草綱目に出る．

≪効能≫

本草綱目▶陽気を助け，経絡を行らす［寇宗奭］．霍乱転筋の腹に入りたるもの，及び客忤して，死したるを熨す［嘉祐補註本草］（熱湯の項の百沸湯，麻沸湯，太和湯の部分の主治より引用）．

考　証　文蛤散：蛤を沸騰水で和すことによりCaをイオン化して溶出させる作用もあると考えられる．

理中丸：丸薬を沸騰水に溶かして有効成分を抽出させ，煎薬と同様の効果を期待している．

麻沸湯（ま ふつとう）［傷］

基　原　沸騰させた湯のことだが，生薬を沸騰水に漬け込む場合には麻沸湯の名称で記載される．

使用法　1）生薬を麻沸湯に漬け込み，滓をこして温服す　処方 大黄黄連瀉心湯.
2）生薬を麻沸湯に漬け込み，滓をこして附子汁を入れて温服す　処方 附子瀉心湯.

引用文献　≪基原≫

本草綱目▶上記「沸湯」の項，基原の引用文参照．

薬徴続編▶上記「沸湯」の項，基原の引用文参照．

≪効能≫

本草綱目▶時珍曰く，張仲景，心下痞，之を按ずるに濡，関上の脈浮なるを治するに，大黄黄連瀉心湯，麻沸湯を用いて之を煎じる．その気薄くして虚熱を洩らすを取るなり．

考　証　長時間の加熱による大黄の瀉下作用損失を防ぐために，煎じずに沸湯に漬け込むと考えられる．

熱湯（ねっとう）［傷］［金］

基　原　熱い湯（沸騰させたもの）．

使用法　1）砕いた生薬を綿に包み，熱湯を用いて搾り出す　処方 走馬湯.

水類（熱湯・煖水・漿水・清漿水）

2）熱湯を用いて香豉を煮る　　処方 瓜蔕散（かていさん）.

引用文献　《基原》

本草綱目▶上記「沸湯」の項，基原の引用文参照．

薬徴続編▶上記「沸湯」の項，基原の引用文参照．

《効能》

本草綱目▶上記「沸湯」の項，効能の引用文参照．

考　証　走馬湯：砕いた生薬を綿に包み，有効成分を搾り出すために熱湯を用いている．

煖水（だんすい）傷 金

基　原　温かい湯．

使用法　白飲で散を服した後に，汗が出るまで煖水をたくさん飲ませる　　処方 五苓散（ごれいさん）.

引用文献　《基原》

薬徴続編▶五苓散服法，煖水蓋し温煖（けだ）の湯ならん．

古方薬議▶温煖の湯なり．

《効能》

古方薬議▶五苓散の服法に曰く，多く煖水を飲み，汗出でて愈（い）ゆと．蓋し温煖の湯を以て薬力を助くること，猶ほ桂枝湯の熱稀粥を啜（すす）るに於（お）けるがごときなり．

考　証　熱病に伴う脱水症状から救出するため，温水を多量に飲ませていると考えられる（多飲煖水）．なお，発汗が治癒起点であると考えられるので，発汗補助ともとれる．

漿水（しょうすい）金　　醋漿水（さくしょうすい）金

基　原　粟米を炊いたものを発酵させて作った酢．なお，漿水とは醋漿水（酸漿水）のことを指す（諸説あるが本書では『本草綱目』の説をとる）．

異名・別名　酸漿水（さんしょうすい）.

使用法　1）漿水で散を服す　　処方 蜀漆散（しょくしつさん），赤豆当帰散（せきずとうきさん）（赤小豆当帰散（せきしょうずとうきさん））.

2）漿水で煎じる　　処方 半夏乾姜散（はんげかんきょうさん），礬石湯（ばんせきとう）.

3）醋漿水（酸漿水）で散を服す　　処方 白朮散（びゃくじゅつさん）（加味方中（かみほう））.

引用文献　《基原》

本草綱目▶酸漿．嘉謨（かぼ）曰く，漿は酢なり．粟米を炊きて熱し，冷水中に投じ，五,六日浸す．味は酢，白花を生ず．色は漿に類するが故に名づく．浸すこと敗に至るは人を害す（漿水の項の釋名の部分より引用）．

240

薬徴続編▶漿水清漿水二品，ともに白酒と同物．清は蓋し其の清のものを取る．

薬能方法弁▶枳実梔子湯の方後に，清漿水とあり，又赤小豆当帰散の方後に漿水とあり，幷に蜀漆散，礬石湯，半夏乾姜散等の方後，皆漿水とあり，又儒門事親，葶藶散にも，亦漿水とあり，己上（已上）の六方，或いは清漿水と云うは，米泔水と云説あり，又漿水と云うは，酸漿水のことにて，和名一夜酢と云物なりと云り，其説一ならず，余これを考るに，清漿水は，米泔水なるべし，但漿水とのみ云ときは，酸漿水なるべし．

古方薬議▶清漿水は即ち漿水の清き者なり．醋漿水は即ち漿水煎じて醋ならしむる者なり．

≪効能≫

重修政和経史証類備用本草▶中を調え気を引き宣和し，力を強め，関を通じ，胃を開く，止渇，霍乱，洩痢，宿食を消し，薄暮れに粥を作りて之を啜り，煩を解し，睡を去り，腑臓を調え理む．

本草綱目▶小便の通じをよくする［李時珍］（漿水の項の主治の部分より引用）．

古方薬議▶中を調へ，気を引き，胃を開き，渇を止め，宿食を消するを主る．議に曰く，（中略）枳実梔子湯の如きは則ち宿食を消する者なり．半夏乾姜散，白朮散の如きは則ち胃を開く者なり．赤小豆当帰散，礬石湯の如きは則ち気を引いて以て下焦に走る者なり．蜀漆散の如きは則ち善く瘧を駆る者なり（漿水の項より引用）．

古方薬議▶本草新補に云く，煎じて醋ならしむれば嘔を止むと（漿水の項の醋漿水の説明の部分より引用）．

考証 吐き気がある場合の服用法として，半夏乾姜散では漿水で散を煎じ，白朮散（加味方中）では醋漿水で散を服している．酸味が吐き気を止めると考えられる．

清漿水 （せいしょうすい）［傷］

基原 米のとぎ汁（諸説あるが本書では『薬能方法弁』の説をとる）．

使用法 清漿水で煎じる　**処方** 枳実梔子湯．

引用文献 ≪基原≫

薬徴続編▶上記「漿水」の項，基原の引用文参照．

薬能方法弁▶上記「漿水」の項，基原の引用文参照．

古方薬議▶上記「漿水」の項，基原の引用文参照．

≪効能≫

古方薬議▶本草新補に云く，清漿水の如きは即ち意専ら煩渇を解して而して滞物を化するに在り．故に枳実梔子湯に之を用ふるなり．

服用補助薬

水類（白飲）・雲母・鍛竈下灰

白飲 (はくいん) 傷金

基　原	粳米の煮汁（諸説あるが，本書では『古方薬議』の説をとる）．
使用法	散剤を白飲で和し，服す　処方 五苓散，四逆散，白散，半夏散及湯，牡蛎沢瀉散．
引用文献	≪基原≫

薬徴続編▶白飲蓋し白湯．或いは考する所無しと云う．

齊民要術▶米を折して白煮し，汁を取って白飲をつくる（煮糗の項より引用）．

古方薬議▶白米飲なり．醫壘元戎は白米飲に作る．齊民要術煮糗條に白米自ら煮て汁を取るを白飲と為すと．

≪効能≫

古方薬議▶議にいわく，本論の五苓散，牡蛎沢瀉散，半夏散は皆以て散を和して之を服す．蓋し之を和して服し易からしめ，且つ穀気を假りて以て薬力を助くるのみ．

考　証	白飲が粳米の煮汁であれば，粒子の粗い散剤を飲みやすくするために白飲に和して服用していると考えられる．あわせて胃中保護や津液を補う作用も考慮していたと考えられる．

用法未詳

『傷寒論』『金匱要略』において，使用頻度が少なく，その薬物の用法が未詳のものをここに集めた．雲母および鍛竈下灰があげられる．

雲母 [金]

基　原	花崗岩ペグマタイトに産する珪酸塩類鉱物の白雲母．
異名・別名	雲珠，雲英，雲華，雲砂，磷石．
成　分	カリウム，アルミニウム，ケイ素，酸素，水素，フッ素など．
引用文献	**神農本草経**▶身皮の死肌，中風寒熱，車舩上に在るが如きを主り，邪気を除き，五臓を安んじ，子精を益し，目を明らかにす． **薬能方法弁**▶能気を下し，肌を堅くす，労傷，癧癇，瘡腫，癥疽を治す．
性　味	甘，温．
現代における効能主治	鎮静する，去痰する，止血する，虚証の喘咳，めまい，驚悸，癲癇，マラリア様の寒熱で悪寒の強いもの，慢性下痢，切り傷の出血，化膿性のできものを治す．

傷寒論・金匱要略における運用法

◆効能主治◆

未詳．

雲母は，蜀漆散１方のみに配合されているが，詳しい用法については不明である．

◆代表的な配合応用と処方◆

用法未詳のため，配合応用なし．

　　　＜配合処方＞蜀漆散．以上１処方．

鍛竈下灰 [金]

基　原	鉄を鍛えるために用いる竈の中の灰．
異名・別名	鍛竈灰，煅灶下灰．
引用文献	**名医別録**▶癥瘕堅積を主り，邪悪気を去る（鍛竈灰の項より引用）．

鍛竈下灰・狼牙

現代における効能主治 未詳.

傷寒論・金匱要略における運用法

◆効能主治◆

配合処方は鱉甲煎丸1方のため，詳細は不明である．

参考：『名医別録』では「癥瘕堅積を治す」としている．また，『神農本草経集注』の注において，鍛竈下灰の効用について「鐵力を兼ね得，以って暴癥を療するに大いに効有り」と述べている．なお，参考までに『神農本草経』における「鐵」の効能をあげる．

鐵：「肌を堅くし，痛に耐えるを主る」

鐵精（鉄の粉）：「明目を主る」

鐵落（鍛鉄の飛び散る鉄くず）：「風熱，悪瘡，瘍疸，瘡痂，疥気皮膚中に在るを主る」

◆代表的な配合応用と処方◆

用法未詳のため，配合応用なし．

　　　＜配合処方＞鱉甲煎丸．以上1処方．

基原未詳

古来より諸説が様々にあるが，現在においてもなお薬物の基原が特定できず，未詳のものをここに集めた．狼牙，紫参があげられる．

狼牙㊎　生狼牙㊎
（ろうが）　（しょうろうが）

基　原	詳細不明．※備考参照
異名・別名	牙子（がし），狼歯（ろうし），狼子（ろうし）．
引用文献	**神農本草経**▶邪気，熱気，疥瘙（かいそう），悪瘍（あくよう），瘡（そう），痔を主り，白蟲（はくちゅう）を去る（牙子の項より引用）．
	薬能方法弁▶能瘀血（よくおけつ）を瀉し，伏毒を和し，諸心腹疼痛を止む．
	古方薬議▶能く毒気を逐（お）ひ，湿熱を清し，蝕爛（しょくらん）を止む．
性　味	苦，寒．
現代における効能主治	未詳．

傷寒論・金匱要略における運用法

◆効能主治◆

狼牙単味の洗法によって，少陰病の膣内のできものやただれを治す（狼牙湯）．また，内服により瘀血（おけつ）を除き種々の痛みを治す（九痛丸）．なお，配合応用については未詳である．

◆代表的な配合応用と処方◆

配合応用未詳．

＜配合処方＞九痛丸，狼牙湯．以上2処方．

◆備考◆

わが国では，小野蘭山が，「狼牙」にバラ科ミツモトソウ *Potentilla cryptotaeniae* をあてていたが根拠が明確でない．なお，『中薬大辞典』では，狼牙草という別称をもつ植物がいくつかある．一味薬（いちみやく）（マメ科コマツナギ *Indigofera pseudotinctoria* Matsum.），大葉鳳美（だいようほうび）（ワラビ科ホウビケツ *Pteris nervosa* Thumb.），仙鶴草（せんかくそう）（バラ科キンミズヒキ *Agrimonia pilosa* Ledeb. var. *japonica* (Miq.) Nakai）などであるが，基原とする根拠がなく，詳細は不明である．

紫参 (しじん) 金

基　原	詳細不明．※備考参照
異名・別名	牡蒙（ぼもう），伏蒙（ふくもう），衆戎（しゅうじゅう），童腸（どうちょう）．
引用文献	**神農本草経**▶心腹積聚，寒熱邪気を主り，九竅を通じ，大小便を利す．
	名医別録▶腸胃大熱，唾血（しゃくじゅ）衂血（じくけつ），腸中聚血，癰腫諸瘡を療し，渇を止め，精を益す．
	薬能方法弁▶能心腹中の気の凝結せる，積聚を主る，腸胃中の熱を和し，九竅を通じ，大小便を利す，此蓋（これけだ）し水血を和し，気を行（めぐ）らすの能あり．
	古方薬議▶能く竅を通じ，氣を降し，尿を利す．
性　味	苦辛，寒．
現代における効能主治	未詳．

傷寒論・金匱要略における運用法

◆効能主治◆

紫参湯，沢漆湯の2方に記載あるも，詳細は不明．

参考：『古方薬議』では，「仲景の沢漆湯，此物を以って咳嗽上気を治し，紫参湯の下利肺痛を治するは皆之を通竅利水に取る」としている．

◆代表的な配合応用と処方◆

配合応用未詳．

　　　＜配合処方＞紫参湯，沢漆湯．以上2処方．

◆備考◆

基原については，わが国では，アキノタムラソウと近縁のシソ科 *Salvia chinensis* Benth. の全草をあてる説と，「紫参」を「拳参（けんじん）」と同一のものとしてタデ科イブキトラノオ *Polygonum bistorta* Linné の根茎をあてる説とがあるが，詳細は不明である．『中薬大辞典』では，上記2者と紅骨参（こうこつじん）（*Salvia plectranthoides* Griff.）に紫参の別名があるが，これも詳細は不明である．なお『経史証類大観本草（けいしょうるいたいかんほんぞう）』には，滁州（じょ），晉州（ごう），濠州（しん），眉州（び）の各地域における4種の紫参の図版が掲載されているが，それらの形状を見るに，明らかに別種の植物である．

付　録

『傷寒論』『金匱要略』における度量衡 …………… 249
修治──薬物の調整加工法 ……………………… 251
『傷寒論』『金匱要略』処方一覧 ………………… 255
用語解説 ………………………………………… 304
薬物名索引 ……………………………………… 317
処方名索引 ……………………………………… 324

『傷寒論』『金匱要略』における度量衡

　中国の度量衡の変遷は，時代によってかなりの相違がみられるが，『傷寒論』『金匱要略』の成立は後漢建安5〜10年（200〜205年）頃と考えられるから，その度量衡は後漢時に基づく．この両書中の薬物分量の示し方にはいろいろな表記が取り入れられている．

　重量では両が最も多く，ついで斤，分，銖などが用いられ，1斤＝16両，1両＝4分＝24銖（1分＝6銖）とされ，銭は唐時代より登場し，1両＝10銭の換算値が与えられている．

　容量を示す表記としては斗，升，合，そして一寸匕，一銭匕などが用いられている．1斗＝10升＝100合とされ，後漢時の1升は約201.8 mℓに換算されている．一寸匕とは1寸四方の容器に入る分量で，約2.74 mℓである．五苓散であれば，実測値6〜9 gとなる．一銭匕とは，漢代の貨幣五銖銭に散薬を載せて落ちない量のことで，約1.82 mℓであるが，今では重量として約1.5 gに換算されている．あわせて鶏子大（約40.56 mℓ），鶏子黄大（約10.6 mℓ），小豆大（約0.22 mℓ），梧桐子大（約0.25 mℓ），兎屎大，麻子大，麻豆大，弾丸大などの表記も用いられた．

　長さを示す表記としては尺，寸，分などが用いられた．1尺＝10寸＝100分で，1尺は約23 cmにあたる．また個数表記として，個，枚，把，茎，片，握，粒などが用いられている．その他，比例表記としての分もある．

　『傷寒論』『金匱要略』の重量表記の中心となっている両の値については，未だ定説がないが，中国と日本の現状を以下に述べる．

中　国

　中国では政権が変わると度量衡も変更されることが多く，時代による差は少なくない．日本計量史学会の岩田重雄会長も述べているが，南北朝の戦乱により，分銅の質量がそれまでの3倍に跳ね上がったことからもみてとれる．

　古い時代の度量衡は出土文物の権※1の平均値を取って推定される．『中国科学技術史（度量衡巻）』によれば，現在500 gである1斤の数値が最も大きいのは隋代で約660 g，後漢の時代は222 gと推定されている．1斤＝16両なので，後漢時の1両は13.875 gとなる．

　現在の中医学では，1979年より，国務院の決定にしたがって，全国中医処方用単位として，「g」表記が採用され，1斤＝500 g，1両＝31.125 gに規定された．ただ高等医学院校選用教材の『方剤学』では，実際の処方の薬剤量は，「古典処方の薬剤量の場合，各配合薬物の比例を参考にして，現代中薬学と近代各家医案で用いられている薬剤量と地域，季節，年齢，体質，病状により決定する」とある．具体例をあげれば，『方剤学』中の桂枝湯の1両は3 gに換算され，大棗の12枚（個）は3個とされている．

※1　けん．古代のはかりに用いられた，おもりのこと．

日本

 『傷寒論』『金匱要略』の薬用量について，江戸期の鎖国時代に，中国と日本では大きな隔たりが生じ，それが現代にまで大きな影響を与えている．

 江戸期の狩谷棭斎は，『本朝度量権衡攷(ほんちょうどりょうけんこうこう)』において，1両＝1.42g（現在換算）を提出しているが，吉益東洞(よしますとうどう)は『類聚方(るいじゅほう)』において，『傷寒論』『金匱要略』の処方分量の1両換算はせずに，処方薬味のだいたいの総量を決め，『傷寒論』『金匱要略』の分量比をもって薬味分量を割り振っている．グラム換算すると，ほとんどの処方でその薬味総量は，薬味数の多寡に関わらず10〜14g（1回量）になる．この総量固定の考えは貝原益軒の『大和本草』にもみられ，「一服一匁(もんめ)（1匁＝3.75g）以上なるべし．人の禀賦(ひんぷ)により病症により一匁半，二匁に至るべし」とある．このことからも，総量固定の考えが江戸期の漢方界の主流であったことがうかがえる．また山脇東門(やまわきとうもん)は，『東門随筆』の中で「本邦近時の医，薬剤分量甚だ些少なり．（中略）況(いわん)や後世方(ごせいほう)は取り分け多味なるに其一二味二三分(ぶ)（1分＝0.375g）づつ用ひたらんに，朮，苓，猪，沢など淡白なる物，何を以て利あらんや」とし，薬味数の多い処方では各薬味分量が少なくなるという，総量固定の弊害について述べている．

 昭和に至っては，清水藤太郎が『国医薬物学研究』において1両＝1.42gという換算値を提出しており，また龍野一雄は『改訂新版漢方処方集』において，概ね『傷寒論』『金匱要略』の分量比に基づき，1両＝1g換算で薬味分量を決定している．一方，大塚敬節は『傷寒論解説』の中で1両＝1.3gという見解を示しているものの，大塚敬節，矢数道明の監修になる『経験漢方処方分量集』においては，自身の経験に基づき薬味分量を決定しており，『傷寒論』『金匱要略』の分量比から外れる処方も多い．また，先に述べた清水も，考証では1両＝1.42gとしているが，『第三改正準日本薬局方』の漢方処方を編するにあたっては，1両＝2g換算で薬味分量を決定している．

 このように現代では，同一処方であっても，処方集により，その分量が異なることは珍しくない．なお，現在，実際に薬剤師が処方する場合は，必ず『薬局製剤業務指針』（日本薬剤師会編）で規定された処方分量で製剤しなければならないことになっている．

修治──薬物の調整加工法

『傷寒論』『金匱要略』において，薬物は，処方の薬味として用いる前に，刻む，節を取る，熱を加えるなどの処理をするものが多くある．この処理方法を漢方では修治（炮制）という．修治には，炙，炮など火を用いるもの，洗など水を用いるもの，㕮咀，砕など火も水も用いないものなどがある．ここでは，『傷寒論』『金匱要略』で用いられている修治法を簡単に紹介する．

> **修治の目的**
>
> 『傷寒論』『金匱要略』において薬物を修治する目的は大きくは 3 つ存在した．
>
> **1 不用部分を除く．**
>
> **2 体積を小さくし，表面積を大きくする．**
> 切る，砕く等により薬物を調剤に適した形とし，また煎じた際の有効成分の溶出効率を上げる．
>
> **3 水や火を用いて特殊な加工を施す．**
> 毒性の減弱，性質の緩和・変化などをもたらす．

1 不用部分を除く

表皮の地衣類などが付着した部分や外層の薬用にならない部分などを除く加工である．

種類としては，以下のものがある．

去皮（皮を去る）：桂枝，厚朴，猪苓，大黄，巴豆，皂莢，杏仁，桃仁，附子，烏頭

桂枝，厚朴では，揮発成分含量の低い外層のコルク層を除いている．その他も，薬用に不要な外皮の部分を取り除くことが目的である．附子，烏頭などは去皮することで，毒性の減弱をはかっている．

去節（節を去る）：麻黄

麻黄の節には止汗作用があり，麻黄が本来もつ発汗作用とは反対の作用をもつため，発汗作用を強めるためには，節を除く必要がある．

去心（芯を去る）：麦門冬，天門冬，巴豆

いずれも，薬用に不要な芯の部分を除く．

去皮尖（皮尖を去る）：杏仁，桃仁

薬用に不用とされる皮および尖端部を除く．有効成分の抽出効率をよくするためと考えられるが，定説はない．なお，桃仁では中毒症状を起こしにくくするという報告もある．（『中薬炮制学』による）

去皮子（皮子を去る）：皂莢

薬用に不要な外皮および種子を除き，また毒性の減弱を行う．

去蘆（蘆を去る）：黄耆

薬用に不要な根頭（根茎や黒芯のある部分）を除く．

去毛（毛を去る）：石韋

葉の表面の絨毛を除く．絨毛は咽喉を刺激し咳嗽を起こす可能性があるため除かねばならない．

去翅足（翅足を去る）：䗪虫，虻虫
動物あるいは昆虫の翅足を除くことをいう．有毒部分や非薬用部分の除去を行う．

除目，閉口（目，閉口のものを去る）：蜀椒
果皮を用いるため，中の種子を除く．また，果皮がはじけず口の開いていないものを除く．

2 体積を小さくし，表面積を大きくする

薬物を調剤に適した形とし，また煎じた際の有効成分の溶出効率を上げる目的がある．種類としては以下のものがある．

切（切る＝刻む）：生姜，生梓白皮，知母

擘（擘く＝裂いて分ける）：大棗，山梔子，百合

破（破る＝わる，裂く）：附子，大黄，半夏，枳実

㕮咀（㕮咀する＝くだき，粗い粒にする）：烏頭

砕（砕く＝くだき細かい片にする）：赤石脂，禹餘粮，石膏，滑石

砕綿裏（綿に包み砕く）：石膏，滑石，代赭石
綿に包むのは滓を除きやすくするためと考えられる．

搗（搗く＝つきくだく）：栝楼実

搗丸（搗き丸ずる＝ついてまるめる）：葶藶子

刮（刮る＝けずる，そぐ）：皂莢
皂莢の場合は非薬用部分（外皮）をこそげ落とすことである．

篩末（ふるいにかけ，粉末とする）：赤石脂

研（研る＝すりつぶしてなめらかにする）：巴豆，雄黄

なお，煎じる前にさまざまな薬味をくだき，細かくすることを，㕮咀，剉（きざむ）などといっている．

3 水や火を用いて特殊な加工を施す

この修治には，❶火を用いるもの，❷水を用いるものがある．

❶火を用いるもの

加工する過程で火を要する修治法である．毒性の減弱，性質の緩和・変化，薬物の効果の増強などを目的として行われる．『傷寒論』『金匱要略』で用いられているものには以下のものがある．

炒（炒る）：杏仁，水蛭，甘草
耐熱性の容器に入れ，火にかけ，攪拌し，いることである．

炮（炮じる）：附子，烏頭，天雄，乾姜
高温状態であぶることである．多くは薬物の周囲が割れたり，ヒビがはいることによって修治の目安とする．特に附子類の毒性を減弱するために多く行われる．

焼（焼く）：雲母，礬石，乱髪，褌，射干，枳実，蜀椒
直接炉の中に入れたり，または耐火容器に入れて焦げるくらい焼く方法である．鉱物などによく用いられる．「焼いて灰にする」「焼いて黒くするが，焼きすぎないようにする」など細かく指示される場合もある．薬物の性質を変化させ，柔らかくする目的がある．また，粉砕したり，煎じたり，煮ったりするよりも，副作用を減らすことができる．

炙（炙る）：甘草，厚朴，枳実，阿膠，鱉甲，百合，皂莢，狼牙
薬物を蜜や酒などの補助剤と混ぜ合わせ，鍋に入れ，熱を加えていため，補助剤を薬物に染み込ませることである．毒性の減弱や，効果の増強，臭いや味をよくするなどの目的で行われる．甘草，厚朴は蜜炙と考えられている．甘草は，蜜炙することで補益作用を増強

し，厚朴はその性質を緩和するとされている．皂莢は，酥炙（乳を煮つめたものを用いる）と明記した箇所がある．なお甘草は，咽痛に用いられる場合は炙を行わない．

熬（熬る）：牡蛎，芫花，杏仁，桃仁，瓜蒂，白粉，蜂窠，葶藶子，商陸根，水蛭，䗪虫，虻虫，蜣蜋，鼠婦，蜘蛛，烏頭，巴豆

漢代の熬は，水を加えずに鍋の中で，からいりすることである．薬物の色など見た目の変化が修治の目安となる．「熬赤」「熬黒」「熬黄」など色の変化の目安を具体的に明示している場合もある，

去汗（汗を去る）：蜀椒

熱を用いて薬物中の水分を出す方法である．蜀椒の場合は，薬用には不要な強臭のある精油部分を除くために行われている．

煨（蒸し焼きにする）：訶子

薬物を湿らせるか，湿めらせた紙で包み，熱い灰の中に埋め，蒸し焼きにすることである．目的は，薬物の揮発性・刺激性成分を除き，副作用を減らし，薬性を緩和にし，治療の効果を増強させるためである．後代には，乾姜をこの方法で加工し，その発散性を軽減して，脾胃を温める効果をさらに増強させている．

煮（煮る）：赤小豆

煮取（煮汁を取る）：半夏，沢漆，附子，烏頭

「煮」「煮取」は，水などで煮る方法である．毒性を減弱したり，薬物の不純物を除いたりする目的がある．「煮取」は煮汁の方を用いることである．なお烏頭の場合は，蜜で煎じその汁を用いている．

❷水を用いるもの

水または溶媒を必要とする修治法である．土や付着物などを除いて清浄にする，臭気などを除く，刻みやすいようにふやかせて柔らかくする，皮や胚芽などを除きやすくするなどの目的がある．

洗（洗う）：半夏，大黄，百合，蜀漆，五味子，海藻

薬物を水やその他の液体で洗うことである．土や付着物などを洗い流し，清浄にし，不純物を除くことを目的としている．半夏，蜀漆，五味子などには湯を用いる場合もある．また，蜀漆では腥さを，海藻では塩を除く目的で行っている．なお，大黄は，酒で洗う場合があるが，これは，短時間で煎じたときの溶出効果を上げ，また薬物の寒性を和らげることにより，副作用である腹痛を緩和する目的がある．

浸（浸す）：枳実，杏仁，赤小豆，蜀漆，大黄

漬（漬ける）：枳実，百合，烏梅

泡（ひたす）：麻黄

以上の「浸」，「漬」，「泡」は，いずれも薬物を水や酒などの溶媒に浸すことである．ふやかして柔らかくし，刻みやすくしたり，皮や胚芽などを除きやすくする目的がある．また，あくや腥さを抜いたりする目的でも行われる．特殊なものとしては，赤小豆の**浸令芽出**（**浸して芽を出さしむ**）がある．また，大黄は酒につける場合があるが，これは，**酒洗**と同様の効果を目的としていると考えられる．烏梅は，酢につけているが，これは，収渋作用を高める目的で行われている

以上が，『傷寒論』『金匱要略』における一般的な薬物の修治方法である．その他，麻子仁丸における杏仁のように**作脂**（**つぶして脂をつくる**）を行い潤腸効果を高めるというようなものもある．ただし，これら修治は，全ての場合に行われるわけではなく，処方によって行ったり，行わなかったりしているものが多い．

『傷寒論』『金匱要略』処方一覧

本表の目的

『傷寒論』『金匱要略』においては，1つの処方が複数個所に登場することはめずらしくなく，『傷寒論』『金匱要略』の両方に登場するものは42処方にのぼる．また『傷寒論』だけをみても，複数個所に登場する処方は多い．歴史的変遷の中で両書が幾度も散逸，改修を繰り返したため，版本の相違により，もしくは同一の版本においても1つの処方の処方名，薬物名，薬味，分量，修治法などの表記に一部異同のあるものがある．そこで『傷寒論』『金匱要略』処方一覧を作成し，その異同を明らかにしつつ，各処方の処方内容を詳述して読者の便をはかった．なお，本表は，『傷寒論』『金匱要略』の底本の記述に忠実にのっとって作成している．

凡　例

◆底本について

1. 本表は，『明・趙開美本 傷寒論』『元・鄧珍本 金匱要略』（燎原書店．1988年）の以下の部分をもとに作成した．
   『傷寒論』全編（辨太陽病脉証并治上～辨発汗吐下後病脉証并治）．
   『金匱要略』全編から雑療方，禽獣魚蟲禁忌并治，果實菜穀禁忌并治を除いたもの（臓腑経絡先後病脉証～婦人雑病脉証并治）．

2. 本表では，『傷寒論』『金匱要略』の上記部分に登場する全ての処方を50音順に並べ，収載している．なお，処方名の記載がなく処方内容のみ記載があるものについても，表の最後にまとめて収載している．

◆漢字表記（旧字・異字の扱い）について

本表の漢字表記について，底本で旧字・異字が使われている場合は，現代に通用している文字に変更した（変更を施した文字については，p.15「文字の表記について」参照）．

なお，処方分量および修治法に記載のある漢数字は，基本的に算用数字に変更した．

◆処方名欄について

1. 処方名について

   ❶複数個所に収載される処方のうち，条文によって処方名の異同がある場合には，基本的に初出の処方名をこの処方名欄に記載した．なお，処方名の異名については，別欄を設け記載してある（後出「処方異名欄について」を参照）．

   ❷千金葦茎湯のように，処方名に出典名が付して記載されているもの（この場合は「千金」）については，通例，出典名を省略して称することが多いため，基本的に出典名を除き，処方名欄に記載した．なお，処方異名欄には出

凡 例

典名を付した処方名を記載してある．
〔例〕処方名欄：葦茎湯
　　　処方異名欄：千金葦茎湯

<u>例外</u>：『傷寒論』に収載される黄芩湯と，『金匱要略』に収載される外台黄芩湯（出典『外台秘要』）は薬味が異なるため，本書では別処方とした．両者を区別し，かつその異同を明示するため，外台黄芩湯のみは出典名を付したまま記載し，黄芩湯と併記した．

❸『傷寒論』『金匱要略』の処方名と現在の通称とに差異がある場合には，処方名の後ろにカッコ書きで現在の通称を示した．
〔例〕麻黄杏仁薏苡甘草湯（麻杏薏甘湯）

2. 　原典について

処方名欄において，処方名の末尾に以下のマークを付記し，原典を表示した．

㊥・・・『傷寒論』のみに収載される処方
㊎・・・『金匱要略』のみに収載される処方
㊥㊎・・・『傷寒論』『金匱要略』の両方に収載される処方

◆処方内容欄について

1. 薬味（配合薬物），分量，修治法について処方内容欄に記載した．なお，基本的に原典初出の処方内容を記載してある．
2. 『傷寒論』『金匱要略』の双方に同一処方が掲載されている場合，基本的に『傷寒論』の処方内容にのっとった．
3. 薬物名は基本的に原典に記載される名称で表記し，現在の通称と異なる場合は薬物名の後ろにカッコ書きで示した．
　〔例〕芎藭（川芎），瓜瓣（冬瓜子），梔子（山梔子）など．

なお，旧字・異字については，前出の「漢字表記について」の通り，現在通用している文字に変更してある．

4. 薬味はゴシック体，分量は明朝体，修治法は小字で示した．
〔例〕**大黄** 2 両_{去皮}

5. 『傷寒論』『金匱要略』の本文中に「各」という文字を使って薬物の分量をまとめて表示している場合があるが，本表ではそれぞれの薬物について個別に分量を表示した．
〔例〕原文に「**麻黄　芍薬**各3両」とある場合は「**麻黄**3両　**芍薬**3両」と表記．

6. 処方内容欄に付した印の意味は以下の通りである．
　◎・・・製剤する過程で必要となる薬物（蜜，苦酒，酒，泉水など）
　★・・・服用補助として用いられている薬物（熱稀粥，麦粥，酒，白飲，漿水，沸湯など）
　＜熱稀粥＞・・・条文の方後に「熱稀粥」の記載がなく，「将息は<u>前法</u>の如し」とある場合は，＜熱稀粥＞と記載した．

ここにいう<u>前法</u>とは桂枝湯を指し，養生法については桂枝湯のそれにならえという意味である．つまり，発汗補助のために湯剤服用後に熱稀粥を啜（すす）ることを指示している．

◆処方異名欄について

処方名欄に記載した名称以外に，原文中に異名の収載がある場合には処方異名欄に記載した．なおこの欄では，処方名に出典名（「千金」「外台」など）が付してあるものもそのままの名称で記載してある．

◆『傷寒論』『金匱要略』における異同欄（薬味・分量，修治，薬物名）について

『傷寒論』『金匱要略』では1つの処方が複数個所に登場することが多く，同じ処方であっても薬物名，薬味，分量，修治法などの表記が異なる場合がある．そこで薬味・分量，修治法，薬物名の異同について欄を設け，それぞれ示した．またこの異同が『傷寒論』『金匱要略』のどちらに記載されたものか，下記のマークを用いて区別した．

なお，各異同については，処方内容欄の内容と照合していただくと理解しやすい．

【分類マークの説明】

1. 同一処方であっても『傷寒論』と『金匱要略』とで，薬味，分量，修治法，薬物名など，処方内容に異同がみられる場合は，次のマークで分類した．

    傷…『金匱要略』の処方内容を採用した処方において，『傷寒論』では異なる記述をしている場合．

    金…『傷寒論』の処方内容を採用した処方において，『金匱要略』では異なる記述をしている場合．

    〔例〕茵蔯蒿湯の「修治」欄に「金 大黄→去皮の記なし」とあるのは，『傷寒論』が「大黄2両去皮」としているのに対し，『金匱要略』には「大黄2両」と記載されていることを示す．

2. 『傷寒論』『金匱要略』それぞれの中で，同一処方の処方内容が条文によって異なる場合には，次のマークで示した．

    傷・別条…『傷寒論』の複数個所で言及されており，条文によって異同がある場合．

    金・別条…『金匱要略』の複数個所で言及されており，条文によって異同がある場合．

    〔例〕茵蔯蒿湯の「薬味・分量」欄に「傷・別条 梔子→14箇」とあるのは，『傷寒論』中のある条文が「梔子14枚擘」としているのに対し，同じ『傷寒論』中に「梔子14箇擘」と記載する個所があることを示す．

◆備考欄について

1. 特記事項がある場合は備考欄に記載し，何に関する記述なのか一瞥できるよう，≪処方内容≫≪処方名≫などと記して区別した．

2. 『金匱要略』の底本とした「鄧珍本」には，善本とはいえ印刷不鮮明な個所や，欠落，誤刻の疑いのある個所がみられる．また『傷寒論』の底本とした「趙開美本」にも判読のできない個所が一部ながらある．こうした個所については他の版本と校勘し，備考欄にその異同を記載した．校勘に用いた版本は以下の通り．

「成無已本」：『注解傷寒論』（「医統正脈全書」所収）

「趙開美本」：『金匱要略方論』（明刊趙開美原刻「仲景全書」所収．内閣文庫蔵本）

「兪橋本」：『新編金匱要略方論』（「四部叢刊」所収）

「徐鎔本」：『新編金匱要略方論』（「百部叢書集成」所収）

「徐彬本」：『金匱要略論注』（「四庫全書」所収．徐彬注本）

なお『金匱要略』の校勘には，基本的に「趙開美本」と「兪橋本」を用い，必要に応じて「徐鎔本」「徐彬本」とも比較している．

処方一覧

処方名	処方内容	処方異名
葦茎湯 ㊎	葦茎2升　薏苡仁半升　桃仁50枚　瓜瓣(冬瓜子)半升	千金葦茎湯
一物苽蒂湯 ㊎	苽蒂(瓜蒂)27箇	苽蒂湯
茵蔯蒿湯 ㊢㊎	茵蔯蒿6両　梔子(山梔子)14枚擘　大黄2両去皮	
茵蔯五苓散 ㊎	茵蔯蒿末10分　五苓散5分〔沢瀉　猪苓　茯苓　白朮　桂枝〕	
烏頭桂枝湯 ㊎	烏頭　◎蜜2斤　桂枝湯5合〔桂枝　芍薬　甘草　生姜　大棗〕	抵当烏頭桂枝湯
烏頭煎 ㊎	烏頭大者5枚熬去皮不咬咀　◎蜜2升	大烏頭煎
烏頭湯 ㊎	麻黄3両　芍薬3両　黄耆3両　甘草炙　川烏(烏頭)5枚咬咀以蜜2升煎取1升即出烏頭　◎蜜	外台烏頭湯
烏梅丸 ㊢㊎	烏梅300枚　細辛6両　乾姜10両　黄連16両　当帰4両　附子6両炮去皮　蜀椒4両出汗　桂枝6両去皮　人参6両　黄蘗(黄柏)6両　◎苦酒　◎米　◎蜜	
禹餘糧丸 ㊢	薬味の記載なし	
温経湯 ㊎	呉茱萸3両　当帰2両　芎藭(川芎)2両　芍薬2両　人参2両　桂枝2両　阿膠2両　牡丹(牡丹皮)2両去心　生姜2両　甘草2両　半夏半升　麦門冬1升去心	
越婢加朮湯 ㊎	麻黄6両　石膏半斤　生姜3両　甘草2両　白朮4両　大棗15枚	千金方越婢加朮湯
越婢加半夏湯 ㊎	麻黄6両　石膏半斤　生姜3両　大棗15枚　甘草2両　半夏半升	

| 『傷寒論』『金匱要略』における異同 ||| 備　考 |
薬味・分量	修　治	薬物名	
			≪処方名≫『金匱要略』の条文中には，千金葦茎湯の名称で収載されるが，本表の処方名欄では，出典名である「千金」をはずし，葦茎湯として記載した．
			≪処方名≫『金匱要略』に一物苽蔕湯および苽蔕湯の名称で収載される． ≪処方内容≫苽蔕の分量について「鄧珍本」と「兪橋本」では「二七箇」と記載され，「趙開美本」では「二十箇」と記載されている．数字表記を検討するに「27」の場合は概ね「二十七」の表記となるため「十」を「七」に誤刻した可能性もある．
傷・別㊎梔子→14箇	傷・別㊎大黄→破 ㊎梔子→擘の記なし ㊎大黄→去皮の記なし		
			≪処方内容≫本文中では五苓散5分という記載だが，ここでは便を図るため五苓散の薬味をともに記載した．
			≪処方名≫『金匱要略』の同一条文中に烏頭桂枝湯と抵当烏頭桂枝湯の名称が併記されている． ≪処方内容≫本文中では桂枝湯5合という記載だが，ここでは便を図るため桂枝湯の薬味をともに記載した．
			≪処方名≫『金匱要略』の同一条文中に烏頭煎と大烏頭煎の名称が併記されている．
			≪処方名≫『金匱要略』に烏頭湯および外台烏頭湯の名称で収載される．
㊎烏梅→300箇 ㊎黄連→1斤（換算すると16両にあたる）	㊎附子→去皮の記なし ㊎蜀椒→去汗 ㊎桂枝→去皮の記なし	㊎蜀椒→川椒	
			≪処方内容≫本文注記に「処方内容の記載はもともと欠損していた」と記載されている．
			≪処方名≫『金匱要略』に越婢加朮湯および千金方越婢加朮湯の名称で収載される．

処方名	処方内容	処方異名
越婢湯 ㊎	麻黄6両　石膏半斤　生姜3両　大棗15枚　甘草2両	
黄耆桂枝五物湯 ㊎	黄耆3両　芍薬3両　桂枝3両　生姜6両　大棗12枚	
黄耆建中湯 ㊎	桂枝3両去皮　甘草3両炙　大棗12枚　芍薬6両　生姜2両　膠飴1升　黄耆1両半	
黄耆芍薬桂枝苦酒湯 ㊎	黄耆5両　芍薬3両　桂枝3両　苦酒1升	耆芍桂酒湯
黄芩加半夏生姜湯 ㊷㊎	黄芩3両　芍薬2両　甘草2両炙　大棗12枚擘　半夏半升洗　生姜1両半一方3両切	
黄芩湯 ㊷	黄芩3両　芍薬2両　甘草2両炙　大棗12枚擘	
外台黄芩湯 ㊎	黄芩3両　人参3両　乾姜3両　桂枝1両　大棗12枚　半夏半升	
黄土湯 ㊎	甘草3両　乾地黄3両　白朮3両　附子3両炮　阿膠3両　黄芩3両　竈中黄土(伏竜肝)半斤	
王不留行散 ㊎	王不留行10分8月8日採　蒴藋細葉10分7月7日採　桑東南根(桑白皮)白皮10分3月3日採　甘草18分　川椒(蜀椒)3分除目及閉口者汗　黄芩2分　乾姜2分　芍薬2分　厚朴2分	
黄連阿膠湯 ㊷	黄連4両　黄芩2両　芍薬2両　鶏子黄2枚　阿膠3両一云3挺	
黄連湯 ㊷	黄連3両　甘草3両炙　乾姜3両　桂枝3両去皮　人参2両　半夏半升洗　大棗12枚■	
黄連粉 ㊎	薬味の記載なし	

『傷寒論』『金匱要略』における異同			備　考
薬味・分量	修　治	薬物名	
			≪処方内容≫『金匱要略』本文中に黄耆建中湯の薬味記載はないが，注記に「小建中湯に黄耆1両半を加える」とあるため，本表では薬味を記載した．
			≪処方名≫『金匱要略』の同一条文中に黄耆芍薬桂枝苦酒湯と耆芍桂酒湯の名称が併記されている．
金大棗→20枚 金生姜→3両	金大棗→擘の記なし 金半夏→洗の記なし 金生姜→切の記なし		
			≪注記≫『金匱要略』収載の外台黄芩湯とは異なる処方である．
			≪注記≫『傷寒論』収載の黄芩湯とは異なる処方である．なお，黄芩湯との比較を容易にするため，特にこの位置に外台黄芩湯の処方内容を記載した．
			≪用法≫外用と内服の両方の使用法がある． ≪修治≫川椒(蜀椒)の修治について，「鄧珍本」升麻鱉甲湯の蜀椒には「去汗」と記載されている．これは蜀椒に熱をかけることで薬効に不要な精油成分を除く方法であり，王不留行散の川椒(蜀椒)にも同様の修治を施した可能性が高い．だとすれば「者汗」は「去汗」の誤刻とも考えられる．「趙開美本」では「者汗」，「兪橋本」では「者汁」，「徐鎔本」では「去汗」とある．
			≪修治≫大棗の修治法が判読不能．「成無己本」は「大棗12枚擘」とする．
			≪処方内容≫本文注記に「いまだこの処方薬味を見たことがない」と記載されている．

処 方 名	処 方 内 容	処方異名
葛根黄芩黄連湯 傷 (葛根黄連黄芩湯)	葛根半斤　甘草2両炙　黄芩3両　黄連3両	
葛根加半夏湯 傷	葛根4両　麻黄3両去節　甘草2両炙　芍薬2両　桂枝2両去皮　生姜2両切　半夏半升洗　大棗12枚擘	
葛根湯 傷 金	葛根4両　麻黄3両去節　桂枝2両去皮　生姜3両切　甘草2両炙　芍薬2両　大棗12両擘	
滑石代赭湯 金	百合7枚擘　滑石3両砕綿裹　代赭石如弾丸大1枚砕綿裹　◎泉水4升	
滑石白魚散 金	滑石2分　乱髪2分焼　白魚2分	
瓜蒂散 傷 金	瓜蒂1分熬黄　赤小豆1分　香豉1合　◎熱湯7合	
訶梨勒散 金	訶梨勒(訶子)10枚煨　★粥	
括蔞薤白白酒湯 金	括蔞実(栝楼実)1枚搗　薤白半升　白酒7升	
括蔞薤白半夏湯 金	括蔞実(栝楼実)■枚　薤白3両　半夏半斤　白酒1斗	
括蔞瞿麦丸 金	括蔞根(栝楼根)2両　茯苓3両　署預(山薬)3両　附子1枚炮　瞿麦1両　◎煉蜜	
括蔞桂枝湯 金	括蔞根(栝楼根)2両　桂枝3両　芍薬3両　甘草2両　生姜3両　大棗12枚	
括蔞牡蛎散 金	括蔞根(栝楼根)　牡蛎熬等分	
乾姜黄芩黄連人参湯 傷	乾姜3両　黄芩3両　黄連3両　人参3両	
乾姜人参半夏丸 金	乾姜1両　人参1両　半夏2両　◎生姜汁糊	
乾姜附子湯 傷	乾姜1両　附子1枚生用去皮切8片	

『傷寒論』『金匱要略』における異同			備　考
薬味・分量	修　治	薬物名	
傷・別柔 葛根→8両（換算すると半斤にあたる）			
傷・別柔 生姜→3両	傷・別柔 生姜→切の記なし		
金 大棗→12枚	金 生姜→切の記なし 金 大棗→擘の記なし	金 桂枝→桂	
			≪処方内容≫百合と滑石・代赭石とを別々に泉水2升ずつで煎じた後，それを合わせて再煎している．
傷・別柔 瓜蒂および赤小豆→瓜蒂，赤小豆各等分 金 香豉→7合 金 熱湯の記なし	金 赤小豆→煮		≪処方内容≫「香豉」について，『傷寒論』には「以香豉一合，用熱湯七合，煮作稀糜去滓取汁和散」とあるが，『金匱要略』には「以香豉七合煮取，汁和散」とあり，「一合，用熱湯」の部分が欠落した可能性がある．
			≪処方内容≫「鄧珍本」の括蔞実の分量が判読不能．「趙開美本」は1枚とする．
	傷・別柔 附子→生用去皮破8片		

処方名	処方内容	処方異名
甘草乾姜湯 傷 金	甘草4両炙　乾姜2両	
甘草乾姜茯苓白朮湯 金 (苓姜朮甘湯)	甘草2両　白朮2両　乾姜4両　茯苓4両	甘姜苓朮湯
甘草瀉心湯 傷 金	甘草4両炙　黄芩3両　乾姜3両　半夏半升洗　大棗12枚擘　黄連1両　人参3両 ※『金匱要略』の処方内容を収載．備考欄参照	
甘草小麦大棗湯 金 (甘麦大棗湯)	甘草3両　小麦1升　大棗10枚	甘麦大棗湯
甘草湯 傷 金	甘草2両	千金甘草湯
甘草附子湯 傷 金	甘草2両炙　附子2枚炮去皮破　白朮2両　桂枝4両去皮	
甘草粉蜜湯 金	甘草2両　粉1両重　蜜4両	
甘草麻黄湯 金	甘草2両　麻黄4両	
甘遂半夏湯 金	甘遂大者3枚　半夏12枚以水1升煮取半升去滓　芍薬5枚　甘草如指大1枚炙一本作無　◎蜜半升	
桔梗湯 傷 金	桔梗1両　甘草2両	
枳実薤白桂枝湯 金	枳実4枚　厚朴4両　薤白半斤　桂枝1両　括蔞(栝楼実)1枚搗	
枳実梔子湯 傷	枳実3枚炙　梔子(山梔子)14箇擘　豉(香豉)1升綿裹　◎清漿水7升	
枳実芍薬散 金	枳実焼令黒勿太過　芍薬等分　★麦粥(大麦粥)	

『傷寒論』『金匱要略』における異同			備考
薬味・分量	修　治	薬物名	
	金乾姜→炮		
			≪処方名≫『金匱要略』の同一条文中に甘草乾姜茯苓白朮湯と甘姜苓朮湯の名称が併記されている．
傷すべてにおいて人参の記なし	金甘草→炙の記なし 金半夏→洗の記なし 金大棗→擘の記なし		≪処方内容≫『傷寒論』の本文中に人参の記載はないが，本文注記に，「生姜瀉心湯を理中人参黄芩湯とし，また，半夏・生姜・甘草瀉心湯の3方は，同一処方の変方であり，その元は理中人参黄芩湯である．したがって，その方に人参がないのは脱落である」とある．また『金匱要略』の甘草瀉心湯には，人参3両が配合されている．本書もこれにならい，配合薬物に人参を加えた．
			≪処方名≫『金匱要略』の同一条文中に甘草小麦大棗湯と甘麦大棗湯の名称が併記されている．
金甘草→分量の記なし			≪処方名≫『傷寒論』では甘草湯，『金匱要略』では千金甘草湯の名称で記載される．『金匱要略』では甘草の分量記載はないが，本書ではこの2処方を同一処方とみなす．
	金附子→破の記なし		

処方名	処方内容	処方異名
葵子茯苓散 金	葵子(冬葵子)1斤　茯苓3両	
枳朮湯 金	枳実7枚　白朮2両	
橘枳姜湯 金	橘皮1斤　枳実3両　生姜半斤	
橘皮竹茹湯 金	橘皮2升　竹茹2升　大棗30箇　生姜半斤　甘草5両　人参1両	
橘皮湯 金	橘皮4両　生姜半斤	
芎帰膠艾湯 金	芎藭(川芎)2両　阿膠2両　甘草2両　艾葉3両　当帰3両　芍薬4両　乾地黄　◎清酒3升	膠艾湯
九痛丸 金	附子3両炮　生狼牙1両炙香　巴豆1両去皮心熬研如脂　人参1両　乾姜1両　呉茱萸1両　◎煉蜜　★酒	
膠姜湯 金	薬味の記載なし	
杏子湯 金	薬味の記載なし	
去桂加白朮湯 傷 金	附子3枚炮去皮破　白朮4両　生姜3両切　甘草2両炙　大棗12枚擘	白朮附子湯
苦酒湯 傷	半夏洗破如棗核14枚　鶏子(鶏子白)1枚去黄内上苦酒着鶏子殻中　◎苦酒	

『傷寒論』『金匱要略』における異同			備　考
薬味・分量	修　治	薬物名	
			≪処方名≫『金匱要略』の同一条文中に芎帰膠艾湯と膠艾湯の名称が併記されている． ≪処方内容≫諸本すべて乾地黄の分量記載なし．ただし「徐鎔本」の附遺は『和剤局方』収載の膠艾湯を参照して「乾地黄4両」としている． ≪処方内容≫本文注記に「一方は乾姜1両を加える」と記載されている．
			≪処方内容≫本文注記に「臣億等が諸本を校するに，膠姜湯の処方薬味はない．これは膠艾湯(芎帰膠艾湯)のことであろう」と記載されている．
			≪処方内容≫本文注記に「いまだこの処方薬味を見たことがないが，おそらく麻黄杏仁甘草石膏湯のことであろう」と記載されている．
金附子1枚半，白朮2両，生姜1両半，甘草1両，大棗6枚 (薬味分量，煎じる水の量，服用量ともすべて1/2量の記載)	金附子→破の記なし 金大棗→擘の記なし		≪注記≫去桂加白朮湯と『金匱要略』にある朮附湯とは構成薬味が同一で分量もほぼ一致するが，製剤方法および服用方法が異なるため，別処方とした． ≪処方名≫『金匱要略』の同一条文中に去桂加白朮湯と白朮附子湯の名称が併記されている．
			≪薬物名≫「鶏子1枚の黄身を除く」とあるので，この場合の鶏子は鶏子白と考えられる．

処方名	処方内容	処方異名
苦参湯 金	薬味の記載なし	
桂枝加黄耆湯 金	桂枝3両　芍薬3両　甘草2両　生姜3両　大棗12枚　黄耆2両　★熱稀粥	
桂枝加葛根湯 傷	葛根4両　芍薬2両　生姜3両切　甘草2両炙　大棗12枚擘　桂枝2両去皮 ※原文に「麻黄3両去節」とあるが削除．備考欄参照	
桂枝加桂湯 傷 金	桂枝5両去皮　芍薬3両　生姜3両切　甘草2両炙　大棗12枚擘	
桂枝加厚朴杏子湯 傷	桂枝3両去皮　甘草2両炙　生姜3両切　芍薬3両　大棗12枚擘　厚朴2両炙去皮　杏仁50枚去皮尖	
桂枝加芍薬生姜各一両人参三両新加湯 傷	桂枝3両去皮　芍薬4両　甘草2両炙　人参3両　大棗12枚擘　生姜4両	
桂枝加芍薬湯 傷	桂枝3両去皮　芍薬6両　甘草2両炙　大棗12枚擘　生姜3両切	
桂枝加大黄湯 傷 （桂枝加芍薬大黄湯）	桂枝3両去皮　大黄2両　芍薬6両　生姜3両切　甘草2両炙　大棗12枚擘	
桂枝加附子湯 傷	桂枝3両去皮　芍薬3両　甘草3両炙　生姜3両切　大棗12枚擘　附子1枚炮去皮破8片　＜熱稀粥＞	
桂枝加竜骨牡蛎湯 金	桂枝3両　芍薬3両　生姜3両　甘草2両　大棗12枚　竜骨　牡蛎	桂枝竜骨牡蛎湯

『傷寒論』『金匱要略』における異同			備　考
薬味・分量	修　治	薬物名	
			≪用法≫外用で使用する． ≪処方内容≫「鄧珍本」「趙開美本」「兪橋本」すべて薬味の記載なし．「徐彬本」には「苦参1升，水1斗を以て，7升を煎じ取り，滓を去り燻洗すること日に三たび．雄黄1味末となし筒瓦2枚之を合して肛に向け之を燻ず」と記載しており，苦参と雄黄のそれぞれの燻法を参雄薫として収載している．
傷・別㊜芍薬→3両	傷・別㊜生姜→切の記なし 傷・別㊜桂枝→去皮の記なし		≪処方内容≫本文では桂枝加葛根湯の薬味中に「麻黄3両去節」と記載されているが，本文注記には，「太陽病中風で自汗のものには桂枝を用い，太陽病傷寒で無汗のものには，麻黄を用いる．この証は汗出で悪風なので，麻黄を用いるのはおそらく間違いである．桂枝加葛根湯は，桂枝湯に葛根のみを加えたものである」とある．また，桂枝湯に葛根・麻黄を配合すると，葛根湯と分量まで一致してしまうので，明らかな誤りと考えられる．よって本書では配合薬物から麻黄を除いた．
	金桂枝→去皮の記なし 金生姜→切の記なし 金大棗→擘の記なし		
傷・別㊜杏仁→50箇			
傷・別㊜甘草→2両 傷・別㊜＜熱稀粥＞の記なし	傷・別㊜附子→去皮破8片の記なし		
			≪処方名≫『金匱要略』の同一条文中に桂枝加竜骨牡蛎湯と桂枝竜骨牡蛎湯の名称が併記されている． ≪処方内容≫「鄧珍本」「趙開美本」「兪橋本」すべて竜骨・牡蛎の分量記載なし．「徐鎔本」は「竜骨　牡蛎各3両」とする．

処方名	処方内容	処方異名
桂枝甘草湯 (傷)	桂枝4両去皮　甘草2両炙	
桂枝甘草竜骨牡蛎湯 (傷)	桂枝1両去皮　甘草2両炙　牡蛎2両熬　竜骨2両	
桂枝去桂加茯苓白朮湯 (傷)	芍薬3両　甘草2両炙　生姜3両切　白朮3両　茯苓3両　大棗12枚擘	
桂枝去芍薬加蜀漆牡蛎竜骨救逆湯 (傷)(金)	桂枝3両去皮　甘草2両炙　生姜3両切　大棗12枚擘　牡蛎5両熬　蜀漆3両洗去腥　竜骨4両	桂枝去芍薬加蜀漆牡蛎竜骨捄逆湯 桂枝捄逆湯
桂枝去芍薬加皂莢湯 (金)	桂枝3両　生姜3両　甘草2両　大棗10枚　皂莢1枚去皮子炙焦	千金桂枝去芍薬加皂莢湯
桂枝去芍薬加附子湯 (傷)	桂枝3両去皮　甘草2両炙　生姜3両切　大棗12枚擘　附子1枚炮去皮破8片　<熱稀粥>	
桂枝去芍薬加麻黄細辛附子湯 (金)	桂枝3両　生姜3両　甘草2両　大棗12枚　麻黄2両　細辛2両　附子1枚炮	桂枝去芍加麻辛附子湯
桂枝去芍薬湯 (傷)	桂枝3両去皮　甘草2両炙　生姜3両切　大棗12枚擘　<熱稀粥>	
桂枝芍薬知母湯 (金) (桂芍知母湯)	桂枝4両　芍薬3両　甘草2両　麻黄2両　生姜5両　白朮5両　知母4両　防風4両　附子2両炮	
桂枝生姜枳実湯 (金)	桂枝3両　生姜3両　枳実5枚	桂姜枳実湯
桂枝湯 (傷)(金)	桂枝3両去皮　芍薬3両　甘草2両炙　生姜3両切　大棗12枚擘　★熱稀粥	陽旦湯
桂枝二越婢一湯 (傷)	桂枝18銖去皮　芍薬18銖　麻黄18銖　甘草18銖炙　大棗4枚擘　生姜1両2銖切　石膏24銖砕綿裹	
桂枝二麻黄一湯 (傷)	桂枝1両17銖去皮　芍薬1両6銖　麻黄16銖去節　生姜1両6銖切　杏仁16箇去皮尖　甘草1両2銖炙　大棗5枚擘　<熱稀粥>	

270

『傷寒論』『金匱要略』における異同			備　考
薬味・分量	修　治	薬物名	
傷・別柔 桂枝→2両			
	金 生姜→切の記なし 金 大棗→擘の記なし		≪処方名≫『傷寒論』では，桂枝去芍薬加蜀漆牡蛎竜骨救逆湯の名称で収載される．『金匱要略』では，同一条文中に桂枝去芍薬加蜀漆牡蛎竜骨捄逆湯と桂枝捄逆湯の名称が併記されている．
			≪処方名≫『金匱要略』の条文中には，千金桂枝去芍薬加皂莢湯の名称で収載されるが，本表の処方名欄では，出典名である「千金」をはずし，桂枝去芍薬加皂莢湯として記載した．
傷・別柔 ＜熱稀粥＞の記なし	傷・別柔 附子→去皮破8片の記なし		
			≪処方名≫『金匱要略』の同一条文中に桂枝去芍薬加麻黄細辛附子湯と桂枝去芍加麻辛附子湯の名称が併記されている．
傷・別柔 ＜熱稀粥＞の記なし	傷・別柔 生姜→切の記なし		
			≪処方名≫『金匱要略』の同一条文中に桂枝生姜枳実湯と桂姜枳実湯の名称が併記されている．
傷・別柔 熱稀粥の記なし 金 熱稀粥の記なし 金・別柔 大棗→分量の判読不能	傷・別柔 生姜→切の記なし 金 生姜→切の記なし 金 大棗→擘の記なし		≪処方内容≫『金匱要略』の陽旦湯の注記中に，「これは桂枝湯のことである」との記載あり． ≪処方内容≫「鄧珍本」「趙開美本」「兪橋本」すべて大棗12枚と記載されている． ≪処方内容≫『傷寒論』『金匱要略』の桂枝湯の条文中に「熱稀粥」ではなく，「粥」「稀粥」とする個所がある．
傷・別柔 ＜熱稀粥＞の記なし	傷・別柔 生姜→切の記なし		

処方名	処方内容	処方異名
桂枝人参湯 (傷)	桂枝4両別切　甘草4両炙　白朮3両　人参3両　乾姜3両	
鶏屎白散 (金)	鶏屎白	
桂枝茯苓丸 (金)	桂枝　茯苓　牡丹(牡丹皮)去心　桃仁去皮尖熬　芍薬各等分　◎煉蜜	
桂枝附子湯 (傷)(金)	桂枝4両去皮　附子3枚炮去皮破　生姜3両切　大棗12枚擘　甘草2両炙	
桂枝麻黄各半湯 (傷) (桂麻各半湯)	桂枝1両16銖去皮　芍薬1両　生姜1両切　甘草1両炙　麻黄1両去節　大棗4枚擘　杏仁24枚湯浸去皮尖及両仁者　＜熱稀粥＞	
桂苓五味甘草去桂加乾姜細辛半夏湯 (金)	茯苓4両　甘草2両　細辛2両　乾姜2両　五味子半升　半夏半升	
桂苓五味甘草湯 (金)	茯苓4両　桂枝4両去皮　甘草3両炙　五味子半升	茯苓桂枝五味子甘草湯
下瘀血湯 (金)	大黄2両　桃仁20枚　䗪蟲(䗪虫)20枚熬去足　◎煉蜜　◎酒	
外台黄芩湯	外台黄芩湯についてはp.260の黄芩湯と併記	
侯氏黒散 (金)	菊花40分　白朮10分　細辛3分　茯苓3分　牡蛎3分　桔梗8分　防風10分　人参3分　礬石3分　黄芩5分　当帰3分　乾姜3分　芎藭(川芎)3分　桂枝3分　★酒	
厚朴三物湯 (金)	厚朴8両　大黄4両　枳実5枚	
厚朴七物湯 (金)	厚朴半斤　甘草3両　大黄3両　大棗10枚　枳実5枚　桂枝2両　生姜5両	
厚朴生姜半夏甘草人参湯 (傷)	厚朴半斤炙去皮　生姜半斤切　半夏半升洗　甘草2両　人参1両	

『傷寒論』『金匱要略』における異同			備　考
薬味・分量	修　治	薬物名	
	傷・別㮈 桂枝→別切去皮		
			≪処方内容≫「鄧珍本」「趙開美本」ともに分量の記載なし．「兪橋本」では，条文自体が欠落している．
	金 附子→炮去皮破8片		
傷・別㮈 杏仁→24箇	傷・別㮈 桂枝→去皮の記なし 傷・別㮈 杏仁→湯浸去皮尖及両人者		
			≪処方名≫『金匱要略』の同一条文中に桂苓五味甘草湯と茯苓桂枝五味子甘草湯の名称が併記されている．
	傷・別㮈 厚朴→去皮の記なし 傷・別㮈 生姜→切の記なし 傷・別㮈 甘草→炙		

処方名	処方内容	処方異名
厚朴大黄湯 [金]	厚朴1尺　大黄6両　枳実4枚	
厚朴麻黄湯 [金]	厚朴5両　麻黄4両　石膏如鶏子大　杏仁半升　半夏半升　乾姜2両　細辛2両　小麦1升　五味子半升	
紅藍花酒 [金]	紅藍花(紅花)1両　◎酒1大升	
呉茱萸湯 [傷][金]	呉茱萸1升洗　人参3両　生姜6両切　大棗12枚擘	茱萸湯
五苓散 [傷][金]	猪苓18銖去皮　沢瀉1両6銖　白朮18銖　茯苓18銖　桂枝半両去皮　★白飲　★煖水	
柴胡加芒消湯 [傷]	柴胡2両16銖　黄芩1両　人参1両　甘草1両炙　生姜1両切　半夏20銖本云5枚洗　大棗4枚擘　芒消2両	
柴胡加竜骨牡蛎湯 [傷]	柴胡4両　竜骨1両半　黄芩1両半　生姜1両半切　鉛丹(鉛丹)1両半　人参1両半　桂枝1両半去皮　茯苓1両半　半夏2合半洗　大黄2両　牡蛎1両半熬　大棗6枚擘	
柴胡去半夏加栝蔞湯 [金]	柴胡8両　人参3両　黄芩3両　甘草3両　括蔞根(栝楼根)4両　生姜2両　大棗12枚	
柴胡桂枝乾姜湯 [傷][金]	柴胡半斤　桂枝3両去皮　乾姜2両　栝楼根4両　黄芩3両　牡蛎2両熬　甘草2両炙	柴胡桂姜湯
柴胡桂枝湯 [傷][金]	桂枝1両半去皮　黄芩1両半　人参1両半　甘草1両炙　半夏2合半洗　芍薬1両半　大棗6枚擘　生姜1両半切　柴胡4両	外台柴胡桂枝湯
三黄湯 [金]	麻黄5分　独活4分　細辛2分　黄耆2分　黄芩3分	千金三黄湯

『傷寒論』『金匱要略』における異同			備考
薬味・分量	修　治	薬物名	
㊕・別㊥人参→2両	㊕・別㊥呉茱萸→湯洗7遍 ㊕・別㊥呉茱萸→洗の記なし ㊎呉茱萸→洗の記なし ㊎生姜→切の記なし ㊎大棗→擘の記なし		≪処方名≫『傷寒論』では呉茱萸湯の名称で，『金匱要略』では茱萸湯の名称で収載される．
㊕・別㊥燠水の記なし ㊎沢瀉1両1分，猪苓3分，茯苓3分，白朮3分，桂2分（換算すると左記と同一分量となる）	㊕・別㊥猪苓→去黒皮	㊕・別㊥桂枝→桂心 ㊎桂枝→桂	
	㊕・別㊥生姜→切の記なし		
		㊎栝楼根→括蔞根	≪処方名≫『傷寒論』では柴胡桂枝乾姜湯，『金匱要略』では柴胡桂姜湯の名称で収載される．
㊕・別㊥桂枝→分量の記なし ㊕・別㊥大棗→6箇	㊕・別㊥生姜→切の記なし ㊎桂枝→去皮の記なし ㊎甘草→炙の記なし ㊎半夏→洗の記なし ㊎大棗→擘の記なし ㊎生姜→切の記なし		≪処方名≫『傷寒論』では柴胡桂枝湯，『金匱要略』では外台柴胡桂枝湯の名称で収載される．
			≪処方名≫『金匱要略』の条文中には，千金三黄湯の名称で収載されるが，本表の処方名欄では，出典名である「千金」をはずし，三黄湯として記載した．

処方名	処方内容	処方異名
酸棗湯 金 (酸棗仁湯)	酸棗仁2升　甘草1両　知母2両　茯苓2両　芎藭(川芎)2両	
三物黄芩湯 金	黄芩1両　苦参2両　乾地黄4両	千金三物黄芩湯
四逆加人参湯 傷	甘草2両炙　附子1枚生去皮破8片　乾姜1両半　人参1両	
四逆散 傷	甘草10分炙　枳実10分破水漬炙乾　柴胡10分　芍薬10分　★白飲	
四逆湯 傷 金	甘草2両炙　乾姜1両半　附子1枚生用去皮破8片	
梔子乾姜湯 傷	梔子(山梔子)14箇擘　乾姜2両	
梔子甘草豉湯 傷	梔子(山梔子)14箇擘　甘草2両炙　香豉4合綿裹	
梔子厚朴湯 傷	梔子(山梔子)14箇擘　厚朴4両炙去皮　枳実4枚水浸炙令黄	
梔子豉湯 傷 金	梔子(山梔子)14箇擘　香豉4合綿裹	
梔子生姜豉湯 傷	梔子(山梔子)14箇擘　生姜5両　香豉4合綿裹	
梔子大黄湯 金	梔子(山梔子)14枚　大黄1両　枳実5枚　豉(香豉)1升	
梔子蘗皮湯 傷	肥梔子(山梔子)15箇擘　甘草1両炙　黄蘗(黄柏)2両	
紫参湯 金	紫参半斤　甘草3両	
十棗湯 傷 金	芫花熬　甘遂　大戟各等分　大棗肥者10枚　★糜粥	

| 『傷寒論』『金匱要略』における異同 ||| 備考 |
薬味・分量	修治	薬物名	
			≪処方名≫『金匱要略』の条文中には，千金三物黄芩湯の名称で収載されるが，本表の処方名欄では，出典名である「千金」をはずし，三物黄芩湯として記載した．
	傷・別糸 附子→用の記なし 金 附子→去皮破8片の記なし		
		傷・別糸 梔子→肥梔子	
傷・別糸 梔子→14枚 傷・別糸 枳実→4箇	傷・別糸 厚朴→去皮の記なし 傷・別糸 枳実→水浸炙令赤		
傷・別糸 梔子→14枚 金 梔子→14枚	金 梔子→擘の記なし	傷・別糸 梔子→肥梔子	
	傷・別糸 生姜→切	傷・別糸 梔子→肥梔子	
	傷・別糸 芫花→熬赤	傷・別糸 大棗肥者→大肥棗 金 大棗肥者→肥大棗	≪処方内容≫糜粥について，強い瀉下作用をもつ十棗湯で下した後に，胃腸保護のため服用させている．

処方名	処方内容	処方異名
炙甘草湯 傷金	甘草4両炙 生姜3両切 人参2両 生地黄1斤 桂枝3両去皮 阿膠2両 麦門冬半升去心 麻仁(麻子仁)半升 大棗30枚擘 ◎清酒7升	復脈湯 千金翼炙甘草湯 外台炙甘草湯
赤石脂禹餘粮湯 傷	赤石脂1斤砕 太一禹餘粮(禹余糧)1斤砕	
赤石脂丸 金	蜀椒1両一法2分 烏頭1分炮 附子半両炮一法1分 乾姜1両一法1分 赤石脂1両一法2分 ◎蜜	烏頭赤石脂丸
芍薬甘草湯 傷	白芍薬(芍薬)4両 甘草4両炙	
芍薬甘草附子湯 傷	芍薬3両 甘草3両炙 附子1枚炮去皮破8片	
蛇床子散 金	蛇床子仁(蛇床子) 白粉少許	
瀉心湯 金 (三黄瀉心湯)	大黄2両 黄連1両 黄芩1両	
朮附子湯 金	白朮2両 甘草1両炙 附子1枚半炮去皮 姜(生姜)5片 棗(大棗)1枚	近效方朮附子湯
小陥胸湯 傷	黄連1両 半夏半升洗 栝楼実大者1枚	三物小陥胸湯
生姜甘草湯 金	生姜5両 人参■両 甘草4両 大棗15枚	千金生姜甘草湯
生姜瀉心湯 傷	生姜4両切 甘草3両炙 人参3両 乾姜1両 黄芩3両 半夏半升洗 黄連1両 大棗12枚擘	

| 『傷寒論』『金匱要略』における異同 ||| 備考 |
薬味・分量	修治	薬物名	
	金 生姜→切の記なし 金 桂枝→去皮の記なし 金 麦門冬→去心の記なし 金 大棗→擘の記なし	金 清酒→酒	≪処方名≫『傷寒論』では炙甘草湯の名称で収載され，その同一条文中に復脈湯の名称が併記されている．『金匱要略』では千金翼炙甘草湯および外台炙甘草湯の名称で収載される．
			≪処方名≫『金匱要略』の同一条文中に赤石脂丸と烏頭赤石脂丸の名称が併記されている．
	傷・別案 甘草→炙の記なし 傷・別案 附子→炮去皮破 6片		
			≪用法≫外用で使用する． ≪処方内容≫諸本すべて蛇床子仁の分量記載なし．
			≪処方名≫『傷寒論』にも瀉心湯という名称が記載されているが，薬味の記載はない．これは三黄瀉心湯のことではなく，瀉心湯類の総称を指していると考えられるため，処方として数えなかった．
			≪注記≫朮附子湯と『金匱要略』にある白朮附子湯とは，構成薬味が同一で分量もほぼ一致するが，製剤方法および服用方法が異なるため，別処方と考えた． ≪処方名≫『金匱要略』の条文中には，近効方朮附子湯の名称で収載されるが，本表の処方名欄では，出典名である「近効方」をはずし，朮附子湯として記載した．
			≪処方名≫『傷寒論』に小陥胸湯および三物小陥胸湯の名称で収載される．
			≪処方名≫『金匱要略』の条文中には，千金生姜甘草湯の名称で収載されるが，本表の処方名欄では，出典名である「千金」をはずし，生姜甘草湯として記載した． ≪処方内容≫「鄧珍本」の人参の分量は，「2両」か「3両」か判読不能．「趙開美本」で3両，「兪橋本」で2両となっている．
	傷・別案 生姜→切の記なし		

処方名	処方内容	処方異名
生姜半夏湯 金	半夏半斤　生姜汁1升	
小建中湯 傷 金	桂枝3両去皮　甘草2両炙　大棗12枚擘　芍薬6両　生姜3両切　膠飴1升	
焼褌散 傷	婦人中褌近隠處，取焼作灰	
小柴胡湯 傷 金	柴胡半斤　黄芩3両　人参3両　甘草3両炙　生姜3両切　大棗12枚擘　半夏半升洗	
小承気湯 傷 金	大黄4両酒洗　枳実3枚炙　厚朴2両去皮炙	千金翼小承気湯
小青竜加石膏湯 金	麻黄3両　芍薬3両　桂枝3両　細辛3両　甘草3両　乾姜3両　五味子半升　半夏半升　石膏2両	
小青竜湯 傷 金	麻黄3両去節　芍薬3両　細辛3両　乾姜3両　甘草3両炙　桂枝3両去皮　五味子半升　半夏半升洗	
消石礬石散 金	消石　礬石焼等分　★大麦粥汁	
小児疳虫蝕歯 金	雄黄　葶藶（葶藶子）　猪脂（猪膏）　槐枝	
小半夏加茯苓湯 金	半夏1升　生姜半斤　茯苓3両一法4両	半夏加茯苓湯　小半夏茯苓湯
小半夏湯 金	半夏1升　生姜半斤	

『傷寒論』『金匱要略』における異同			備　考
薬味・分量	修　治	薬物名	
金甘草→3両 金生姜→2両	金大棗→擘の記なし 金生姜→切の記なし		
			≪処方内容≫条文中に「婦人病には男子の褌を焼いて服す」とある.
傷・別柴胡→8両（換算すると半斤にあたる） 傷・別黄芩・人参・甘草・生姜→2両 金半夏→半斤	傷・別甘草→炙の記なし 傷・別生姜→切の記なし 金甘草→炙の記なし 金生姜→切の記なし 金大棗→擘の記なし 金半夏→洗の記なし		
傷・別大黄4両→大黄4（単位の記なし） 傷・別枳実→3枚大者 金枳実→大者3枚	傷・別大黄→酒洗の記なし 傷・別厚朴→去皮の記なし 金大黄→酒洗の記なし 金厚朴→去皮の記なし		≪処方名≫『傷寒論』には小承気湯の名称で,『金匱要略』には小承気湯および千金翼小承気湯の名称で収載される.
傷・別麻黄・芍薬・細辛・甘草・桂枝→2両	金半夏→湯洗		≪処方内容≫『傷寒論』の小青竜湯の加味方に「もし微利するものは，麻黄を除いて，鶏子1個程の大きさの蕘花を加える」との記載がある.『傷寒論』『金匱要略』において，蕘花はここのみに記載されている.
			≪用法≫外用で使用する. ≪処方内容≫槐枝は薬能を期待して配合されたのではなく，綿をつけるための棒として使用したと考えられる. ≪処方内容≫諸本すべて分量の記載なし.
			≪処方名≫『金匱要略』に小半夏加茯苓湯および小半夏茯苓湯の名称で収載される．なお，小半夏加茯苓湯の同一条文中に半夏加茯苓湯の名称が併記されている.

処方名	処方内容	処方異名
升麻鱉甲湯 金	升麻2両　当帰1両　蜀椒1両炒去汗　甘草2両　鱉甲手指大1片炙　雄黄半両研	
升麻鱉甲湯去雄黄蜀椒 金	升麻2両　当帰1両　甘草2両　鱉甲手指大1片炙	
蜀漆散 金	蜀漆焼去腥　雲母焼3日夜　竜骨等分　★漿水	
薯蕷丸 金	薯蕷(山薬)30分　当帰10分　桂枝10分　麴(神麴)10分　乾地黄10分　豆黄巻(大豆黄巻)10分　甘草28分　人参7分　芎藭(川芎)6分　芍薬6分　白朮6分　麦門冬6分　杏仁6分　柴胡5分　桔梗5分　茯苓5分　阿膠7分　乾姜3分　白歛(白薇)2分　防風6分　大棗100枚為膏　◎煉蜜　★酒	
真武湯 傷	茯苓3両　芍薬3両　生姜3両切　白朮2両　附子1枚炮去皮破8片	
頭風摩散 金	大附子1枚炮　塩等分	
赤丸 金	茯苓4両　半夏4両洗一方用桂　烏頭2両炮　細辛1両千金作人参　真朱(朱砂)　◎煉蜜　★酒	
赤豆当帰散 金	赤小豆3升浸令芽出曝乾　当帰　★漿水	赤小豆当帰散
旋復花湯 金	旋復花3両　葱(葱白)14茎　新絳少許	旋覆花湯
旋復代赭湯 傷	旋復花3両　人参2両　生姜5両　代赭(代赭石)1両　甘草3両炙　半夏半升洗　大棗12枚擘	
皂莢丸 金	皂莢8両刮去皮用酥炙　◎蜜　★棗膏	
走馬湯 金	巴豆2枚去皮心熬　杏仁2枚　◎熱湯2合	外台走馬湯

『傷寒論』『金匱要略』における異同			備 考
薬味・分量	修　治	薬物名	
			≪処方内容≫本文中に升麻鱉甲湯去雄黄蜀椒の薬味の記載はないが，ここでは升麻鱉甲湯から，雄黄・蜀椒を除いて薬味を記載した．
			≪用法≫外用で使用する．
			≪処方内容≫「鄧珍本」の「半夏4両洗一方用佳」の「佳」は，「趙開美本」「兪橋本」では「桂」となっており，「桂」を「佳」と誤刻した可能性がある．
			≪処方名≫『金匱要略』に赤豆当帰散および赤小豆当帰散の名称で収載される． ≪処方内容≫諸本すべて当帰の分量記載なし．ただし「徐鎔本」の附遺は「当帰1両　千金作3両」としている．この「当帰1両」は龐安時の『傷寒総病論』からの引用である．
			≪処方名≫『金匱要略』の同一条文中に旋復花湯と旋覆花湯の名称が併記されている．
			≪処方名≫『金匱要略』の条文中には，外台走馬湯の名称で収載されるが，本表の処方名欄では，出典名である「外台」をはずし，走馬湯として記載した．

処方名	処方内容	処方異名
続命湯 金	麻黄3両　桂枝3両　当帰3両　人参3両　石膏3両　乾姜3両　甘草3両　芎藭(川芎)　杏仁40枚	古今録験続命湯
大黄黄連瀉心湯 傷	大黄2両　黄連1両　◎麻沸湯2升	
大黄甘草湯 金	大黄4両　甘草1両	
大黄甘遂湯 金	大黄4両　甘遂2両　阿膠2両	
大黄䗪虫丸 金	大黄10分蒸　黄芩2両　甘草3両　桃仁1升　杏仁1升　芍薬4両　乾地黄10両　乾漆1両　䗪蟲(䗪虫)1升　水蛭100枚　蠐螬1升　䗪蟲(䗪虫)半升　◎煉蜜　★酒	
大黄消石湯 金	大黄4両　黄蘗(黄柏)4両　消石4両　梔子(山梔子)15枚	
大黄附子湯 金	大黄3両　附子3枚炮　細辛2両	
大黄牡丹湯 金（大黄牡丹皮湯）	大黄4両　牡丹(牡丹皮)1両　桃仁50箇　瓜子(冬瓜子)半升　芒消3合	
大陥胸丸 傷	大黄半斤　葶藶子半升熬　芒消半升　杏仁半升去皮尖熬黒　甘遂末一銭匕　白蜜2合	
大陥胸湯 傷	大黄6両去皮　芒消1升　甘遂一銭匕	
大建中湯 金	蜀椒2合汁　乾姜4両　人参2両　膠飴1升　★粥2升	

『傷寒論』『金匱要略』における異同			備 考
薬味・分量	修　　治	薬物名	
			≪処方名≫『金匱要略』の条文中には，古今録験続命湯の名称で収載されるが，本表の処方名欄では，出典名である「古今録験」をはずし，続命湯として記載した． ≪処方内容≫「鄧珍本」「趙開美本」「兪橋本」すべて芎藭の分量記載なし．「徐彬本」では「芎藭1両5銭」となっている．
	傷・別条 大黄→酒洗		
	傷・別条 大黄→去皮の記なし 傷・別条 大黄→去皮酒洗	傷・別条 甘遂→甘遂末	
			≪修治≫蜀椒について，「鄧珍本」升麻鱉甲湯には「去汗」と記載されている．これは蜀椒に熱をかけることで薬効に不要な精油成分を除く方法であり，大建中湯の蜀椒にも同様の修治を施した可能性が高い．だとすれば「汁」は「去汗」の誤刻とも考えられる．「趙開美本」「徐鎔本」では「去汗」，「兪橋本」では「汁」とある．

処方名	処方内容	処方異名
大柴胡湯 傷金	柴胡半斤　黄芩3両　芍薬3両　半夏半升洗　生姜5両切　枳実4枚炙　大棗12枚擘　大黄2両 ※大黄の配合について，備考欄参照	
大承気湯 傷金	大黄4両酒洗　厚朴半斤炙去皮　枳実5枚炙　芒消3合	
大青竜湯 傷金	麻黄6両去節　桂枝2両去皮　甘草2両炙　杏仁40枚去皮尖　生姜3両切　大棗10枚擘　石膏如鶏子大砕	
大半夏湯 金	半夏2升洗完用　人参3両　白蜜1升	
沢漆湯 金	半夏半升　紫参5両一作紫苑　沢漆3斤以東流水5斗煮取1斗5升　生姜5両　白前5両　甘草3両　黄芩3両　人参3両　桂枝3両	
沢瀉湯 金	沢瀉5両　白朮2両	
獺肝散 金 (獺肝散)	獺肝(獺肝)1具炙乾末之	肘後獺肝散
竹皮大丸 金	生竹茹2分　石膏2分　桂枝1分　甘草7分　白薇1分　◎棗肉(大棗)	
竹葉石膏湯 傷	竹葉2把　石膏1斤　半夏半升洗　麦門冬1升去心　人参2両　甘草2両炙　粳米半升	
竹葉湯 金	竹葉1把　葛根3両　防丰(防風)1両　桔梗1両　桂枝1両　人参1両　甘草1両　附子1枚炮　大棗15枚　生姜5両	
蜘蛛散 金	蜘蛛14枚熬焦　桂枝半両	

『傷寒論』『金匱要略』における異同			備 考
薬味・分量	修 治	薬 物 名	
㊕すべてにおいて大黄の記なし ㊕・別㊒柴胡→ 8両(換算すると半斤にあたる)	㊕生姜→切の記なし ㊎生姜→切の記なし ㊎大棗→擘の記なし		≪処方内容≫『傷寒論』中に登場する大柴胡湯は，すべて大黄の配合はないが，処方の後に「一方は大黄2両を加える．若し加えざるは，恐らく大柴胡湯となさず」と記載されている．また『金匱要略』中の大柴胡湯には，大黄2両が配合されている．よって本書もこれにならい，配合生薬に大黄2両を加えた．
㊕・別㊒厚朴→ 8両(換算すると半斤にあたる) ㊎・別㊒枳実→王枚	㊕大黄→去皮 ㊕大黄→酒洗の記なし ㊕・別㊒厚朴→去皮の記なし	㊎すべてにおいて芒消→芒硝	≪処方内容≫『金匱要略』中の枳実の分量について，「鄧珍本」では「王枚」と記載される条文があるが，「五」を「王」と誤刻した可能性がある．「趙開美本」「兪橋本」ともに「5枚」となっている．
㊕・別㊒大棗→ 12枚 ㊎杏仁→ 40箇 ㊎大棗→ 12枚	㊎生姜→切の記なし ㊎大棗→擘の記なし		
			≪処方名≫「鄧珍本」では「獺」になっているが異字とみなして「獺」の字を併記した． ≪処方名≫『金匱要略』の条文中には，肘後獺肝散の名称で収載されるが，本表の処方名欄では，出典名である「肘後」をはずし，獺肝散として記載した．
			≪処方内容≫竹皮大丸の加味方に「煩喘するは栢実2分を加える」との記載がある．『傷寒論』『金匱要略』における栢実(柏実)の記載はこの1ヵ所のみである．
			≪用法≫『金匱要略』の条文中に「蜜丸亦た可」との記載があり，蜜を用いて丸薬にする用法もある．

処方名	処方内容	処方異名
調胃承気湯 ㊳	大黄4両去皮清酒洗　甘草2両炙　芒消半升	
猪膏髪煎 ㊎	猪膏半斤　乱髪如鶏子大3枚	髪煎
猪膚湯 ㊳	猪膚1斤　白蜜1升　白粉5合熬香	
猪苓散 ㊎	猪苓　茯苓　白朮各等分	
猪苓湯 ㊳㊎	猪苓1両去皮　茯苓1両　沢瀉1両　阿膠1両　滑石1両砕	
通脉四逆加猪胆湯 ㊳	甘草2両炙　乾姜3両強人可4両　附子大者1枚生去皮破8片　猪胆汁半合	
通脉四逆湯 ㊳㊎	甘草2両炙　附子大者1枚生用去皮破8片　乾姜3両強人可4両	
抵当丸 ㊳	水蛭20箇熬　䗪蟲(虻虫)20箇去翅足熬　桃仁25箇去皮尖　大黄3両	
抵当湯 ㊳㊎	水蛭30箇熬　䗪蟲(虻虫)30箇去翅足熬　桃仁20箇去皮尖　大黄3両酒洗	抵党湯
葶藶丸 ㊎	薬味の記載なし	
葶藶大棗瀉肺湯 ㊎	葶藶(葶藶子)熬令黄色搗丸如弾丸大　大棗12枚	亭歴大棗瀉肺湯
天雄散 ㊎	天雄3両炮　白朮8両　桂枝6両　竜骨3両　★酒	
桃核承気湯 ㊳	桃仁50箇去皮尖　大黄4両　桂枝2両去皮　甘草2両炙　芒消2両	

『傷寒論』『金匱要略』における異同			備　考
薬味・分量	修　治	薬物名	
	傷・別条 大黄→去皮の記なし 傷・別条 大黄→去皮清の記なし		
			≪処方名≫『金匱要略』に猪膏髪煎および膏髪煎の名称で収載される.
	傷・別条 滑石→砕の記なし 金 滑石→砕の記なし		
			≪処方内容≫『傷寒論』の条文中に「猪胆がない場合は羊胆をもってこれに代える」とある.
	傷・別条 附子→用の記なし 金 附子→去皮破8片の記なし		
傷・別条 水蛭および䗪蟲→30枚 傷・別条 桃仁→20枚 金 䗪蟲→箇の記なし	傷・別条 桃仁→去皮尖及両人者 傷・別条 大黄→酒洗の記なし, 去皮破6片 金 大黄→酒浸		≪処方名≫『傷寒論』では抵当湯,『金匱要略』では抵党湯の名称で収載される.
			≪処方名≫『金匱要略』に葶藶大棗瀉肺湯および亭歴大棗瀉肺湯の名称で収載される.
傷・別条 桃仁→50枚			

処方名	処方内容	処方異名
桃花湯（傷）（金）	赤石脂1斤一半全用一半篩末　乾姜1両　粳米1升	
当帰散（金）	当帰1斤　黄芩1斤　芍薬1斤　芎藭(川芎)1斤　白朮半斤　★酒	
当帰四逆加呉茱萸生姜湯（傷）	当帰3両　芍薬3両　甘草2両炙　通草(木通)2両　桂枝3両去皮　細辛3両　生姜半斤切　呉茱萸2升　大棗25枚擘　◎清酒6升	
当帰四逆湯（傷）	当帰3両　桂枝3両去皮　芍薬3両　細辛3両　甘草2両炙　通草(木通)2両　大棗25枚擘一法12枚	
当帰芍薬散（金）	当帰3両　芍薬1斤　茯苓4両　白朮4両　沢瀉半斤　芎藭(川芎)半斤一作3両　★酒	
当帰生姜羊肉湯（金）	当帰3両　生姜5両　羊肉1斤	
当帰貝母苦参丸（金）	当帰4両　貝母4両　苦参4両　◎煉蜜	帰母苦参丸
土瓜根散（金）	土瓜根3分　芍薬3分　桂枝3分　䗪虫3分　★酒	
内補当帰建中湯（金）（当帰建中湯）	当帰4両　桂枝3両　芍薬6両　生姜3両　甘草2両　大棗12枚	千金内補当帰建中湯
人参湯（金）	人参3両　甘草3両　乾姜3両　白朮3両	
排膿散（金）	枳実16枚　芍薬6分　桔梗2分　鶏子黄1枚	
排膿湯（金）	甘草2両　桔梗3両　生姜1両　大棗10枚	
白散（傷）（金）	桔梗3分　巴豆1分去皮心熬黒研如脂　貝母3分　★白飲	三物小白散 外台桔梗白散
白通加猪胆汁湯（傷）	葱白4茎　乾姜1両　附子1枚生去皮破8片　人尿5合　猪胆汁1合	白通加猪胆湯
白通湯（傷）	葱白4茎　乾姜1両　附子1枚生去皮破8片	

『傷寒論』『金匱要略』における異同			備　考
薬味・分量	修　治	薬物名	
	金 赤石脂→一半剉一半篩末		
傷・別条 大棗→一法12枚の記なし			
			≪処方名≫『金匱要略』の同一条文中に当帰貝母苦参丸と帰母苦参丸の名称が併記されている．
			≪処方名≫『金匱要略』の条文中には，千金内補当帰建中湯の名称で収載されるが，本表の処方名欄では，出典名である「千金」をはずし，内補当帰建中湯として記載した．
	金 赤石脂→一半剉一半篩末		
金 白飲の記なし	金 巴豆→去皮熬研如脂		≪処方名≫『傷寒論』では白散，『金匱要略』では外台桔梗白散の名称で収載される．なお，『傷寒論』の白散の注記中に，その別名として三物小白散をあげている．
			≪処方名≫『傷寒論』の同一条文中に白通加猪胆汁湯と白通加猪胆湯の名称が併記されている．

処方名	処方内容	処方異名
白頭翁加甘草阿膠湯 金	白頭翁2両　黄連3両　蘗皮(黄柏)3両　秦皮3両　甘草2両　阿膠2両	
白頭翁湯 傷 金	白頭翁2両　黄蘗(黄柏)3両　黄連3両　秦皮3両	
麦門冬湯 金	麦門冬7升　半夏1升　人参2両　甘草2両　粳米3合　大棗12枚	
栢葉湯 金 （柏葉湯）	栢葉(側柏葉)3両　乾姜3両　艾(艾葉)3把　馬通汁1升	
八味腎気丸 金 （八味地黄丸）	乾地黄8両　山茱萸4両　署蕷(山薬)4両　沢瀉3両　茯苓3両　牡丹皮3両　桂枝1両　附子1両炮　◎煉蜜　★酒	腎気丸　崔氏八味丸
半夏乾姜散 金	半夏　乾姜各等分　◎漿水1升半	
半夏厚朴湯 金	半夏1升　厚朴3両　茯苓4両　生姜5両　乾蘇葉(蘇葉)2両	
半夏散及湯 傷	半夏洗　桂枝去皮　甘草炙各等分　★白飲	
半夏瀉心湯 傷 金	半夏半升洗　黄芩3両　乾姜3両　人参3両　甘草3両炙　黄連1両　大棗12枚擘	
半夏麻黄丸 金	半夏　麻黄等分　◎煉蜜	
礬石丸 金	礬石3分焼　杏仁1分　◎煉蜜	
礬石湯 金	礬石2両　◎漿水1斗5升	
百合滑石散 金	百合1両炙　滑石3両	
百合鶏子湯 金	百合7枚擘　鶏子黄1枚　◎泉水2升	
百合地黄湯 金	百合7枚擘　生地黄汁1升　◎泉水2升	

『傷寒論』『金匱要略』における異同			備　考
薬味・分量	修　治	薬物名	
		金 黄蘗→黄栢（黄柏）	≪薬物名≫「鄧珍本」では「黄栢」となっているが，「栢」は「柏」の俗字であるので「柏」を併記した．
			≪処方名≫「鄧珍本」では「栢葉湯」となっているが，「栢」は「柏」の俗字であるので「柏」を併記した．
		金・別条 署預→薯蕷	≪処方名≫『金匱要略』に八味腎気丸，腎気丸，崔氏八味丸の名称で収載される．
			≪処方名≫処方名に「散及湯」とあるのは，散剤，湯剤，両方の用途があることを示す．条文中にも，散剤と湯剤の服用法（煎じ方）を併記している．
	金 大棗→擘の記なし		
			≪用法≫外用で使用する．

処方名	処方内容	処方異名
百合洗 ㊎	百合1升	
百合知母湯 ㊎	百合7枚擘　知母3両切　◎泉水4升	
白朮散 ㊎	白朮　芎藭(川芎)　蜀椒3分汗　牡蛎　★酒	
白虎加桂枝湯 ㊎	知母6両　甘草2両炙　石膏1斤　粳米2合　桂(桂枝)3両去皮	
白虎加人参湯 ㊢㊎	知母6両　石膏1斤砕綿裹　甘草2両炙　粳米6合　人参3両	白虎人参湯
白虎湯 ㊢	知母6両　石膏1斤砕　甘草2両炙　粳米6合	
風引湯 ㊎	大黄4両　乾姜4両　竜骨4両　桂枝3両　甘草2両　牡蛎2両　寒水石6両　滑石6両　赤石脂6両　白石脂6両　紫石英6両　石膏6両　◎井花水3升	
茯甘五味加姜辛半杏大黄湯 ㊎（苓甘姜味辛夏仁黄湯）	茯苓4両　甘草3両　五味子半升　乾姜3両　細辛3両　半夏半升　杏仁半升　大黄3両	
茯苓飲 ㊎	茯苓3両　人参3両　白朮3両　枳実2両　橘皮2両半　生姜4両	外台茯苓飲
茯苓甘草湯 ㊢	茯苓2両　桂枝2両去皮　甘草1両炙　生姜3両切	

294

| 『傷寒論』『金匱要略』における異同 ||| 備　考 |
薬味・分量	修　治	薬物名	
			≪用法≫外用で使用する．
			≪処方内容≫百合と知母を別々に泉水2升ずつで煎じた後，それを合わせて再煎している．
			≪処方内容≫諸本すべて白朮・芎藭・牡蛎の分量記載なし．ただし「徐鎔本」の附遺は『和剤局方』収載の白朮散を参照して「白朮　芎藭各4分　牡蛎熬2両」としている． ≪処方内容≫白朮散の加味方中に醋漿水の記載があるが，『傷寒論』『金匱要略』における醋漿水の記載はこの1ヵ所のみである． ≪修治≫蜀椒について，「鄧珍本」升麻鱉甲湯には「去汗」と記載されている．これは蜀椒に熱をかけることで薬効に不要な精油成分を除く方法であり，白朮散の蜀椒にも同様の修治を施した可能性が高い．だとすれば「汗」は「去汗」の誤刻とも考えられる．「趙開美本」では「鄧珍本」と同じく「汗」，「兪橋本」では「汁」，「徐鎔本」では「去汗」とある．
傷・別条 人参→2両	傷・別条 石膏→綿裹の記なし 金 石膏→綿裹の記なし 金 甘草→炙の記なし		≪処方名≫『金匱要略』の同一条文中に白虎加人参湯と白虎人参湯の名称が併記されている．
	傷・別条 石膏→砕綿裹		
			≪処方名≫『金匱要略』の条文中には，「外台茯苓飲」の名称で収載されるが，本表の処方名欄では，出典名である外台をはずし，「茯苓飲」として記載した．
傷・別条 生姜→1両	傷・別条 桂枝→去皮の記なし 傷・別条 生姜→切の記なし		

処方名	処方内容	処方異名
茯苓杏仁甘草湯 金	茯苓3両　杏仁50箇　甘草1両	
茯苓桂枝甘草大棗湯 傷金 (苓桂甘棗湯)	茯苓半斤　桂枝4両去皮　甘草2両炙　大棗15枚擘　◎甘爛水1斗	
茯苓桂枝白朮甘草湯 傷金 (苓桂朮甘湯)	茯苓4両　桂枝3両去皮　白朮2両　甘草2両炙	苓桂朮甘湯
茯苓四逆湯 傷	茯苓4両　人参1両　附子1枚生用去皮破8片　甘草2両炙　乾姜1両半	
茯苓戎塩湯 金	茯苓半斤　白朮2両　戎塩弾丸大1枚	
茯苓沢瀉湯 金	茯苓半斤　沢瀉4両　甘草2両　桂枝2両　白朮3両　生姜4両	
附子粳米湯 金	附子1枚炮　半夏半升　甘草1両　大棗10枚　粳米半升	
附子瀉心湯 傷	大黄2両　黄連1両　黄芩1両　附子1枚炮去皮破別煮取汁　◎麻沸湯2升	
附子湯 傷	附子2枚炮去皮破8片　茯苓3両　人参2両　白朮4両　芍薬3両	
文蛤散 傷金	文蛤5両　★沸湯5合	
文蛤湯 金	文蛤5両　麻黄3両　甘草3両　生姜3両　石膏5両　杏仁50枚　大棗12枚	
鱉甲煎丸 金	鱉甲12分炙　烏扇(射干)3分焼　黄芩3分　柴胡6分　鼠婦3分熬　乾姜3分　大黄3分　芍薬5分　桂枝3分　葶藶(葶藶子)1分熬　石韋3分去毛　厚朴3分　牡丹(牡丹皮)5分去心　瞿麦2分　紫葳3分　半夏1分　人参1分　䗪蟲(䗪虫)5分熬　阿膠3分炙　蜂窠4分熬　赤消(消石)12分　蜣蜋6分熬　桃仁2分　◎鍛竈下灰1斗　◎清酒1斛5斗	

『傷寒論』『金匱要略』における異同			備　考
薬味・分量	修　治	薬物名	
傷・別糸 甘草→1両	金 桂枝→去皮の記なし 金 大棗→擘の記なし		
金 白朮→3両	金 桂枝→去皮の記なし 金 甘草→炙の記なし		≪注記≫茯苓桂枝白朮甘草湯の白朮は2両，苓桂朮甘湯の白朮は3両となる．本書ではこの2処方を同一処方とみなす． ≪処方名≫『傷寒論』には茯苓桂枝白朮甘草湯の名称で，『金匱要略』には苓桂朮甘湯の名称で収載される．
			≪処方内容≫『金匱要略』には，附子湯の記載があるが処方内容の記載はなく，注記中に「いまだにこの処方薬味を見たことがない」とある．
			≪薬物名≫附膠について，「趙開美本」では「阿膠」，「兪橋本」では「鄧珍本」と同じく「附膠」となっている．おそらく「阿膠」の誤刻と考えられる．

処方名	処方内容	処方異名
防已黄耆湯（ぼういおうぎとう）㈮	防已1両　甘草半両炒　白朮7■半　黄耆1両1分去■　生姜4片　大棗1枚	外台防已黄耆湯（げだいぼういおうぎとう）
防已地黄湯（ぼういじおうとう）㈮	防已1分　桂枝■分　防風■■　甘草■分　生地黄2斤　◎酒1杯	
防已椒目葶藶大黄丸（ぼういしょうもくていれきだいおうがん）㈮	防已1両　椒目1両　葶藶（葶藶子）1両熬　大黄1両　◎蜜	已椒藶黄丸（いしょうれきおうがん）
防已茯苓湯（ぼういぶくりょうとう）㈮	防已3両　黄耆3両　桂枝3両　茯苓6両　甘草2両	
蒲灰散（ほかいさん）㈮	蒲灰7分　滑石3分	
牡蛎沢瀉散（ぼれいたくしゃさん）㈱	牡蛎熬　沢瀉　蜀漆煖水洗去腥　葶藶子熬　商陸根熬　海藻洗去鹹　栝楼根各等分　★白飲	
牡蛎湯（ぼれいとう）㈮	牡蛎4両熬　麻黄4両去節　甘草2両　蜀漆3両	
奔豚湯（ほんとんとう）㈮	甘草2両　芎藭（川芎）2両　当帰2両　半夏4両　黄芩2両　生葛（葛根）5両　芍薬2両　生姜4両　甘李根白皮1升	
麻黄加朮湯（まおうかじゅつとう）㈮	麻黄3両去節　桂枝2両去皮　甘草1両炙　杏仁70箇去皮尖　白朮4両	
麻黄杏仁甘草石膏湯（まおうきょうにんかんぞうせっこうとう）㈱（麻杏甘石湯）（まきょうかんせきとう）	麻黄4両去節　杏仁50箇去皮尖　甘草2両炙　石膏半斤砕綿裹	麻黄杏子甘草石膏湯（まおうきょうしかんぞうせっこうとう）
麻黄杏仁薏苡甘草湯（まおうきょうにんよくいかんぞうとう）㈮（麻杏薏甘湯）（まきょうよくかんとう）	麻黄去節半両湯泡　甘草1両炙　薏苡仁半両　杏仁10箇去皮尖炒	
麻黄細辛附子湯（まおうさいしんぶしとう）㈱（麻黄附子細辛湯）（まおうぶしさいしんとう）	麻黄2両去節　細辛2両　附子1枚炮去皮破8片	

『傷寒論』『金匱要略』における異同			備　考
薬味・分量	修　治	薬物名	
金・別条 白朮→3分（換算すると7銭半にあたる）	金・別条 甘草→炙 金・別条 黄耆→去■の記なし	金・別条 大棗→棗	≪処方名≫『金匱要略』に防已黄耆湯および外台防已黄耆湯の名称で収載される． ≪処方内容≫「鄧珍本」の白朮の分量単位が判読不能．「趙開美本」「兪橋本」ともに7銭半と記載されている． ≪修治≫「鄧珍本」の黄耆の修治の文字が判読不能．「趙開美本」「兪橋本」ともに去蘆となっている．
			≪処方内容≫「鄧珍本」の桂枝・防風・甘草の分量が判読不能．「趙開美本」では防已1銭，桂枝3銭，防風3銭，甘草2銭，「兪橋本」では防已1銭，桂枝3銭，防風3銭，甘草1銭，「徐鎔本」では防已1分，桂枝3分，防風3分，甘草1分となっている．
			≪処方名≫『金匱要略』の同一条文中に防已椒目葶藶大黄丸と已椒藶黄丸の名称が併記されている．
	傷・別条 麻黄→去節の記なし 傷・別条 石膏→綿裏の記なし		≪処方名≫『傷寒論』に麻黄杏仁甘草石膏湯および麻黄杏子甘草石膏湯の名称で収載される．

処方名	処方内容	処方異名
麻黄醇酒湯 金	麻黄3両　◎美清酒5升(冬月用酒, 春月用水煮之)	千金麻黄醇酒湯
麻黄升麻湯 傷	麻黄2両半去節　升麻1両1分　当帰1両1分　知母18銖　黄芩18銖　葳蕤18銖一作菖蒲　芍薬6銖　天門冬6銖去心　桂枝6銖去皮　茯苓6銖　甘草6銖炙　石膏6銖砕綿裹　白朮6銖　乾姜6銖	
麻黄湯 傷	麻黄3両去節　桂枝2両去皮　甘草1両炙　杏仁70箇去皮尖	
麻黄附子甘草湯 傷	麻黄2両去節　甘草2両炙　附子1枚炮去皮破8片	
麻黄附子湯 金	麻黄3両　甘草2両　附子1枚炮	
麻黄連軺赤小豆湯 傷	麻黄2両去節　連軺2両連翹根是　杏仁40箇去皮尖　赤小豆1升　大棗12枚擘　生梓白皮1升切　生姜2両切　甘草2両炙　◎潦水1斗	
麻子仁丸 傷 金	麻子仁2升　芍薬半斤　枳実半斤炙　大黄1斤去皮　厚朴1尺炙去皮　杏仁1升去皮尖熬別作脂　◎蜜	
蜜煎 傷	食蜜7合	蜜煎導
木防已湯 金	木防已(防己)3両　石膏12枚如鶏子大　桂枝2両　人参4両	
木防已湯去石膏加茯苓芒消湯 金	木防已(防己)2両　桂枝2両　人参　芒硝3合　茯苓各4両	木防已加茯苓芒硝湯

『傷寒論』『金匱要略』における異同			備　考
薬味・分量	修　治	薬物名	
			≪処方名≫『金匱要略』の条文中には，千金麻黄醇酒湯の名称で収載されるが，本表の処方名欄では，出典名である「千金」をはずし，麻黄醇酒湯として記載した． ≪処方内容≫冬は酒で煎じ，春は水で煎じるよう指示している．
傷·別条 升麻→1両6銖 傷·別条 当帰→1両6銖 （升麻・当帰とも換算すると1両1分にあたる）			
	傷·別条 桂枝→去皮の記なし		
	傷·別条 麻黄→去根節		≪注記≫麻黄附子甘草湯と『金匱要略』にある麻黄附子湯とは構成薬味が一致するが，主薬となる麻黄の分量が異なるため，別処方と考えた．
			≪注記≫麻黄附子湯と『傷寒論』にある麻黄附子甘草湯とは構成薬味が一致するが，主薬となる麻黄の分量が異なるため，別処方と考えた．
金 枳実→1斤	金 枳実→炙の記なし 金 大黄→去皮の記なし 金 厚朴→炙去皮の記なし 金 杏仁→去皮尖熬別作脂の記なし	金 蜜→煉蜜	
			≪処方名≫『傷寒論』に蜜煎および蜜煎導の名称で収載される．また『傷寒論』に処方名を「家煎」とした個所があるが，蜜煎の条文と一致しており，誤刻と考えられる．
			≪処方名≫『金匱要略』の同一条文中に木防已湯去石膏加茯苓芒消湯と木防已加茯苓芒硝湯の名称が併記されている． ≪処方内容≫本文中に「人参　芒硝3合　茯苓各4両」とあるが，「各4両」とは人参・茯苓に対する記載である可能性がある．なお，「趙開美本」は「人参4両」とする．

処方名	処方内容	処方異名
射干麻黄湯 ㊎	射干13枚一法3両　麻黄4両　生姜4両　細辛3両　紫苑3両　款冬花3両　五味子半升　大棗7枚　半夏大者8枚洗一法半升	
薏苡附子散 ㊎	薏苡仁15両　大附子10枚炮	薏苡仁附子散
薏苡附子敗醤散 ㊎	薏苡仁10分　附子2分　敗醤5分	
理中丸 ㊟	人参3両　乾姜3両　甘草3両炙　白朮3両　◎蜜　★沸湯数合　★熱粥1升許	
苓甘五味加姜辛半夏杏仁湯 ㊎ （苓甘姜味辛夏仁湯）	茯苓4両　甘草3両　五味子半升　乾姜3両　細辛3両　半夏半升　杏仁半升去皮尖	
苓甘五味姜辛湯 ㊎	茯苓4両　甘草3両　乾姜3両　細辛3両　五味子半升	桂苓五味甘草湯去桂加乾姜細辛
梨芦甘草湯 ㊎	薬味の記載なし	
狼牙湯 ㊎	狼牙3両	
処方名なし ㊟	大猪胆1枚　醋(苦酒)	
処方名なし ㊎	雄黄	

『傷寒論』『金匱要略』における異同			備考
薬味・分量	修　治	薬物名	
			≪処方名≫『金匱要略』の同一条文中に薏苡附子散と薏苡仁附子散の名称が併記されている.
傷・別条 熱粥の記なし			≪処方内容≫理中丸の条文中にその湯法として湯剤の煎法も記載されている. ≪処方内容≫熱粥は湯剤の服用補助薬とも考えられるが，本書では理中丸の服用補助薬とした.
			≪処方名≫『金匱要略』の同一条文中に苓甘五味姜辛湯と桂苓五味甘草湯去桂加乾姜細辛の名称が併記されている.
			≪処方内容≫本文注記に「いまだこの処方薬味を見たことがない」と記載されている.
			≪用法≫外用で使用する.
			≪用法≫外用で使用する. ≪処方名≫「趙開美本」では「鄧珍本」と同じく処方名の記載はないが，「兪橋本」では「雄黄熏」という処方名で収載されている.

用語解説

あ

噫気(あいき) 胃から上逆して吐き出される空気．おくび，ゲップ．

安胎(あんたい) 妊娠中の胎児を安定させ，流産を予防すること．

い

胃気(いき) 胃の生理（消化）機能，胃の活動エネルギー，また生命力そのものも意味する．

胃気虚(いききょ) 胃の機能が低下した状態．消化不良，下痢，食欲不振，多痰，舌質淡白などを呈しやすい．甚だしいものを胃陽虚という．

胃虚(いきょ) 『傷寒論』『金匱要略』では，胃気虚をいう．→**胃気虚**

遺精(いせい) 早く精が泄れること．早漏．

溢飲(いついん) 水滞が，全身の皮下組織や体表に及び，全身がだるく四肢がむくむもの．

噎膈(いつかく) 物を飲み込むことが難しくなる症状．

噎膈反胃(いつかくはんい) 物を飲み込むことが難しく，また飲み込んだとしても胃が受けつけず吐いてしまう症状．

胃内停水(いないていすい) 胃腸の水分代謝が悪くなった状態．心下部で振水音が聞こえ，咳嗽・吐き気・めまいなどの原因となる．

胃熱(いねつ) 胃中に熱がこもること，胃の炎症．

咽乾口燥(いんかんこうそう) 咽乾は咽喉が乾く，口燥は口がかわくこと．多くは飲食の不摂生，過労などによって脾胃が傷つけられ，津液が行らなくなって起こるか，温病により咽喉が津液不足となることによって起こる．

陰虚(いんきょ) ①『傷寒論』『金匱要略』では，陰病で虚証のものをいう（→**陰病**，**虚証**）．②中医学では，全身および各臓器，各器官，それぞれの場所における陰分（津液や血液など）の不足したものをいう．

陰虚内熱(いんきょないねつ) 中医学で，陰分（津液・血液など）の不足のために，身体が乾燥して熱症状を引き起こしたものをいう．主な症状に発熱，手足の煩熱，寝汗，口乾，舌紅，脈細数などがある．

陰虚発熱(いんきょはつねつ) →**陰虚内熱**

咽喉不利(いんこうふり) 咽喉が痰や炎症により詰まり通じなくなること．またはそのために声が出にくくなること．

陰証(いんしょう) ①『傷寒論』『金匱要略』では，陰病と同じ．傷寒病が進行し体力が落ち，悪寒が強く発熱できなくなった状態．②裏証・寒証・虚証を総称した見方．→**陽証**

咽燥(いんそう) →**咽乾口燥**

陰病(いんびょう) 『傷寒論』において，傷寒病が進行し体力が落ち，発熱症状がほとんどなく，寒症状が中心になった状態をいう．太陰病，少陰病，厥陰病がこれにあたる．

う

鬱熱(うつねつ) 熱が体内に蓄積して鬱々とした状態．

温瘧(うんぎゃく) 瘧で熱症状の強いもの．→**瘧**

温病(うんびょう) ①『傷寒論』『金匱要略』では，太陽病のうち悪寒はほとんどなく発熱のみの状態をいう．②温性の邪によって引き起こされる病．その病理理論はすでに『素問』にみられるが，中国の清代に「温病学説」として発達した．咽喉部での津液不足の状態があり，悪寒はほとんどなく発熱のみで，口渇・咽痛を伴うのが特徴である．病の進行の程度により衛分・気分・営分・血分と分類される．なお，営分・血分は高熱を伴う血液疾患の病変となる．

え

営気(えいき) 身体を栄養する気のこと．

営血(えいけつ) 身体を栄養する血のこと．営気を含めた意味でいう場合もある．

営分（えいぶん）　「温病理論」における用語．温病の第3期の病位（邪熱が血中に入り，夜間に発熱が悪化し，うわごとを言うようになる．舌質は暗い赤色を呈する．斑疹（はんしん）を呈することもあるという状態）．

瘿瘤（えいりゅう）　こぶのこと．

衛気（えき）　陽気の一部．表（皮膚）を防衛し，外邪に抵抗する免疫的作用を特徴とする．

益気（えきき）　補気ともいい，気を補い，気虚証を治療する方法．生命エネルギーを増強すること．

疫毒（えきどく）　高熱を伴う伝染性疾患．下痢，発疹などを伴う場合もある．

噦逆（えつぎゃく）　しゃっくり．吃逆（きつぎゃく）ともいう．

越婢湯類（えっぴとうるい）　処方名に越婢湯の名称を含む方剤．越婢湯，越婢加朮湯など．

お

黄汗（おうかん）　湿熱により黄色の汗が出るもの．口渇，胸部の膨満感・悶（もだ）え，四肢や顔のむくみ，発熱などを伴う．黄疸の場合も含む．

嘔逆（おうぎゃく）　突き上げるような吐き気．

黄水瘡（おうすいそう）　水疱瘡（みずぼうそう）ともいう．初め紅斑を生じ，続いて粟米状（ぞくべい）の水疱となり，さらに膿疱（のうほう）を形成して痒（かゆ）み，痛みを伴い，つぶすと黄水を出し，最終的には痂（かさぶた）を作って癒える病．小児の頭・顔・耳・項（うなじ）にできやすく，ひどい場合は全身に広がる．脾胃に湿熱のあるものが，風邪（ふうじゃ）を感受したときに発する．

懊憹（おうのう）　胸膈（しんか）や心下部に灼熱感や落ち着かない感じのあるもの．心中懊憹ともいう．

往来寒熱（おうらいかんねつ）　悪寒と発熱が一日のうちに午前と午後で一交代して現れる熱型．悪寒する時は熱がなく，発熱する時は悪寒がない．少陽病の主証．

悪寒（おかん）　風にあたらなくても，寒気を感じるもの．

瘀血（おけつ）　血流がうっ滞し，生理機能を十分に果たせなくなった状態にある血液，およびそれによって起こる諸症．血液や血流の障害および婦人科系の代謝不全によって起こる．症状としては，皮膚に艶がなくどす黒い，冷えのぼせ，紫斑や内出血によるあざができやすい，静脈瘤，頭痛，肩こり，痔，生理不順など．その他更年期障害にみられるような諸症状を呈す．

瘀熱（おねつ）　体内にうっ積した熱．長期にわたり，熱がうっ積している状態も指す．

悪風（おふう）　風にあたると寒気を感じるもの．

温補（おんぽ）　温め補う治法．陰証のものは温め，虚証のものは補う．→陰証，虚証

か

外感（がいかん）　病因分類の一つ．六淫（りくいん）（風・熱・暑・湿・燥・寒）や疫癘（えきれい）（強烈な伝染性があり大流行する疾病）などの外邪を感受すること．

外感病（がいかんびょう）　外邪を感受した病．→外感

咳逆上気（がいぎゃくじょうき）　こみ上げてくるような咳があり，のぼせるように気の上衝（じょうしょう）が激しい状態．

疥瘡（かいそう）　疥癬（かいせん）の類．風・湿・熱の邪が皮膚にうっ滞して起こり，接触感染する．

咳嗽（がいそう）　咳の総称．痰を伴うものも伴わないものもいう．

回陽（かいよう）　陽気を回復させ，回（めぐ）らせること．身体を温め，機能を回復させるという意味もある．→陽気

鵞口（がこう）　口中が白く爛（ただ）れる病，アフタ性口内炎など．

脚気衝心（かっけしょうしん）　脚気病で病邪が心胸を攻め，心悸亢進・呼吸困難・嘔吐などを起こすもの．

活血（かっけつ）　血流を活発にして，血がうっ滞しないようにすること．

肝（かん）　五臓の一つ．肝臓の機能を統括するとともに，血液の貯蔵・分布・解毒を主（つかさど）る．婦人科系の機能および中枢神経の活動にも影響をおよぼす．

寒（かん）　①冷えている状態を指す．②六淫（りくいん）の一つ．寒邪．体を冷やすことで発病する．陽気を損傷しやすい・気血を凝結させて流れにくくし，疼痛症状を起こす・収斂性をもつなどの特徴がある．寒邪が侵入すると，体表では皮毛（ひもう）（皮膚）・腠理（そうり）（皮毛と肌肉の境）が収縮し，悪寒・無汗・発熱などの症状を起こす．経絡・筋脈が収縮すると，痛み・引きつれ・

厥冷を起こす．腹部では腹痛・下痢を起こす．

寒飲（かんいん）　水滞（痰飲）に冷えが加わったもの．→水滞，痰飲

乾嘔（かんおう）　空えずき．

緩下（かんげ）　下剤の作用の緩やかなもの．

乾血（かんけつ）　古くなって乾燥し涸れて固まった瘀血のこと．

寒湿（かんしつ）　寒と湿の邪が複合した病証．陽気の運行と血流が滞り，悪寒，冷感，筋肉痛，関節痛，皮膚寒冷感などの症状を呈する．

寒邪（かんじゃ）　→寒

疳積（かんせき）　小児において乳や食が不十分なことにより，胃腸虚弱や栄養不良を起こし，神経過敏になっている状態．

寒性（かんせい）　薬物の性質．冷やす作用の強いもの．清熱薬に用いられる．

寒疝（かんせん）　腹を冷やしたために腹部が引きつれて，臍の周囲が痛むもの．

肝風（かんぷう）　→肝風内動

肝風内動（かんぷうないどう）　体内の何らかの原因によって肝機能に失調をきたし，気が上衝し，めまい・耳鳴り・けいれんなど，頭部の症状を多く呈するもの．

き

気（き）　①広義には全ての活動エネルギーおよびその元．胃気，腎気などのように各臓器の名称を冠する場合は，各臓器の活動エネルギーを指している．気はたえず循環して，生命活動を支えている．気の流れが阻害されると，気逆・気滞・気虚などの変調が起きる．②狭義には精神の活動全てに関わる．精神の変調は全て気の変調ととらえる．

気逆（きぎゃく）　下部から気が衝き上げるもの．

気虚（ききょ）　陽気が虚した状態．活動力が鈍化し，疲れやすい，動く意欲がない，息切れ，自汗などの症状を示す．

気虚下陥（ききょげかん）　→中気下陥

気結（きけつ）　局部での気滞が進行して結滞となって，痛みを起こすもの．

気血両虚（きけつりょうきょ）　気と血がともに虚している状態．体力も衰えている状態．

気塞（きそく）　気滞がひどく局部で詰まるもの．

胸部で起こると呼吸困難のような症状となる．

気滞（きたい）　気が体内で滞って流れない状態．うっ滞する部位により胸部気滞，胃気滞，肝気うっ結などと呼ぶ．治法は行気法を用いる．気滞が，甚だしくなると気結や気塞を起こす．

肌肉（きにく）　皮膚と筋肉の間の組織．

瘧（ぎゃく）　マラリヤ様の寒熱（間歇性の悪寒戦慄・高熱を特徴とする）が交互に来る症状．おこり．

瘧母（ぎゃくぼ）　慢性マラリヤによる脾臓肥大のこと．

逆気（ぎゃっき）　→気逆

久咳（きゅうがい）　長引く咳嗽．

救逆（きゅうぎゃく）　厥逆を治す作用．→厥逆

救脱（きゅうだつ）　虚脱状態を治す作用．→虚脱

牛皮癬（ぎゅうひせん）　患部の皮膚が牛皮状に硬くなる皮膚疾患．

虚（きょ）　→虚証

驚癇（きょうかん）　体が硬直して反張すること．ヒステリー発作．ひきつけ．

驚悸（きょうき）　驚きやすく，心悸亢進しやすい状態．気の上衝による精神不安を伴う．

行気（ぎょうき）　咽喉や胸部など体の部分に停滞している気を行らし，改善させる作用．

胸脇苦満（きょうきょうくまん）　胸から季肋下および脇にかけて膨満し，圧迫感があって，苦しいもの．この部を按圧すると抵抗と圧痛を訴える．治療は柴胡剤を用いる．

強精（きょうせい）　精力増強をはかること．

強壮（きょうそう）　体を丈夫にして，元気をつけ，虚弱体質の改善を行うこと．また，精力増強をはかることもいう．

凝滞（ぎょうたい）　滞って通じない状態．

胸痞（きょうひ）　胸が痞えること．

胸痺（きょうひ）　胸が塞がれた感じがし，呼吸困難や胸痛のあるもの．狭心症なども含む．

虚寒（きょかん）　虚証で冷えのあるもの．→虚証

去寒（きょかん）　寒邪を除くこと．→寒

去湿（きょしつ）　湿邪を除くこと．→湿

虚証（きょしょう）　①『傷寒論』『金匱要略』では，外感病に侵襲された際，正気不足のために十分病邪に対抗できないでいる状態．症状は緩やかだが長引く．②中医学においては，人体

の気・血・津液が不足している状態．

虚脱（きょだつ）　長期にわたる発熱・下痢・自汗・出血などの病気または大きなショックにより，精気が減少し生命力が弱っている状態．脈がかすかで弱く速い，多量の発汗・冷汗・体温降下・全身厥冷（けつれい）などのショック症状が起きる．

去痰利咽（きょたんりいん）　痰を除き咽喉の通りを改善すること．

虚熱（きょねつ）　①『傷寒論』『金匱要略』では，虚証の熱症状をいう．体力不足でカゼが治らず微熱が続くような状態や虚労による発熱のこと．②中医学では，陰虚発熱のことをいう（→**陰虚発熱**）．③体内の冷えが過度となった場合に，逆に体表に熱感を感じること．口渇，煩躁感，脈状はあふれるように大きいが力がないなどの仮熱の症状をもつが，他人が触れても熱を感じず，また，病人も温まることを喜ぶ状態．これを「真寒仮熱」という．中医学では，「陰盛格陽による熱状」ともいう．

虚煩（きょはん）　体力が衰えて，精神が不安定となり，煩悶感を起こすこと．熱性病の後，余熱がひかないような場合や，心労過度の場合などにみられる．

去風（きょふう）　風邪（ふうじゃ）を除くこと．→**風**

虚乏（きょぼう）　気・血・津液（しんえき）などが，虚して欠乏すること．疲れて体力も欠乏した状態．

魚鱗癬（ぎょりんせん）　皮膚が乾燥し，鱗屑（りんせつ）を生ずる皮膚病．

虚労（きょろう）　過労のため，正気（せいき）が虚して肉体が衰弱した状態．

く

駆瘀血（くおけつ）　瘀血を除くこと．→**瘀血**

け

桂枝湯類（けいしとうるい）　桂枝湯およびその変方（桂枝湯を基礎としてその薬味を変化させた処方）．

経脈（けいみゃく）　全身をめぐる気の運行通路．直行する主要な幹線を経脈，経脈から分かれて身体各部を網のように絡（まと）う支脈を絡脈という．なお経脈と絡脈をまとめて経絡という．

経絡（けいらく）　→**経脈**

下焦（げしょう）　五臓六腑を納めている体腔全体（三焦）のうち臍部から恥骨までを指し，大腸・小腸・膀胱・生殖器および肝腎などの機能を包括する．

血（けつ）　血液そのものだけでなく，栄養する作用も含めて血という．血は水穀の精気と大気によって造られ，身体各部を栄養する働きがある，また運動や疲労にも関係する．

結気（けっき）　→**気結**

厥逆（けつぎゃく）　四肢末端より冷えが上ってくる状態．四肢厥逆，厥冷（けつれい）ともいう．

血虚（けっきょ）　①『傷寒論』『金匱要略』では，血の栄養作用の不足を意味する．症状としては，顔色・皮膚の色艶が悪く，爪がもろい，目がかすむ，めまい，動悸，全身倦怠，筋肉のけいれんなどがある．②温病の立場では，血分（けつぶん）の病証の原因となり，熱症状を呈する．

結胸（けっきょう）　胸部に熱と水が結合して起こる病証，心下部（しんか）が痛（あん）み，按ずると硬く充満しているのを特徴とする．

厥陰病（けっちんびょう）　『傷寒論』の三陰病の末期で最も死期に近い状態．熱症状と悪寒の症状が交錯して四肢厥逆（けつぎゃく）の症状を伴う．→**厥逆**

血熱（けつねつ）　①瘀血（おけつ）がひどく，血の栄養・滋潤機能が十分果せなくなった場合に起こる．一種の熱症状．皮膚の枯燥，痒（かゆ）み，吹き出物などを起こしやすく．のぼせが強く，ヒステリー・精神不安などを起こしやすい．②貧血や出血に伴う発熱（うんびょう）．③温病で病が血分（けつぶん）に至った場合の症状（第4期にあたる）．血液疾患の重篤な状態で，高熱と出血反応が特徴となる．

血痺（けっぴ）　気血の虚弱によって，身体局部に麻痺・疼痛のある病症．主に，体がしびれる，遊走性のしびれや痛みがあるなどの特徴がある．

血分（けつぶん）　①婦人科全般の病．②温病（うんびょう）の第4期で血液疾患の重篤な状態．

血脈（けつみゃく）　①全身の血管．②経脈のこと．または血管と経脈の総称．

血痢（けつり）　痢疾の一種で赤痢ともいい，血の混じった下痢をしたり下血したりするものをいう．

厥冷（けつれい）　→**厥逆**

懸飲（けんいん）　水滞が脇下にあるもの．症状と

しては，水が脇下に流れるような感じがあり，咳嗽(がいそう)の際，引きつれるように痛むもの．

元気(げんき)　原気ともいう．人体の活動エネルギーの元．先天(せんてん)の元気（生まれつきのエネルギーによるもの）と後天(こうてん)の元気（食物・大気などから取り入れるエネルギーによるもの）がある．

建中湯類(けんちゅうとうるい)　胃腸を補い，機能を改善する方剤．処方名に建中湯の名称が含まれる．小建中湯，大建中湯など．桂枝湯の変方でもある．→桂枝湯類

痃癖(げんぺき)　腹部の臍の両側や胸肋部に結塊を生じるもの．飲食の不摂生や脾胃損傷により，寒痰が結し，気血がうっ滞して起こる．

こ

口渇(こうかつ)　口が渇き，水を欲しがるもの．

口乾(こうかん)　口が渇くが，水を欲しがらないもの．

降気(こうき)　気の治法の一つ．気の上逆を降ろすこと．下気ともいう

口噤(こうきん)　けいれんによって，歯を食いしばって口が開けない症状．

口苦(こうく)　口が苦く感じること．少陽病の一症状．

硬結(こうけつ)　触診によって硬いしこりや固まりにふれるもの．

紅舌(こうぜつ)　舌体の紅いもの．『傷寒論』『金匱要略』では，陰病に多く現れる．温病(うんびょう)では，初期の舌症．

口瘡(こうそう)　口腔内のできもの．口内炎など．

項背(こうはい)　項(うなじ)と背中(せなか)．この部分に強ばりが起こることは太陽病傷寒の一つの目安となる．

喉痺(こうひ)　一般に咽喉が腫痛する病の総称．

固腎(こじん)　腎虚や下焦の虚寒などによって，精液，小水などを保持する機能が衰え，漏れる場合（腎気不固）に腎の機能を高め，漏れを止め治療する作用．

誤治(ごち)　誤った治療を行って，病気を悪化させること．

骨蒸労熱(こつじょうろうねつ)　身体の深部からしみ出てくるような熱で，多くは寝汗を伴う．肺結核などにみられる．

さ

柴胡剤(さいこざい)　→柴胡湯類

柴胡湯類(さいことうるい)　少陽病の清熱に用いる方剤．多くは，柴胡に黄芩が配合される．処方名に柴胡という名称が含まれることが多い．小柴胡湯，大柴胡湯，柴胡桂枝湯など．

催吐(さいと)　吐かせる作用．

催乳(さいにゅう)　乳汁の分泌を促進させる作用．

痧脹(さちょう)　頭，胸，腹を病邪がふさぎ，腫れ痛む病症．

散寒(さんかん)　発散させて，寒邪を除くこと．

散結(さんけつ)　しこり，瘡腫(そうしゅ)，リンパ腫大などを消失させる方法．

し

支飲(しいん)　上焦部に水滞があり咳・呼吸困難・むくみなどを伴うもの．

滋陰(じいん)　津液(しんえき)や血を補うとともに，その補うための機能を回復させること．

止渇(しかつ)　口渇や咽の渇きを止めること．

自汗(じかん)　汗が出るべき状態でないのに自然発汗してしまうこと．

直中少陰(じきちゅうしょういん)　『傷寒論』における病症．日ごろから体力のないものがカゼをひいた場合，太陽病でなく，いきなり少陰病から発病するもの．治法としては，発表薬に温補薬(おんぽ)を加味して用いる．

止逆(しぎゃく)　気の逆流を治す作用．具体的には気の上衝(じょうしょう)，咳，厥逆(けつぎゃく)などを治すものが含まれる．

四逆湯類(しぎゃくとうるい)　厥陰(けっちん)病の主方剤．生附子を用い，強力に陽気を回らし，四肢厥逆(けつぎゃく)を治す．処方名に四逆湯の名称が含まれるもの．四逆湯，四逆加人参湯など．

衄血(じくけつ)　鼻血のこと．

梔子豉湯類(ししとうるい)　胸部煩悶を中心とする精神不安を治す山梔子や香豉の配合された方剤．処方名に，梔子豉の名称が含まれるもの．梔子豉湯，梔子甘草豉湯など．

止瀉(ししゃ)　下痢を止めること．

滋潤(じじゅん)　血(けつ)や津液(しんえき)を補い，潤いを与えること．

湿(しつ) ①体内に滞留する水分の稀薄なものをいう．胃腸に発生した場合は，泥状便やしぶり腹，残便感，ガスの滞留などが起こる．体表に滞留した場合は，四肢倦怠，軽い浮腫，発熱，だるい痛みなどを伴う．胃腸の水分代謝が悪い場合や，湿度の高い環境にいることに起因する．なお，『傷寒論』『金匱要略』では，「胃腸の湿」という概念はまだない．②六淫の一つ．湿邪．体外の湿気の強さにより体表・筋肉・関節などが侵され，変調を起こす場合（外湿）と，脾の力が弱く，胃腸に湿気が停留し変調を起こす（内湿）がある．

湿邪(しつじゃ) →湿

実証(じっしょう) 病邪が盛んで，また正気もある程度充実しているためにお互いに激しく戦っている状態．発熱，痛みなどの症状は激しくなる．呈する症状は，三陰三陽病それぞれにおいて異なる．なお，『傷寒論』『金匱要略』では，体格は虚実に無関係である．

湿熱(しつねつ) 湿邪と熱邪が結びついた病症．侵される部位により，持続性の発熱，食欲不振，悪心，腹部膨満感，口苦，口乾，尿利減少，皮膚の炎症，湿疹，掻痒感，筋・関節痛，倦怠感などの症状を伴う．黄疸の原因となる．

実熱(じつねつ) 病邪が体内に侵入し，実証の発熱・炎症症状を起こすもの．病邪が盛んで，なおかつ正気も十分にある時に現れる．多くは，胃腸，肝，胆の病証にみられる．高熱・煩渇・便秘・腹痛して触られるのも嫌がる・尿色黄赤・舌苔黄乾・脈状はあふれるようで速いなどの症状を伴う．

実熱便秘(じつねつべんぴ) 実熱性の便秘．→実熱

湿痺(しっぴ) 湿邪によって起こる痺．→痺

実満(じつまん) 腹満（腹部膨満）の一種で，充実して硬く抵抗感・圧痛感のあるもの．多くは便秘を伴う．ガスによる膨満感は，実満に含まれない．

嗜眠(しみん) 眠ることを好む症状．

邪(じゃ) 病気の原因となるもの．正気と相対する概念．病邪ともいう．

邪気(じゃき) →邪

積聚(しゃくじゅ) 腹内に結塊があり，腫れや痛みを伴う病証．結塊が明瞭で腫れ痛みが固定したものを積，結塊が不明瞭で押すと移動し，痛みが固定しないものを聚という．

瀉下(しゃげ) 排便を促し，便秘・食滞・水滞などを治すこと．

瀉心湯類(しゃしんとうるい) 心下痞を治す方剤で，処方名に瀉心湯の名称が含まれるもの．半夏瀉心湯，生姜瀉心湯など．

瀉す(しゃす) 「瀉」は「通」の意味があり，体内に停滞している便・小水・水滞（痰飲）などを，薬物によって，吐かせたり，下したりして排出させること．

瀉肺(しゃはい) 肺にこもった熱を鎮める治療法，または，胸や気管や肺など胸部の水滞を排出する治療法をいう．

修治(しゅうじ) 薬物の調整加工法（p.251参照）．

収渋(しゅうじゅう) 各器官をひきしめ，漏れを防ぐことにより，自汗，長引く下痢，長引く咳，遺精，不正出血，帯下などを改善する作用．

渋精(じゅうせい) 精液の漏れるもの（遺精）を止め，治療する作用．

重舌(じゅうぜつ) 舌下の血脈が腫れて小さな舌ができたようになる病状で，子舌，重舌風，蓮花舌ともいう．

収斂(しゅうれん) ひきしめること．

宿食(しゅくしょく) 食べ物が不消化のまま胃腸に滞留していること．

宿水(しゅくすい) 長期間体内に溜まった水滞．

縮尿(しゅくにょう) 小水の漏れるもの（淋瀝）を止め，治す作用．

酒皶鼻(しゅさび) 脾胃の湿熱が上昇し，瘀血が凝結することによって起こる病証．鼻頭が発赤し，ひどくなると紫紅色を呈し，皮膚が肥厚し，いぼ状に隆起する．赤鼻ともいう．

主薬(しゅやく) 処方中で中心的な働きをする薬物．

峻下(しゅんげ) 強力な瀉下作用を用いて，便や水滞を下す作用．

峻下薬(しゅんげやく) 峻下作用をもつ薬物．正気がまだ衰えていない状態のものに用いる．

潤燥(じゅんそう) 補津薬を用いて津液を補い，身体各部を潤すこと．津液不足に用いる．

潤腸(じゅんちょう) 腸の津液を補うこと．また

は，油分のある薬物によって腸の潤滑性を高め便の排出を容易にすること．

峻薬（しゅんやく）　作用の激しい薬物．

証（しょう）　漢方における薬方決定の決め手となる一群の症候．体内における病邪と正気の抗争状態を，身体に現れている症状（症候群）から推察し，その本質を把握すること．『傷寒論』『金匱要略』の実証主義を重視する古方派の立場では，証の決定は（1）三陰三陽の病位の判定，（2）各病位における虚実の判定，（3）気血水の変調の考慮，（4）薬剤の選定，といったようなプロセスで行われる．

少陰病（しょういんびょう）　『傷寒論』における三陰病の一つ．腎膀胱系を中心に体が冷え，熱は出ず，疲れてただ寝ていたいという状態．治法は，炮附子などの温補薬により陽気回復を行う．

消渇（しょうかち）　甚だしい口渇を伴う病証．高熱による津液不足の状態や，糖尿病などをいう．

傷寒（しょうかん）　①『傷寒論』において，寒邪の侵襲によって起こる，悪寒を伴う急性熱性病の総称．具体的な病証では，狭義の傷寒と中風に分類される．②『傷寒論』の狭義の傷寒のこと．多くは実証で症状は激しく，太陽病においては無汗と全身痛を特徴とする．治法としては，強力な発汗発表薬を用いる．

少気（しょうき）　話す言葉に力がなく，呼吸が弱々しく短いもの．

上気（じょうき）　→上衝

承気湯類（じょうきとうるい）　陽明病に用いる瀉下剤のうち，処方名に承気湯の名称の含まれるもの，大承気湯，小承気湯など．

上逆（じょうぎゃく）　咽喉部や頭部に気が衝き上げてくること．胃から衝き上げることが多い．咳・嘔吐・ゲップなどの症状を伴う．

小結胸（しょうけっきょう）　結胸の範囲の狭いもの．胸の中心部に起こる．→結胸

消腫（しょうしゅ）　腫れを消退させる作用．

上衝（じょうしょう）　気がのぼること．下方に納まるべき気が病的に上部に衝き上げ，精神不安を感じる状態．

上焦（じょうしょう）　五臓六腑を納めている体腔全体（三焦）のうち横隔膜より上部を指す．また，心・肺の機能および頭部・顔面を含む．

生津（しょうしん）　津液を生じさせること．補津に同じ．

升提（しょうてい）　下部に沈滞した気を引き上げること．胃下垂・子宮下垂・脱肛・脱腸などを治す作用である．

少腹（しょうふく）　下腹部の左右．

少腹急結（しょうふくきゅうけつ）　下腹部の左右が，引きつれるように痛むもの．

小便頻数（しょうべんひんさく）　小水の回数が多く頻繁にあること．

小便不利（しょうべんふり）　小水の量が減少する，排尿困難であるなど，小水が出にくいものの総称．

小便淋瀝（しょうべんりんれき）　→淋瀝

消耗性疾患（しょうもうせいしっかん）　疲労感と体力損耗をともなう疾患．結核，慢性の胃腸虚弱，肝疾患などが含まれる．

少陽病（しょうようびょう）　『傷寒論』における三陽病の一つ．胸膜や胸脇部や心下部，肝・胆・胃を主とした半表半裏の部分を中心とした病変で，微熱，往来寒熱，胸脇苦満，心下痞鞕，白苔，口苦，食欲不振，めまいなどの諸症状を特徴とする．治法は，柴胡剤を中心として用いる．

食物積滞（しょくもつせきたい）　食積ともいう．宿食のこと．→宿食

除煩（じょはん）　煩悶感を除くこと．

心（しん）　五臓中最も大切な臓器であり，循環器系および中枢神経系（精神・意識・思惟）の活動を主る．

腎（じん）　五臓の一つ．泌尿器系と生殖器系を主る．その働きは，①成長・発育・生殖の機能を抱括する，②体内の全ての水（津液）を統括する，③脳・骨髄・歯・髪・耳・尿道・肛門などを統括する，などがある．

腎陰虚（じんいんきょ）　腎を栄養し潤滑する血液や体液が不足している状態．発熱しやすく，腎炎，のぼせ，めまい，腰膝のだるさ，耳鳴り，めまい，遺精，不眠，寝汗，咽乾などを起こしやすい．

津液（しんえき）　体内の活性のある正常な体液．唾液・涙・汗・尿なども含まれる．

津液不足（しんえきぶそく）体内の一部または全体において，正常な体液が不足した状態．症状としては，鼻・咽喉の乾燥，口渇，声枯れ，毛髪・皮膚の枯燥，煩躁，尿量の減少，便秘，舌苔の乾燥などを伴う．また，しばしば熱感を伴う場合がある．

辛温（しんおん）薬物の性質で，味が辛く温める力の強い薬物のこと．この性質の薬物は，発汗薬として用いられることが多い．

辛温発表薬（しんおんはっぴょうやく）性味が辛温で，風邪・寒邪を発散させる発汗力の強い薬物のこと．

心下（しんか）みぞおちのあたり．

心下痞（しんかひ）みぞおちの痞え．心下痞鞕は，みぞおちの固まりに手を触れて圧痛のあるもの．

腎気不固（じんきふこ）腎気が固まらない（腎の機能が十分でなく，精液や小水を保持する機能が衰えること）ために，遺精・早漏・夜間頻尿・小便失禁などの症状をあらわすこと．

心気不足（しんきふそく）心の陽気が不足したもの．循環障害や中枢神経興奮低下による衰弱がある．心臓神経症，神経衰弱，冠状動脈不全，心臓弁膜症，健忘症などが含まれる．

腎虚（じんきょ）腎陰虚と腎陽虚に分かれる．日本で俗にいう腎虚とは，腎陽虚を意味する．→腎陰虚，腎陽虚

心懸痛（しんけんつう）胸にひっかかるような痛み．

神昏（しんこん）精神が昏迷してはっきりしないこと．

心中（しんちゅう）胸の中心を指す．

心痛（しんつう）①心部の発作性の絞るような痛み，心胸の息苦しさを伴う．狭心症の類．②心下部の痛み．

心寧（しんねい）精神を安らかにすること．虚証実証を問わず精神が安定しない時に用いる．

身熱（しんねつ）全身の発熱症状，悪寒および発汗はなく，体の奥からわきあがるような熱状をもつ．

心煩（しんぱん）胸部に煩悶感のあるもの．

腎陽虚（じんようきょ）腎の陽気が虚衰すること．命門火衰ともいう．全体に機能が衰え，活気がなくなった状態．インポテンツ・身体の冷え・頻尿・腰膝のだるさ・慢性腎炎などを起こしやすい．泌尿器系が虚した場合は，下半身が冷え，むくみ，頻尿，夜間排尿が多くなり，時に失禁するようになる．

辛涼発表薬（しんりょうはっぴょうやく）熱病の初期で津液不足の状態がある場合は，発汗力の強い辛温発表薬を用いることができないため，発汗力の比較的弱い薬物を用いる．その薬物を，辛温に対して辛涼発表薬という．

す

水（すい）水は，さまざまな名称で呼ばれるが，体内の正常な水分（体液）を津液という．津液には，滋潤・滋養作用があり，皮膚・関節・臓器など身体のあらゆる場所に循環している．水が変調を起こした場合は，水滞・痰飲・水毒・湿などという．→津液，水滞，痰飲，湿

水腫（すいしゅ）体内に貯留した水液のこと．腹水や足の浮腫や関節の浮腫など，貯留があきらかなものをいう．

水滞（すいたい）津液が活性を失って体内に貯留した水液．およびそれよって起こる病症をいう．痰飲・水毒も同意．症状としては，倦怠感，頭重，立ちくらみ，めまい，動悸，吐き気，食欲不振，小便不利，むくみなどがある．

水毒（すいどく）水滞・痰飲に同じ．日本の古方派では水毒という．

頭冒感（ずぼうかん）頭が輪で締め付けられているような感覚を起こすもの．

せ

臍下悸（せいかき）臍の少し下（下腹部）で動悸するもの．

臍下丹田（せいかたんでん）臍の３寸下あたりを指す．気が納まるところとされている．現在の経穴では，通常関元穴を指す．

正気（せいき）真気・元気ともいう．生命エネルギーの総称であり，通常は，邪気と対立させて表現し，人体の病気に対する抵抗能力を指す．

清熱（せいねつ）一般に性質が寒涼の薬物を用いて熱邪（発熱・熱感・炎症）を鎮めること．

清熱解毒（せいねつげどく）寒涼の薬物を用いて高熱を鎮めること．清熱よりも熱症状の強いものを治療することを意味する．毒とは多く

高熱の状態をいう．

舌燥（ぜつそう）　舌が乾燥すること．津液不足や，肺の炎症の強い場合に起こる．

疝瘕（せんか）　下腹部がしこり，痛むもの．

疝気（せんき）　元来は腹の痛む病気のこと．その後様々な概念に発達した．以下のようなものが含まれる．①ヘルニアの類，②生殖器・睾丸・陰嚢部の病証，③腹部が激痛し，これに大便と小便の不通を伴う病証．

疝痛（せんつう）　突然または発作的に来る，さし込むような腹部の痛み．

喘満（ぜんまん）　喘症状があり，胸部膨満感のあるもの．

喘鳴（ぜんめい）　ぜいぜい，ひゅうひゅうという呼吸音．炎症・異物・痰などにより気道がせばめられた時に起こる．

そ

燥（そう）　六淫の一つ．燥邪．乾燥による障害．津液を消耗しやすく，口渇，目・口・鼻の乾燥などを起こしやすい，また呼吸器系の粘膜は乾燥に弱く，感染しやすくなるため，肺を損傷しやすく，乾咳（乾いた咳），血痰，胸痛などの症状も起こりやすい．

瘡癤（そうせつ）　小さな化膿性皮膚炎．

疏肝（そかん）　肝風内動の治療法．肝の機能を調えることによって，その病症を治療する治療法．→肝風内動

た

太陰病（たいいんびょう）　『傷寒論』における三陰病の一つ．体力が低下して胃腸系が冷え，腹痛・下痢を起こす病症が多い．また虚証が多い．治法は，胃腸系を中心に温補法を用いる．

帯下（たいげ）　おりもののこと．その色によって白帯下，赤帯下などという．

大結胸（だいけっきょう）　結胸の範囲の広いもの．胸部から上腹部にかけて起こる．→結胸

大熱薬（たいねつやく）　→熱薬

太陽病（たいようびょう）　『傷寒論』における三陽病の一つ．急性熱性病を発病した始めの段階．頭，項背，筋肉，関節，鼻，咽喉における病変であるので表証ともいう．脈浮，悪寒，発熱，頭や項のこわばりなどが特徴である．病邪の種類により，中風，傷寒，温病に分けられる．

多夢（たむ）　夢が多く眠りの浅いもの．

痰飲（たんいん）　①広義には水滞に同じ．②狭義には，体内の部分的水滞・水毒をいい，水滞の部位および状態により支飲，溢飲など種々の名称がある．また，胃腸の水滞を指す場合もある．

痰飲癖積（たんいんへきせき）　痰飲が停結，凝滞し，さらに食物積滞があり，寒熱の邪気が結して起こる．症状としては，脇肋下がつって硬い固まり状のものがあり，脹って痛み，あるいは刺痛し，あるいは呼吸困難や息切れを伴う．

短気（たんき）　短い呼吸．息切れ，呼吸促迫のこと．

癉瘧（たんぎゃく）　瘧疾（間歇性の悪寒戦慄・高熱を特徴とする疾患）の一つ．温瘧に同じ．

丹毒（たんどく）　皮膚の一部が朱を塗ったように紅く，火で灼いたように熱くなる疾病．

ち

逐水（ちくすい）　駆水作用の峻烈な薬物を用いて，大量の水分を下すこと．多くは，利尿作用によるが，瀉下作用が加わることもある．

治瘡（ちそう）　外傷やできものを治す作用．

血の道（ちのみち）　婦人病の総称．婦人科系の瘀血が原因となり，のぼせ，倦怠感，悪心，めまい，ヒステリー症状などを起こすもの．現在の更年期障害や自律神経失調症なども含まれる．

中気下陥（ちゅうきげかん）　脾気が虚して中焦の陽気が不足し，内臓下垂を起こす状態．脱肛・久瀉・子宮下垂などの原因となる．

中焦（ちゅうしょう）　五臓六腑を納めている体腔全体（三焦）のうち横隔膜から臍部までを指し，脾胃の機能を包括する．

中風（ちゅうふう）　①太陽病の初期の軽い感冒のようなもの．進行すると激しい症状となる場合もある．自汗を特徴とする．②脳卒中のこと．

癥瘕（ちょうか）　腹中の瘀血性の硬結．

疔瘡（ちょうそう）　小さく硬い根の深い化膿性のできもの．初期は粟粒状で，悪化すると広がり，腫れ，疼痛，熱感がひどくなり，発熱を伴う．

疔毒（ちょうどく）　疔瘡の悪化したもの．

腸風(ちょうふう) 風邪による腸炎．腹脹り，下痢，腹痛，しぶり腹などの症状を伴う．

腸鳴(ちょうめい) 腸の蠕動亢進により，腹部で音のするもの．腹鳴ともいう．

腸癰(ちょうよう) 腹内の化膿性病変の総称．特に虫垂炎を指すことがある．

つ

通経(つうけい) 月経不通を通じさせる治療法．

通脈(つうみゃく) 気および血の行りをよくし，血脈および経絡の流通をはかること．

通利(つうり) 病邪の留滞を除き，通じさせること．咽喉の場合は咽喉の通りを改善し，声が出るようにする．小水の場合は，よく利尿するなどである．

と

盗汗(とうかん) 寝汗．

透疹(とうしん) はしかやジンマシンなどの初期に，発疹を促し，それにより毒素を体外に排泄すること．

禿瘡(とくそう) 頭皮白癬により膿疱等を生じ脱毛すること．

な

内熱(ないねつ) 体内に熱がこもること．①陰虚内熱による場合と，②裏熱証による場合がある．→陰虚内熱，裏熱

軟堅(なんけん) 散結の類語．しこり，できもの，はれものなど堅くふくらんだ状態のものを軟らかくすること．

ね

熱(ねつ) ①発熱・炎症状態を指す．②六淫の一つ，熱邪．熱による障害をいう．気と津液を損耗しやすく，頭部・顔面の熱症状，心煩・不眠などの精神症状，高熱による昏迷やけいれん症状，出血・化膿症状などを起こしやすい．

熱瘡(ねつそう) 熱病や胃腸の炎症によって上唇や口角・鼻孔の周囲に起こる疱疹．

熱痰(ねったん) 平素より痰飲があるものが，辛性・熱性のものの食べ過ぎや暑い環境に居ることで，湿邪が熱化し，脾胃を損傷して生じる病証．症状は顔面紅潮・煩熱・心痛・口や唇が乾くなどをあらわし，痰は硬い塊となる．

熱薬(ねつやく) 温補薬の中でも温める作用の強い薬物．特に作用の強いものを大熱薬という．

の

膿疱瘡(のうほうそう) 疥癬の一種．

は

肺(はい) 五臓の一つ．呼吸器の中枢である．全身の気の流れを統括するが，水や血の運行および皮膚の抵抗力などにも関与する．

肺痿(はいい) 肺虚による慢性衰弱疾患．肺結核またはその類似の状態で，慢性気管支炎や気管支拡張症などを含む．

肺陰虚(はいいんきょ) 肺の津液不足の状態．口乾・咽乾・乾咳・無痰・寝汗・舌質紅色・発熱などの諸症状を伴う．

梅核気(ばいかくき) 咽喉部のひっかかるような違和感．梅の種があるような感じに似ているところからこの名がある．咽中炙臠ともいう．

肺気虚(はいききょ) 肺の衛気不足により体表に外感の邪気を受けやすい状態をいう．カゼをひきやすい．自汗・悪風・息切れ・疲れやすい・薄い痰などの諸症状を伴う．気虚の甚だしいものを肺陽虚という．

肺虚(はいきょ) 『傷寒論』『金匱要略』では，一般的に肺気虚をいう．→肺気虚

肺燥咳血(はいそうがいけつ) 肺に炎症があり，津液不足を起こして，喀血するもの．

排膿(はいのう) 膿を排出または吸収して除くこと．

肺癰(はいよう) 肺の化膿性疾患．膿血を含んだ痰や唾を出すもの．肺膿瘍，肺壊疽など．

肺陽虚(はいようきょ) 肺気虚の甚だしいもの．→肺気虚

白苔(はくたい) 白色の舌苔をいう．主に少陽病を示す証候のひとつである．

白帯下(はくたいげ) →帯下

破血(はけつ) 強力な駆瘀血作用のこと．→駆瘀血

発汗(はっかん) 薬物などを用いて汗を出させること．

発斑（はっぱん）皮膚に斑紋状もしくは地図状に紅斑・紫斑などがあらわれること．皮膚面から隆起しないものを斑といい，隆起する場合は，疹（発疹）という．

発表（はっぴょう）発汗により，表にある邪を排除すること．

煩（はん）落ち着かない状態．いらいらとして，起きても寝ても不安な状態にあること

反胃（はんい）①胃の機能が弱り，食物を食べるとすぐに腹が膨満し，嘔吐してしまうこと．②朝食べたものを夕方に，夕に食べたものを朝に未消化のまま吐いてしまうこと．

煩渇（はんかつ）煩悶感を伴う強い口渇．

半産漏下（はんざんろうげ）流産後の子宮出血が止まず，長引くもの．

斑疹不透（はんしんふとう）はしかや蕁麻疹などで発疹が進まず，熱とともに体内に毒素が残っている状態．

煩躁（はんそう）熱証による煩悶感．胸部だけでなく手足も含め全体におよび，手足をばたつかせる（躁）ような感じがある．

煩熱（はんねつ）胸苦しさを伴う熱感および発熱．

煩悶感（はんもんかん）落ち着かず，悶えるような感覚．

ひ

痞（ひ）胸中から心下部に至るまでの部位で痞えているように感じること．

痺（ひ）関節や筋肉が風・湿・寒の邪に侵されることによって起こるだるさ，痛み，しびれ，麻痺などの病変．

脾（ひ）五臓の一つ．後漢『難経』のころまでは，膵臓を指し，明代以降は現代の脾臓を指すが，機能の認識については変わっていない．脾の機能は以下の通りである．①「後天の本」と呼ばれ，食物を消化し，大気と結合させた後，人体各部にその気血のエネルギーを運ぶ（運化機能）．②血液の循環と運行を統括する．③胃の消化活動を盛んにし，体内の気を益す．④水湿を運搬する．

脾胃（ひい）脾と胃．消化器系全体を指す．なお，脾胃虚証は消化器系全体の働きが弱っている状態．体力もなくなる．

脾気虚（ひききょ）→脾虚

脾虚（ひきょ）『傷寒論』『金匱要略』では，脾虚は，一般に脾気虚をいう．脾の機能が衰えることにより，消化活動が弱り，腹部膨満・腸鳴・下痢・しゃっくり・げっぷなどの症状を起こすこと．また，気血水などの運搬能力も落ちるので，手足の倦怠や浮腫を引き起こしやすい．精神症状も伴いやすくなる．甚だしいものを，脾陽虚という．

痞鞕（ひこう）触診して，固まりに手を触れて圧痛のあるもの．→心下痞

皮水（ひすい）風水よりやや奥の皮下の水滞によって起こる病証．体がむくみ，手足が重く麻痺や軽いけいれんを伴う．

痺痛（ひつう）麻痺疼痛すること．

痞痛（ひつう）痞えて痛むこと．

痞満（ひまん）痞えて膨満感のあるもの．

百合湯類（びゃくごうとうるい）百合病に用いる方剤．処方名に百合の名称を含む．百合知母湯，百合地黄湯など．

百合病（びゃくごうびょう）熱病の予後に精神不安となる病．

白虎湯類（びゃっことうるい）陽明病の清熱に用いる主方剤．石膏が配合され，処方名に白虎の名称が含まれる．白虎湯，白虎加人参湯など．

表（ひょう）人体の体表．皮膚・肌肉・筋肉・経絡・関節・頭・項背・鼻・咽喉・気管浅部などをいう．

脾陽虚（ひようきょ）脾気虚の甚だしいもの．→脾気虚

表虚（ひょうきょ）表証（外感病において病邪が侵入し，表部において正気と戦っている状態）の一つ．表虚は正気が病邪に圧倒されている状態．症状は緩やかになる．自汗を伴う．

表虚証（ひょうきょしょう）→表虚

表湿（ひょうしつ）湿邪により体表・筋肉・関節の気の流通が阻害され，四肢倦怠感，全身倦怠感，筋肉・関節の疼痛を起こすもの．

病邪（びょうじゃ）→邪

表証（ひょうしょう）外感病において病邪が侵入し，表部において正気と戦っている状態をいう．

表水（ひょうすい）表湿よりやや深く，皮下に水滞を起こすこと．→表湿

表裏(ひょうり)　①人体上の区別．表は体表，裏は胃腸を中心とする体内深部．②病証上の分類．病が体表にあり比較的軽く浅い病変を表，病が胃腸から他の臓腑に及び，重く深い病変を裏とする．③表裏の関係．

ふ

風(ふう)　風邪．六淫の一つ．陽邪に属し，外感病の先導となる．いわゆるカゼは風邪の範疇である．①皮下のごく浅い部分に侵入し，上行しやすく，悪風，発熱，頭痛，鼻づまり，咽喉の痒みなどの症状を起こしやすい，②遊走性がある，③他の病邪と合併しやすい，④麻痺やけいれんの症状を起こしやすい，などの特徴がある．→中風

風寒(ふうかん)　風と寒，2種類の病邪が結合して起こる病証．悪寒，発熱，頭痛，鼻づまり，くしゃみ，全身倦怠などの症状を起こす．

風寒湿痺(ふうかんしっぴ)　風・寒・湿の3邪気が結合する病変．関節痛・筋肉痛・腰痛麻痺感・屈伸不利などを伴うが，痛みが強いのが特徴である．風・寒・湿のいずれか，または2邪が結合する痺証もある．

風湿(ふうしつ)　風と湿，2種類の病邪が結合して起こる病証．発熱，悪寒，自汗のほかに種々の関節痛や筋肉痛，腰痛，全身倦怠などの症状を起こす．

風邪(ふうじゃ)　→風

風水(ふうすい)　→風痰

風痰(ふうたん)　風邪と水滞（痰飲）が結合した病証．平素より痰飲のあるものが，カゼを契機として起こす病変．多くは，発熱，めまい，顔のむくみ，咳嗽などを伴う．

風熱(ふうねつ)　風と熱が結合した病証．大半は咽喉部から始まる．悪風や悪寒はほとんどなく，発熱，熱感，口渇，舌先が紅い，咽痛などの症状を起こす．

風痺(ふうひ)　風邪によって起こる痺．→痺

腹満(ふくまん)　腹部の膨満．

へ

便毒(べんどく)　横痃ともいう．各種の性病に伴う鼠径リンパ腺の腫腸を指す．

ほ

補(ほ)　人体の気血津液の不足，および陰病の場合は陽気を補い，各種の虚証を治療すること．

亡陽(ぼうよう)　陽気（活動エネルギー）を失った状態．症状は，流れるような汗・寒がる・倦怠感・四肢厥逆・精神衰弱・顔色蒼白・呼吸微弱・渇して熱い飲み物を欲する・脈状は微弱で絶えそうになり，あるいは浮いて速く空虚となるなどをあらわす．

補益(ほえき)　→補

補気(ほき)　気虚の証を治療する補法の一つ．益気ともいう．

補虚(ほきょ)　正気を補い，虚証を改善すること．

補血(ほけつ)　血虚の証を治療する補法の一つ．養血ともいう．

補津(ほしん)　津液を補うこと．生津ともいう．

補陽(ほよう)　陽気を補い，陽虚証を改善すること．

奔豚(ほんとん)　賁豚．ヒステリー発作．臍下から胸腔部への突き上げるような動悸を伴う．

ま

麻黄剤(まおうざい)　麻黄が配合された方剤．麻黄湯，麻黄細辛附子湯，麻黄加朮湯，麻黄杏仁薏苡甘草湯など．

み

脈状微(みゃくじょうび)　脈が微かに触れるもの．
脈細数(みゃくさいさく)　脈が細く速いもの．

む

夢交(むこう)　夢の中で性行為をすること．
夢精(むせい)　夢の中で性行為をして精を洩らすこと．

め

明目(めいもく)　よく見えるようにすること．
面疔(めんちょう)　疔瘡の一つ．面部（特に頬骨・額・頬・鼻など）に生ずる．→疔瘡

も

目翳(もくえい)　眼の角膜に白斑を生じるもの，目のくもり，かすみ，そこひ．

や

薬味(やくみ)　処方を構成する薬物.

よ

陽気(ようき)　生命の活動エネルギーを指す. 臓器や身体各部を温め, その機能を活性化させる働きをする. →回陽

陽虚証(ようきょしょう)　陽気(生命活動エネルギー)の不足, あるいは機能の衰退した証候. 気虚証の程度の甚だしく, 結果として冷えが加わったもの. →気虚

陽証(ようしょう)　①陽病と同じ(→陽病). ②表証・熱証・実証を総括した見方. →陰証

陽病(ようびょう)　傷寒病の初期〜中期で熱症状中心の状態. 太陽病, 陽明病, 少陽病がこれにあたる.

陽明病(ようめいびょう)　『傷寒論』における三陽病の一つ. 胃腸系を中心とした実証の病. 実際には, ①胃腸系の炎症, ②腎膀胱系の炎症の2種がある. 症状としては, ①は便秘と高熱を特徴とし, 多くは自汗, 譫語(うわごと)を伴う. 瀉下薬を中心として用いる. ②は口渇と高熱を特徴とし, 通常便秘は伴わない. 清熱薬を中心に用いる.

余熱(よねつ)　熱病などで, 病気の大半が治癒した後に残留する熱のこと.

り

裏(り)　多くは胃腸系を指す. 他に, 臓腑, 血脈, 骨髄などの体内深部を指す.

利咽(りいん)　炎症・痰などによって咽喉が通じなくなっている場合に, それらの原因を除き, 咽喉を通利し, 声がよく出るようにすること.

裏急後重(りきゅうこうじゅう)　頻繁に便意を催し, その際待ちきれないように急迫した状態となる. しかし, 便自体はすっきり出ず, 排便後も残便感があり, またすぐに便意を催す, いわゆるしぶり腹の状態.

六淫(りくいん)　外感病を引き起こす発病因子となるもの. 風・寒・暑・湿・燥・熱(火)がこれにあたる. 六淫による疾病は, 季節や時期・気候と関係が深い. 六淫は, 単独で疾病を引き起こす場合もあるが, いくつかが連動して, 疾病を引き起こす場合もある.

痢疾(りしつ)　伝染性腸炎のこと. 腹痛, 粘液膿血様の便を下す, 裏急後重などを主症とする.

利湿(りしつ)　湿邪を除くこと.

裏証(りしょう)　病邪が, 表部で処理できず体内深部, (特に胃腸系)におよんできた場合をいう.

利水(りすい)　利尿により, 水滞を除くこと.

利胆(りたん)　胆汁の分泌・貯蔵・排泄機能を調える治法. 黄疸や胆石に用いる.

裏熱(りねつ)　胃腸や肝胆, 肺などの内臓に生じた熱および炎症症状のこと. 顔面の紅潮, 心煩, 発熱, 口渇, 精神昏迷, うわごと, 便秘, 小便不利, 血尿, 紅舌, 舌苔黄などの症状を伴う.

留飲(りゅういん)　痰飲病の一種. 局部の水滞が長い間止まって去らないもの.

涼血(りょうけつ)　血熱を清熱・鎮静する作用.

淋濁(りんだく)　尿が出渋り, 濁るもの.

淋瀝(りんれき)　尿が出渋り, すっきりと出ず, また, 垂れるように出つづけ, 切れないこと.

る

るいそう(るいそう)　病的にやせ衰えること.

瘰癧(るいれき)　頸部リンパ節の結核.

漏下(ろうげ)　不正子宮出血.

れ

斂肺(れんぱい)　肺気が弱く, 自汗・喘咳するものに用いる治法. 肺気を収斂して病状を改善する.

ろ

労嗽骨蒸(ろうそうこつじょう)　過労や酒色過度により内臓が損傷されて起こる咳嗽, および身体の深部からしみ出してくるような熱状. 寝汗を伴うことが多い. 肺結核などにみられる.

薬物名索引

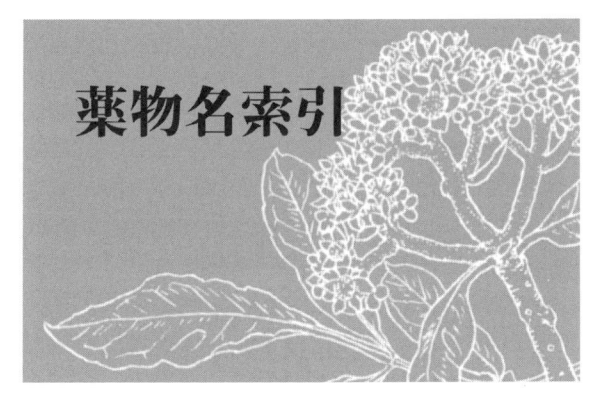

ゴシック体は、各薬物の解説ページを示す．

あ

アオツヅラフジ　146
アカネ　204
アカヤジオウ　187
アキノタムラソウ　246
阿膠(あきょう)　41, 51, 53, 126, 143, **181**, 184, 188, 190, 191
アケビ　97, 98
アサ　70
アズキ　212
アマドコロ　134
アミガサユリ　167
アルナイト　226
アンズ　165

い

葦茎(いけい)　**44**, 212
萎蕤(いずい)　131, **134**
イヌナズナ　157
イネ　123, 135, 229
イブキトラノオ　246
茵蔯蒿(いんちんこう)　60, 67, **152**

う

烏頭(うず)　77, 85, 88, 99, 128
ウスバサイシン　84
烏扇(うせん)　**174**
ウド　33
烏梅(うばい)　87, 88, **217**
ウマビル　206
ウメ　217
禹餘粮(うよりょう)　63, **64**
ウルシ　200

ウンシュウミカン　94
雲母(うんも)　**243**
エゾカワラナデシコ　156

え

塩(えん)　**230**
エンジュ　234
鉛丹／鈆丹(えんたん)　**111**, 230
鉛粉(えんぷん)　111, 128, **229**

お

黄耆(おうぎ)　26, 40, **120**, 146, 151
オウゲンカ　163
黄芩(おうごん)　30, 40, 50, **51**, 56, 62, 134, 152, 184, 210
黄柏／黄蘗／黄栢(おうばく)　41, 50, **53**, 55, 57, 60, 62, 87, 218
王不留行(おうふるぎょう)　88, **192**, 193, 194
黄連(おうれん)　30, 41, **49**, 52, 54, 57, 62, 87, 126, 182, 218
オウレン　49
オオカラスウリ　133, 173
オオツヅラフジ　145
オオバナオケラ　150
オオムギ　123, 233
オカダンゴムシ　209
オキシジミ　137
オクトリカブト　77
オグルマ　219
オケラ　150
オタネニンジン　117
オトコエシ　213, 214
オニグモ　222
オニユリ　132
オミナエシ　213, 214

か

艾(がい)　**189**
カイコウシ　159
槐枝(かいし)　**234**
海蛤殻(かいごうかく)　137, 138
海藻(かいそう)　72, **159**
薤白(がいはく)　**96**, 173
艾葉(がいよう)　182, 184, **189**, 192, 195
カガミグサ　45
カキ　102

訶子(かし) 175
瓜子(かし) 211
カショウ 87, 89, 159
葛根(かっこん) 27, 29, 44, 50
滑石(かっせき) 39, 110, 133, 142, 144, 155, 161, 162, 163
褐鉄鉱(かってつこう) 65
瓜蒂／苽蒂(かてい) 61, 213, 215
カブトムシ 209
瓜瓣(かべん) 211
ガマ 161
カミヤツデ 98
カラスウリ 201
カラスビシャク 171
訶梨勒(かりろく) 175
括蔞(かろ) 173
栝楼根／括蔞根(かろこん) 103, 133
栝楼実／括蔞実(かろじつ) 51, 96, 172, 173
カワウソ 126
カワラヨモギ 152
乾姜／乾薑(かんきょう) 32, 51, 60, 63, 78, 79, 82, 85, 86, 88, 89, 105, 107, 115, 118, 136, 139, 140, 141, 149, 150, 171, 172
乾地黄(かんじおう) 56, 122, 123, 182, 184, 187, 196, 197
乾漆(かんしつ) 200, 208
カンズイ 73
寒水石(かんすいせき) 38, 237
甘草(かんぞう) 22, 25, 31, 32, 41, 43, 44, 59, 61, 66, 67, 69, 74, 77, 79, 80, 83, 84, 92, 97, 104, 105, 106, 107, 109, 113, 114, 115, 116, 118, 123, 124, 131, 143, 149, 164, 166, 169, 170, 179, 182, 184, 186, 228, 229
乾蘇葉(かんそよう) 108
甘遂(かんつい) 69, 73, 74, 75, 128, 172
款冬花(かんとうか) 174, 175, 177, 178
ガンピ 163
漢防己(かんぼうい) 146
関木通(かんもくつう) 97, 98
甘爛水(かんらんすい) 237
甘李根白皮(かんりこんはくひ) 109

き

キカラスウリ 133, 173
キガンピ 163
桔梗(ききょう) 44, 76, 94, 106, 126, 168, 211
キキョウ 168
キク 33
麹(きく) 124
キササゲ 58
葵子(きし) 155
枳実(きじつ) 25, 40, 60, 67, 92, 93, 95, 152, 186
キダチウマノスズクサ 97
菊花(きっか) 33
橘皮(きっぴ) 31, 94, 119
橘柚(きつゆう) 95
キハダ 53
キバナオウギ 120
キホシアシナガバチ 49
芎藭(きゅうきゅう) 199
姜(きょう) 30
翹根(ぎょうこん) 47
京大戟(きょうだいげき) 75
杏仁(きょうにん) 22, 36, 67, 71, 76, 92, 93, 106, 165, 198, 227
蜣蜋(きょうろう) 209
玉竹(ぎょくちく) →萎蕤(いずい)
金銭草(きんせんそう) 60
キンミズヒキ 245

く

クサスギカズラ 131
苦酒(くしゅ) 48, 224
クジラグサ 157
苦参(くじん) 53, 56, 188
クズ 29
クチナシ 58
瞿麦(くばく) 156
クララ 56
グンバイナズナ 214

け

桂(けい) 23
桂枝(けいし) 22, 23, 27, 29, 31, 37, 38, 80, 85, 86, 101, 102, 103, 104, 106, 116, 118, 120, 121, 124, 134, 148, 149, 151, 170, 184, 186, 196, 197, 199, 208, 222, 225
鶏子(けいし) 48
鶏子黄(けいしおう) 125

鶏子白(けいしはく) 48
鶏屎白(けいしはく) 221
桂心(けいしん) 23
ケイヒ 23
ケイリンサイシン 84
芫花(げんか) 73, 74, 75
拳参(けんじん) 246

こ

膠飴(こうい) 123
紅花(こうか) 202
コウガダイゲキ 75
硬滑石(こうかっせき) 144
紅骨参(こうこつじん) 246
香豉(こうし) 21, 59, 60, 91, 215, 216
硬石膏(こうせっこう) 39
紅大戟(こうだいげき) 75
粳米(こうべい) 36, 79, 107, 135, 229, 242
広防已(こうぼうい) 145
厚朴(こうぼく) 59, 67, 91, 94, 109, 114, 166, 172
紅藍花(こうらんか) 202
コガネバナ 51
コガンピ 163
呉茱萸(ごしゅゆ) 31, 86
ゴシュユ 86
コノテガシワ 116, 191
コマツナギ 245
五味子(ごみし) 83, 85, 86, 169, 175, 177
コムギ 113, 123
米(こめ) 135
褌(こん) 223

さ

サイカチ 178
柴胡(さいこ) 39, 46, 52, 101, 103, 134, 139, 175, 210
細辛(さいしん) 21, 23, 33, 83, 84, 166, 170, 175
醋(さく) 224
醋漿水(さくしょうすい) 240
葀蒌細葉(さくちょうさいよう) 193, 194
酒(さけ) 99, 203, 207, 241
サジオモダカ 153
サツマゴキブリ 206
サネブトナツメ 112
サラシナショウマ 28

山梔子(さんしし) 54, 55, 58, 60, 61, 67, 91, 92, 106, 153
山茱萸(さんしゅゆ) 122, 154
サンシュユ 122
山椒(さんしょう) 88
酸漿水(さんしょうすい) 240
酸棗仁(さんそうにん) 37, 38, 112, 200
山薬(さんやく) 121, 125

し

豉(し) 60
紫葳(しい) 203
雌黄(しおう) 228
地黄(じおう) 187
紫苑(しおん) 174, 177, 178
シオン 178
梔子(しし) 58
シシウド 32, 33
紫参(しじん) 246
紫石英(しせきえい) 104, 237
シソ 108
紫蘇葉(しそよう) →蘇葉(そよう)
シナゴキブリ 206
シナスッポン 138
梓白皮(しはくひ) 47, 58, 213
シマカンギク 33
シマハスノハカズラ 145
赤石脂(しゃくせきし) 62, 64, 83, 237
芍薬(しゃくやく) 24, 26, 40, 52, 67, 74, 79, 86, 94, 102, 103, 106, 120, 124, 182, 183, 184, 185, 188, 196, 197, 199, 200, 207, 208
シャクヤク 185
蛇床子(じゃしょうし) 232
蛇床子仁(じゃしょうしにん) 232
䗪虫／䗪蟲(しゃちゅう) 24, 198, 201, 202, 203, 206, 208
ジャノヒゲ 130
戎塩(じゅうえん) 230
粥(じゅく) 234
熟地黄(じゅくじおう) 189
朮(じゅつ) 150
酒類(しゅるい) 99
ショウガ 30, 31, 32, 82
蕘花(じょうか) 163

ジョウカ　163
生葛(しょうかつ)　29
生姜／生薑(しょうきょう)　24, 27, 30, 43, 59, 61, 87,
　　90, 95, 107, 115, 119, 149, 150, 171, 172, 179, 184
ショウキョウ　30
ジョウザンアジサイ　220
生地黄(しょうじおう)　71, 132, 187
生梓白皮(しょうしはくひ)　58
漿水(しょうすい)　240
消石(しょうせき)　54, 60, 70, 157, 227
生竹茹(しょうちくじょ)　42
小麦(しょうばく)　106, 113, 116
升麻(しょうま)　28, 40, 138
椒目(しょうもく)　89, 159
商陸根(しょうりくこん)　71, 158, 159
生狼牙(しょうろうが)　245
食塩(しょくえん)　231, 232
蜀漆(しょくしつ)　102, 103, 220
蜀椒(しょくしょう)　87, 218
食蜜(しょくみつ)　128
薯蕷／署蕷／署預(しょよ)　121, 127
神麴(しんきく)　124, 127
新絳(しんこう)　89, 204, 220
真朱(しんしゅ)　98
人尿(じんにょう)　140
秦皮(しんぴ)　41, 57

す

酢(す)　→苦酒(くしゅ)
水蛭(すいてつ)　24, 198, 201, 205, 206, 207, 208
水類(すいるい)　235
豆黄巻(ずおうけん)　127
スッポン　138
スモモ　109

せ

井花水(せいかすい)　236
清酒(せいしゅ)　99
清漿水(せいしょうすい)　241
蠐螬(せいそう)　201, 208
セイヨウシミ　160
石韋(せきい)　156, 157
赤芍薬(せきしゃくやく)　186, 187
赤朮(せきじゅつ)　152
赤消(せきしょう)　54
赤小豆(せきしょうず)　184, 212
セキチク　156
石蜜(せきみつ)　129
石灰芒硝(せっかいぼうしょう)　38, 39
石膏(せっこう)　22, 23, 25, 35, 37, 39, 42, 44,
　　119, 130, 136, 137, 143, 146
浙貝母(せつばいも)　167, 168
川烏(せんう)　77
川烏頭(せんうず)　77, 81
川芎(せんきゅう)　34, 88, 113, 152, 182, 184, 199
センキュウ　199
茜根(せんこん)　204
鮮地黄(せんじおう)　187, 189
川椒(せんしょう)　87
泉水(せんすい)　235
川貝母(せんばいも)　167, 168
旋復花(せんぷくか)　110, 204, 219
川木通(せんもくつう)　98

そ

葱(そう)　89
棗(そう)　114
草烏頭(そううず)　77, 81
皂莢(そうきょう)　115, 178
棗膏(そうこう)　114
蒼朮(そうじゅつ)　152
竈中黄土(そうちゅうおうど)　190
桑東南根(そうとうなんこん)　193
棗肉(そうにく)　114
葱白(そうはく)　79, 89, 220
桑白皮(そうはくひ)　193, 194
ソクズ　194
側柏葉(そくはくよう)　190, 191, 195
鼠婦(そふ)　209
蘇葉(そよう)　21, 108

た

太一禹餘粮(たいつうよりょう)　64
大黄(だいおう)　26, 35, 39, 50, 55, 60, 66, 69, 74, 79,
　　85, 94, 100, 105, 107, 153, 157, 158, 166, 173,
　　186, 196, 197, 198, 205, 206, 207, 208, 239
大戟(だいげき)　73, 74, 75
代赭(たいしゃ)　110

代赭石(たいしゃせき)　110, 220
ダイズ　60, 127
大豆黄巻(だいずおうけん)　127
大棗(たいそう)　25, 31, 32, 106, 107, 114, 118,
　　127, 149, 158, 179
ダイダイ　93
大猪胆(だいちょたん)　139
大麦粥汁(だいばくじゅくじゅう)　233
大肥棗(たいひそう)　114
タイマイ　139
タイワンダイコクコガネ　209
タイワンハマグリ　136
タカトウダイ　75
沢漆(たくしつ)　176, 180
沢瀉(たくしゃ)　72, 80, 123, 144, 151, 153, 158, 159, 188
タチバナ　96
獺肝／獱肝(だっかん)　126
爋水(だんすい)　240
鍛竈下灰(たんそうかはい)　243

ち

竹茹(ちくじょ)　42
竹葉(ちくよう)　43, 131
チスイビル　206
蜘蛛(ちちゅ)　222
知母(ちも)　36, 37, 112, 132
チャイロビル　206
チョウセンクロコガネ　208
チョウセンゴミシ　169
猪膏(ちょこう)　72
猪脂(ちょし)　72, 228, 235
猪胆(ちょたん)　139, 141
猪胆汁(ちょたんじゅう)　139
猪膚(ちょふ)　223, 230
猪苓(ちょれい)　143, 144, 150
チョレイマイタケ　144
チリメンジソ　108
陳皮(ちんぴ)　94
チンピ　94

つ

通草(つうそう)　97
ツルアズキ　212

て

葶藶(ていれき)　157
葶藶子(ていれきし)　69, 72, 74, 115, 146, 156,
　　157, 159, 160, 228, 235
天花粉(てんかふん)　→栝楼根(かろこん)
天門冬(てんもんどう)　131, 135
天雄(てんゆう)　77

と

冬瓜子(とうがし)　45, 147, 148, 198, 211
トウガシ　211
ドウカンソウ　192
当帰(とうき)　53, 56, 77, 85, 86, 90, 98, 154,
　　182, 183, 186, 199, 200, 213
トウキ　183
冬葵子(とうきし)　155
トウサイカチ　178
トウダイグサ　176
トウドクカツ　32
桃仁(とうにん)　24, 26, 45, 68, 69, 157, 166, 196,
　　197, 201, 205, 206, 207, 208, 211, 212
東流水(とうりゅうすい)　176, 237
土瓜根(どかこん)　24, 201, 207
独活(どくかつ)　32
ドクカツ　33
トネリコ　57
トリカブト　81, 82

な

ナガイモ　121
ナツミカン　93
ナツメ　114
生附子(なまぶし)　77, 83, 84, 89, 107, 118, 140,
　　141, 184
軟滑石(なんかっせき)　144

に

ニワトリ　48, 125, 221
人参(にんじん)　32, 62, 77, 83, 87, 88, 93, 95,
　　107, 115, 117, 122, 124, 127, 128, 131,
　　136, 149, 151, 182, 187, 218

ね

ネギ　89
熱稀粥（ねつきじゅく）　234
熱粥（ねつじゅく）　234
熱湯（ねっとう）　239

の

ノウゼンカズラ　203
ノビル　96

は

敗醤（はいしょう）　147, 148, 213
貝母（ばいも）　76, 167, 169
ハカタユリ　132
白飲（はくいん）　136, 240, 242
白魚（はくぎょ）　160, 163
栢実／柏実（はくじつ）　116
白芍薬（はくしゃくやく）　185
白酒（はくしゅ）　99
麦粥（ばくじゅく）　233
白石脂（はくせきし）　62, 63, 237
白頭翁（はくとうおう）　41, 54, 57, 62
蘗皮（ばくひ）　53
白粉（はくふん）　228
白蜜（はくみつ）　128
麦門冬（ばくもんどう）　107, 119, 130, 136
栢葉（はくよう）　191
巴豆（はず）　75, 167, 168, 169, 234
ハズ　75
ハチク　42, 43
ハチジョウナ　214
ハチミツ　128
馬通汁（ばつうじゅう）　192, 195
ハトムギ　147
ハナスゲ　37
ハナトリカブト　77
馬糞（ばふん）　194
半夏（はんげ）　30, 31, 48, 51, 83, 85, 86, 92, 110, 119, 150, 171, 174, 176, 177, 178, 180, 220, 225
礬石（ばんせき）　55, 226

ひ

ヒオウギ　174
肥梔子（ひしし）　58
糜粥（びじゅく）　234
美清酒（びせいしゅ）　99
肥大棗（ひたいそう）　114
ヒツジ　90
ヒトツバ　156
ヒメガマ　161
ヒメグンバイナズナ　157
百合（びゃくごう）　37, 38, 110, 126, 132, 143, 188
白朮（びゃくじゅつ）　23, 24, 27, 36, 52, 80, 83, 95, 119, 125, 127, 144, 148, 149, 150, 154, 184, 200, 231
白前（びゃくぜん）　176, 180
白薇（びゃくび）　42
白蘞／白斂（びゃくれん）　45
ヒロハオキナグサ　41

ふ

フキタンポポ　177
フクタイボウ　205
伏竜肝（ぶくりゅうかん）　190
茯苓（ぶくりょう）　25, 31, 80, 83, 95, 101, 112, 118, 119, 122, 127, 144, 145, 146, 148, 151, 154, 155, 157, 170, 172, 197, 231
附子（ぶし）　21, 24, 77, 105, 139, 147
ブシ　81
フジモドキ　74
附子類（ぶしるい）　77, 85
婦人中褌（ふじんちゅうこん）　223
ブタ　72, 139, 223
沸湯（ふつとう）　238
フナバラソウ　42
フユアオイ　155
粉（ふん）　128, 223, 228
文蛤（ぶんごう）　136
粉類（ふんるい）　228

へ

米粉（べいふん）　223, 228, 229, 239
鼈甲（べっこう）　28, 49, 55, 138, 157, 175, 184, 203, 209
ベニバナ　202

ほ

防已（ぼうい）　25, 121, 145

蜂窠(ほうか)　49
方解石(ほうかいせき)　39
芒硝／芒消(ぼうしょう)　35, 55, **68**, 74, 146
虻虫／蝱蟲(ぼうちゅう)　24, 198, 201, **205**, 206, 207, 208
ホウノキ　91
ホウビケツ　245
防風／防丰(ぼうふう)　27, 34, 37, 44
炮附子(ほうぶし)　22, 25, 27, 67, **77**, 85, 88, 118, 136, 148, 151, 231
蒲黄(ほおう)　→蒲灰(ほかい)
蒲灰(ほかい)　143, **161**
朴消(ぼくしょう)　70
牡丹(ぼたん)　**196**
ボタン　196
牡丹皮(ぼたんぴ)　24, 157, 184, 188, **196**, 198, 203, 211, 212
ホッカイトウキ　183
牡蛎(ぼれい)　25, 101, **102**, 104, 111, 118, 119, 133, 134, 137, 221
ホンアンズ　165

ま

麻黄(まおう)　21, 24, 27, 28, 29, 30, 31, 33, 36, 37, 38, 80, 85, 93, 106, 107, 121, 147, 151, 166, 170, 172, 175, 177, 199, 200
マグワ　193
マクワウリ　215
麻子仁(ましにん)　67, **70**
マダケ　42
マツホド　148
麻仁(まにん)　70
麻沸湯(まふつとう)　239

み

ミシマサイコ　39
水(みず)　235
蜜(みつ)　74, 77, 123, **128**, 223, 229, 230
ミツバアケビ　97
ミツモトソウ　245
明礬石(みょうばんせき)　226

も

木通(もくつう)　97

木防已(もくぼうい)　69, **145**
モモ　197

や

射干(やかん)　170, **174**, 177, 178
ヤマゴボウ　71
ヤマノイモ　121
ヤマヨモギ　189

ゆ

雄黄(ゆうおう)　227, 235

よ

ヨウセイサイ　159
羊肉(ようにく)　90, 184
薏苡仁(よくいにん)　23, 24, 45, 142, **147**, 211, 212, 214
ヨシ　44
ヨモギ　189

ら

ラッキョウ　96
卵黄(らんおう)　→鶏子黄(けいしおう)
乱髪(らんぱつ)　72, 73, 161, **162**

り

硫化水銀(りゅうかすいぎん)　98
竜骨(りゅうこつ)　25, **100**, 103, 104, 111, 118, 119
硫曹石(りゅうそうせき)　68

れ

連翹(れんぎょう)　47
レンギョウ　46
連軺(れんしょう)　46, 58, 213
煉蜜(れんみつ)　128, 129

ろ

狼牙(ろうが)　245
潦水(ろうすい)　238
芦根(ろこん)　45
ロバ　181

処方名索引

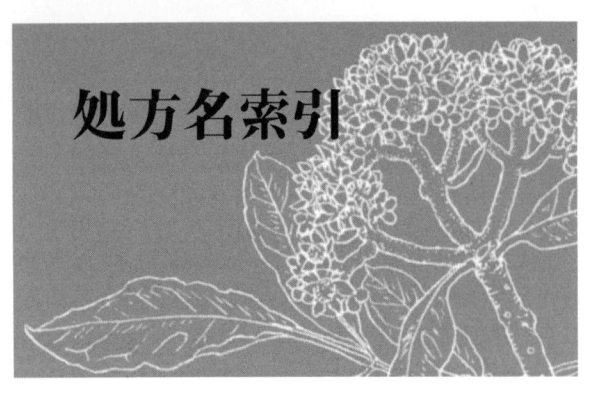

ゴシック体は,「代表的な配合応用と処方」に収載したページを示す.

い

葦茎湯(いけいとう)　45, 148, 198, 211, 212
一物苽蒂湯(いちもつかていとう)　215, 216
茵蔯蒿湯(いんちんこうとう)　60, 67, 68, 142, 153
茵蔯五苓散(いんちんごれいさん)　26, 142, 144, 145, 150, 151, 152, **153**, 155

う

烏頭桂枝湯(うずけいしとう)　26, 32, 80, 107, 116, 129, 186
烏頭煎(うずせん)　80, **128**, 129
烏頭湯(うずとう)　23, 80, 107, 121, **128**, 129, 186
烏梅丸(うばいがん)　26, 51, 54, 80, 84, 86, **88**, 119, 129, 136, 185, 215, 217, **218**, 225
禹餘粮丸(うよりょうがん)　258(→処方一覧)
温経湯(うんけいとう)　26, 32, 87, 107, 119, **131**, 172, **182, 183, 184, 185, 186**, 195, **196, 197**, 199, 200

え

越婢加朮湯(えっぴかじゅつとう)　23, 32, 36, 37, 107, 116, **151**, 152
越婢加半夏湯(えっぴかはんげとう)　23, 32, 37, 107, 116, 165, 172
越婢湯(えっぴとう)　23, 32, 36, 37, 107, 116
越婢湯類(えっぴとうるい)　107

お

黄耆桂枝五物湯(おうぎけいしごもつとう)　26, 32, 116, 117, **120, 121**, 186
黄耆建中湯(おうぎけんちゅうとう)　26, 32, 107, 116, **120, 121, 124**, 186
黄耆芍薬桂枝苦酒湯(おうぎしゃくやくけいしくしゅとう)　26, **120, 121**, 186, 225
黄芩加半夏生姜湯(おうごんかはんげしょうきょうとう)　32, 53, 107, 116, 172, 186
黄芩湯(おうごんとう)　**52, 53**, 107, 116, 186
黄土湯(おうどとう)　53, 80, 107, 152, **182**, **188, 189**, **191**
王不留行散(おうふるぎょうさん)　53, 84, 88, 93, 107, 186, 189, **193, 194**
黄連阿膠湯(おうれんあきょうとう)　51, 53, 126, **181, 182**, 186
黄連湯(おうれんとう)　26, **51**, 84, 107, 116, 119, 172
黄連粉(おうれんふん)　260(→処方一覧)

か

葛根黄芩黄連湯(かっこんおうごんおうれんとう)　30, 50, 51, **52, 53**, 107
葛根黄連黄芩湯(かっこんおうれんおうごんとう)　→葛根黄芩黄連湯(かっこんおうごんおうれんとう)
葛根加半夏湯(かっこんかはんげとう)　23, 26, 30, 32, 107, 116, 172, 186
葛根湯(かっこんとう)　21, **22, 23, 24**, 26, **29, 30, 32**, 107, 116, 186
滑石代赭湯(かっせきたいしゃとう)　110, 133, 144, 235
滑石白魚散(かっせきはくぎょさん)　144, **161, 163**
瓜蒂散(かていさん)　58, 61, **213, 215, 216**, 240
訶梨勒散(かりろくさん)　175, 234
括蔞薤白白酒湯(かろがいはくはくしゅとう)　91, **96, 97, 100**, 173, 174
括蔞薤白半夏湯(かろがいはくはんげとう)　**96, 97, 100**, 172, 173, 174
括蔞瞿麦丸(かろくばくがん)　80, **122, 129, 134**, 150, 157
括蔞桂枝湯(かろけいしとう)　26, 32, 108, 116, **134**, 186, 234
括蔞牡蛎散(かろぼれいさん)　**103, 104, 134**
乾姜黄芩黄連人参湯(かんきょうおうごんおうれんにんじんとう)　**51, 53, 84, 119**
乾姜人参半夏丸(かんきょうにんじんはんげがん)　32, **83, 84, 119**, 172
乾姜附子湯(かんきょうぶしとう)　80, **84**
甘草乾姜湯(かんぞうかんきょうとう)　**83, 84, 107, 108**

甘草乾姜茯苓白朮湯（かんぞうかんきょうぶくりょうびゃくじゅつとう）　83, 84, 108, 149, 150, 152
甘草瀉心湯（かんぞうしゃしんとう）　51, 52, 53, 84, 108, 116, 119, 172
甘草小麦大棗湯（かんぞうしょうばくたいそうとう）　106, 108, 111, 114, 115, 116
甘草湯（かんぞうとう）　105, 108
甘草附子湯（かんぞうぶしとう）　26, 80, 108, 142, 151, 152
甘草粉蜜湯（かんぞうふんみつとう）　108, 128, 129, 229, 230
甘草麻黄湯（かんぞうまおうとう）　23, 107, 108
甘遂半夏湯（かんついはんげとう）　74, 108, 128, 129, 172, 186
甘麦大棗湯（かんばくたいそうとう）　→甘草小麦大棗湯（かんぞうしょうばくたいそうとう）

き

桔梗湯（ききょうとう）　106, 108, 165, 169, 211
枳実薤白桂枝湯（きじつがいはくけいしとう）　25, 26, 91, 92, 93, 94, 96, 97, 174
枳実梔子湯（きじつししとう）　60, 61, 94, 241
枳実芍薬散（きじつしゃくやくさん）　94, 186, 233
葵子茯苓散（きしぶくりょうさん）　150, 155
枳朮湯（きじゅつとう）　94, 152
橘枳姜湯（きっききょうとう）　32, 91, 94, 95
橘皮竹茹湯（きっぴちくじょとう）　31, 32, 43, 95, 108, 116, 119
橘皮湯（きっぴとう）　31, 32, 95
芎帰膠艾湯（きゅうききょうがいとう）　100, 108, 182, 183, 184, 185, 186, 188, 189, 190, 199, 200
九痛丸（きゅうつうがん）　76, 80, 84, 87, 100, 118, 119, 129, 245
膠姜湯（きょうきょうとう）　266（→処方一覧）
杏子湯（きょうしとう）　266（→処方一覧）
去桂加白朮湯（きょけいかびゃくじゅつとう）　32, 80, 108, 116, 142, 151, 152

く

苦酒湯（くしゅとう）　48, 172, 225
苦参湯（くじんとう）　56, 57

け

桂枝加黄耆湯（けいしかおうぎとう）　26, 32, 108, 116, 121, 186, 234
桂枝加葛根湯（けいしかかっこんとう）　21, 26, 29, 30, 32, 108, 116, 186
桂枝加桂湯（けいしかけいとう）　25, 26, 32, 108, 116, 186
桂枝加厚朴杏子湯（けいしかこうぼくきょうしとう）　26, 32, 92, 93, 108, 116, 166, 167, 186
桂枝加芍薬生姜各一両人参三両新加湯（けいしかしゃくやくしょうきょうかくいちりょうにんじんさんりょうしんかとう）　26, 32, 108, 116, 119, 186
桂枝加芍薬大黄湯（けいしかしゃくやくだいおうとう）　→桂枝加大黄湯（けいしかだいおうとう）
桂枝加芍薬湯（けいしかしゃくやくとう）　26, 32, 106, 108, 116, 186
桂枝加大黄湯（けいしかだいおうとう）　26, 32, 67, 68, 108, 116, 186
桂枝加附子湯（けいしかぶしとう）　25, 26, 32, 79, 80, 108, 116, 186, 234
桂枝加竜骨牡蛎湯（けいしかりゅうこつぼれいとう）　25, 26, 32, 101, 102, 103, 104, 108, 116, 186
桂枝甘草湯（けいしかんぞうとう）　26, 100, 106, 108
桂枝甘草竜骨牡蛎湯（けいしかんぞうりゅうこつぼれいとう）　25, 26, 101, 102, 103, 104, 108
桂枝去桂加茯苓白朮湯（けいしきょけいかぶくりょうびゃくじゅつとう）　32, 108, 116, 150, 152, 186
桂枝去芍薬加蜀漆牡蛎竜骨救逆湯（けいしきょしゃくやくかしょくしつぼれいりゅうこつきゅうぎゃくとう）　26, 32, 102, 104, 108, 116, 221
桂枝去芍薬加皂莢湯（けいしきょしゃくやくかそうきょうとう）　26, 32, 108, 116, 179
桂枝去芍薬加附子湯（けいしきょしゃくやくかぶしとう）　26, 32, 80, 108, 116, 234
桂枝去芍薬加麻黄細辛附子湯（けいしきょしゃくやくかまおうさいしんぶしとう）　23, 26, 32, 80, 85, 86, 108, 116
桂枝去芍薬湯（けいしきょしゃくやくとう）　25, 26, 32, 108, 116, 234
桂枝芍薬知母湯（けいししゃくやくちもとう）　23, 26, 27, 32, 38, 80, 108, 152, 186
桂枝生姜枳実湯（けいししょうきょうきじつとう）　26, 32, 94

桂枝湯(けいしとう)　21, 24, 26, 31, 32, 108, 115, 116, 186, 234
桂枝湯類(けいしとうるい)　107
桂枝二越婢一湯(けいしにえっぴいちとう)　22, 23, 26, 32, 37, 108, 116, 186
桂枝二麻黄一湯(けいしにまおういちとう)　21, 23, 26, 32, 108, 116, 167, 186, 234
桂枝人参湯(けいしにんじんとう)　26, 84, 108, 118, 119, 151, 152
鶏屎白散(けいしはくさん)　221, 222
桂枝茯苓丸(けいしぶくりょうがん)　26, 128, 129, 149, 150, 186, 195, 196, 197, 198
桂枝附子湯(けいしぶしとう)　25, 26, 32, 80, 108, 116, 142
桂枝麻黄各半湯(けいしまおうかくはんとう)　21, 23, 26, 32, 108, 116, 167, 186, 234
桂芍知母湯(けいしゃくちもとう)　→桂枝芍薬知母湯(けいししゃくやくちもとう)
桂麻各半湯(けいまかくはんとう)　→桂枝麻黄各半湯(けいしまおうかくはんとう)
桂苓五味甘草去桂加乾姜細辛半夏湯(けいれいごみかんぞうきょけいかかんきょうさいしんはんげとう)　84, 86, 108, 150, 171, 172
桂苓五味甘草湯(けいれいごみかんぞうとう)　26, 108, 150, 170, 171
下瘀血湯(げおけつとう)　68, 100, 129, 195, 198, 207, 208
外台黄芩湯(げだいおうごんとう)　26, 53, 84, 116, 119, 172
建中湯類(けんちゅうとうるい)　117

こ

侯氏黒散(こうしこくさん)　26, 27, 34, 53, 84, 86, 100, 104, 119, 150, 152, 169, 185, 200, 227
厚朴三物湯(こうぼくさんもつとう)　68, 93, 94
厚朴七物湯(こうぼくしちもつとう)　26, 32, 68, 92, 93, 94, 108, 116
厚朴生姜半夏甘草人参湯(こうぼくしょうきょうはんげかんぞうにんじんとう)　32, 93, 108, 119, 172
厚朴大黄湯(こうぼくだいおうとう)　67, 68, 93, 94
厚朴麻黄湯(こうぼくまおうとう)　22, 23, 37, 84, 86, 93, 94, 114, 166, 167, 171, 173
紅藍花酒(こうらんかしゅ)　100, 203

呉茱萸湯(ごしゅゆとう)　31, 32, 87, 116, 119
五苓散(ごれいさん)　26, 62, 142, 144, 145, 149, 150, 151, 152, 154, 155, 240, 242

さ

柴胡加芒消湯(さいこかぼうしょうとう)　32, 40, 53, 69, 108, 116, 119, 173
柴胡加竜骨牡蛎湯(さいこかりゅうこつぼれいとう)　25, 26, 32, 40, 53, 68, 101, 102, 103, 104, 111, 116, 119, 149, 150, 173
柴胡去半夏加栝蔞湯(さいこきょはんげかかろとう)　32, 40, 53, 108, 116, 119, 134
柴胡桂枝乾姜湯(さいこけいしかんきょうとう)　26, 40, 53, 84, 103, 104, 108, 130, 134
柴胡桂枝湯(さいこけいしとう)　26, 32, 40, 53, 107, 108, 116, 119, 173, 186
柴胡剤(さいこざい)　35
三黄瀉心湯(さんおうしゃしんとう)　→瀉心湯(しゃしんとう)
三黄湯(さんおうとう)　23, 33, 53, 86, 121
酸棗湯(さんそうとう)　38, 108, 111, 112, 113, 150, 200
酸棗仁湯(さんそうにんとう)　→酸棗湯(さんそうとう)
三物黄芩湯(さんもつおうごんとう)　53, 56, 57, 188, 189

し

四逆加人参湯(しぎゃくかにんじんとう)　80, 84, 108, 118, 119
四逆散(しぎゃくさん)　40, 94, 96, 97, 106, 108, 186, 242
四逆湯(しぎゃくとう)　79, 80, 83, 84, 107, 108, 184
四逆湯類(しぎゃくとうるい)　83, 84
梔子乾姜湯(ししかんきょうとう)　60, 84
梔子甘草豉湯(ししかんぞうしとう)　59, 60, 61, 106, 108
梔子厚朴湯(ししこうぼくとう)　59, 60, 92, 93, 94
梔子豉湯(しししとう)　58, 59, 60, 61, 215
梔子豉湯類(しししとうるい)　57, 61
梔子生姜豉湯(シししょうきょうしとう)　32, 59, 60, 61
梔子大黄湯(しシだいおうとう)　60, 61, 67, 68, 94, 142
梔子蘗皮湯(ししはくひとう)　54, 60, 106, 108

紫参湯(しじんとう) 108, 246
十棗湯(じっそうとう) 73, 74, 75, 116, 234
炙甘草湯(しゃかんぞうとう) 26, 32, 71, 100, 108, 116, 119, 131, 182, 188
赤石脂禹餘粮湯(しゃくせきしうよりょうとう) 62, 63, 64
赤石脂丸(しゃくせきしがん) 63, 80, 84, 88, 129
芍薬甘草湯(しゃくやくかんぞうとう) 106, 108, 186
芍薬甘草附子湯(しゃくやくかんぞうぶしとう) 80, 108, 186
蛇床子散(じゃしょうしさん) 229, 230, 232
瀉心湯(しゃしんとう) 50, 51, 53, 68
瀉心湯類(しゃしんとうるい) 35, 62
十全大補湯(じゅうぜんたいほとう) 151
朮附子湯(じゅつぶしとう) 32, 80, 108, 116, 152
小陷胸湯(しょうかんきょうとう) 51, 173, 174
承気湯類(じょうきとうるい) 66, 69
生姜甘草湯(しょうきょうかんぞうとう) 32, 107, 108, 115, 116, 119
生姜瀉心湯(しょうきょうしゃしんとう) 32, 51, 52, 53, 84, 107, 108, 116, 119, 173
生姜半夏湯(しょうきょうはんげとう) 32, 173
小建中湯(しょうけんちゅうとう) 26, 32, 106, 108, 116, 124, 186
焼褌散(しょうこんさん) 224
小柴胡湯(しょうさいことう) 32, 40, 52, 53, 107, 108, 115, 116, 119, 173
小承気湯(しょうじょうきとう) 67, 68, 93, 94, 100
小青竜加石膏湯(しょうせいりゅうかせっこうとう) 23, 26, 36, 37, 84, 86, 108, 171, 173, 186
小青竜湯(しょうせいりゅうとう) 21, 22, 23, 26, 84, 85, 86, 108, 164, 165, 170, 171, 172, 173, 186
消石礬石散(しょうせきばんせきさん) 55, 142, 227, 233
小児疳虫蝕歯(しょうにかんちゅうしょくし) 73, 158, 228, 235
小半夏加茯苓湯(しょうはんげかぶくりょうとう) 31, 32, 149, 150, 172, 173
小半夏湯(しょうはんげとう) 31, 32, 172, 173
升麻鱉甲湯(しょうまべっこうとう) 28, 88, 108, 138, 139, 184, 185, 228
升麻鱉甲湯去雄黄蜀椒(しょうまべっこうとうきょゆうおうしょくしょう) 28, 108, 138, 139, 184, 185

蜀漆散(しょくしつさん) 102, 215, 221, 240, 241, 243
薯蕷丸(しょよがん) 26, 27, 40, 46, 84, 100, 108, 116, 117, 119, 122, 125, 127, 129, 131, 149, 150, 152, 167, 169, 181, 182, 185, 186, 188, 189, 200
真武湯(しんぶとう) 32, 80, 149, 150, 151, 152, 186

す

頭風摩散(ずふうまさん) 80, 231

せ

赤丸(せきがん) 80, 85, 86, 99, 100, 129, 150, 173
赤小豆当帰散(せきしょうずとうきさん) →赤豆当帰散(せきずとうきさん)
赤豆当帰散(せきずとうきさん) 184, 185, 189, 213, 240, 241
旋復花湯(せんぷくかとう) 89, 195, 204, 220
旋復代赭湯(せんぷくたいしゃとう) 32, 108, 110, 116, 119, 173, 220

そ

皂莢丸(そうきょうがん) 115, 116, 129, 179
走馬湯(そうまとう) 76, 167, 239
続命湯(ぞくめいとう) 23, 26, 37, 84, 108, 119, 167, 185, 200

た

大黄黄連瀉心湯(だいおうおうれんしゃしんとう) 50, 51, 68, 239
大黄甘草湯(だいおうかんぞうとう) 67, 68, 108
大黄甘遂湯(だいおうかんついとう) 68, 74, 182, 195
大黄䗪虫丸(だいおうしゃちゅうがん) 53, 68, 100, 108, 129, 166, 167, 186, 188, 189, 195, 198, 201, 205, 206, 207, 208
大黄消石湯(だいおうしょうせきとう) 54, 55, 60, 67, 68, 142
大黄附子湯(だいおうぶしとう) 67, 68, 79, 80, 85, 86
大黄牡丹湯(だいおうぼたんとう) 68, 69, 195, 196, 197, 198, 211, 212
大黄牡丹皮湯(だいおうぼたんぴとう) →大黄牡丹湯

（だいおうぼたんとう）
大陥胸丸（だいかんきょうがん）　68, 69, 74, 129, **158**,
　　166, 167
大陥胸湯（だいかんきょうとう）　68, 69, 74, **173**
大建中湯（だいけんちゅうとう）　84, 88, 118, **119**,
　　124, 234
大柴胡湯（だいさいことう）　32, 40, 53, 68, 94, 116,
　　173, 186
大承気湯（だいじょうきとう）　67, 68, 69, **93**, 94,
　　100
大青竜湯（だいせいりゅうとう）　**21**, 22, 23, 25, 26,
　　32, 37, 108, 116, **166**, 167
大半夏湯（だいはんげとう）　119, **128**, 129, 173
沢漆湯（たくしつとう）　26, 32, 53, 108, 119, 173,
　　176, **180**, 237, 246
沢瀉湯（たくしゃとう）　151, 152, **154**, 155
獺肝散／獺肝散（だっかんさん）　**127**

ち

竹皮大丸（ちくひだいがん）　26, 37, **42**, **43**, 108, 116
竹葉石膏湯（ちくようせっこうとう）　37, **44**, 107, 108,
　　119, 131, 136, 173
竹葉湯（ちくようとう）　26, **27**, **30**, 32, 44, 80, 108,
　　116, 119, 169
蜘蛛散（ちちゅさん）　26, **222**
調胃承気湯（ちょういじょうきとう）　68, 69, 100, **107**,
　　108
猪膏髪煎（ちょこうはつせん）　**73**, 142, 163
猪膚湯（ちょふとう）　129, **223**, 229, 230
猪苓散（ちょれいさん）　**145**, 149, 150, 152
猪苓湯（ちょれいとう）　142, **143**, **144**, 145, 150,
　　154, 155, 182

つ

通脉四逆加猪胆湯（つうみゃくしぎゃくかちょたんとう）
　　80, **84**, 108, **140**
通脉四逆湯（つうみゃくしぎゃくとう）　80, **84**, 108

て

抵当丸（ていとうがん）　68, 195, **198**, 205, 206
抵当湯（ていとうとう）　68, 195, **198**, 205, 206
葶藶丸（ていれきがん）　288（→処方一覧）
葶藶大棗瀉肺湯（ていれきたいそうしゃはいとう）　**115**,
　　116, **158**, 165, 211

天雄散（てんゆうさん）　26, 80, 100, **102**, 152

と

桃核承気湯（とうかくじょうきとう）　26, 68, 69, 108,
　　195, **198**
桃花湯（とうかとう）　63, 83, 84, **136**, 189
当帰建中湯（とうきけんちゅうとう）　→内補当帰建中湯
　　（ないほとうきけんちゅうとう）
当帰散（とうきさん）　52, 53, 100, 152, 181, **183**,
　　184, 185, 186, 200
当帰四逆加呉茱萸生姜湯（とうきしぎゃくかごしゅゆしょ
　　うきょうとう）　26, 32, 86, **87**, 98, 100, 108,
　　116, 183, 184, 185, 186
当帰四逆湯（とうきしぎゃくとう）　26, **86**, 98, 108,
　　116, 183, 184, 185, 186
当帰芍薬散（とうきしゃくやくさん）　100, **150**, 151,
　　152, **154**, 155, 181, 184, 185, 186, 199,
　　200
当帰生姜羊肉湯（とうきしょうきょうようにくとう）　32,
　　90, 181, 184, 185
当帰貝母苦参丸（とうきばいもくじんがん）　**56**, 57, 129,
　　168, 185
土瓜根散（どかこんさん）　26, 100, 186, 195, **202**,
　　207, 208

な

内補当帰建中湯（ないほとうきけんちゅうとう）　26, 32,
　　108, 116, 181, **183**, 184, 185, 186

に

人参湯（にんじんとう）　62, **64**, 83, 84, 108, 117,
　　118, 119, 151, 152

は

排膿散（はいのうさん）　94, **126**, 169, 186, 211
排膿湯（はいのうとう）　32, 108, 116, **169**, 211
白散（はくさん）　**76**, 165, 168, 169, 211, 234,
　　242
白通加猪胆汁湯（はくつうかちょたんじゅうとう）　80, 84,
　　89, **140**, 141
白通湯（はくつうとう）　79, 80, 84, **89**
白頭翁加甘草阿膠湯（はくとうおうかかんぞうあきょうと
　　う）　41, 51, **54**, 57, 108, 182, 189
白頭翁湯（はくとうおうとう）　41, **50**, 51, 54, 57

麦門冬湯(ばくもんどうとう)　107, 108, 116, 119, 131, 136, 165, 173

栢葉湯／柏葉湯(はくようとう)　84, 189, 190, 192, 195

八味地黄丸(はちみじおうがん)　→八味腎気丸(はちみじんきがん)

八味腎気丸(はちみじんきがん)　26, 80, 100, 117, 122, 123, 128, 129, 150, 154, 155, 188, 189, 197

半夏乾姜散(はんげかんきょうさん)　83, 84, 173, 240, 241

半夏厚朴湯(はんげこうぼくとう)　31, 32, 91, 92, 93, 109, 149, 150, 172, 173

半夏散及湯(はんげさんおよびとう)　26, 108, 173, 242

半夏瀉心湯(はんげしゃしんとう)　50, 51, 52, 53, 83, 84, 108, 115, 116, 118, 119, 172, 173

半夏麻黄丸(はんげまおうがん)　23, 129, 173

礬石丸(ばんせきがん)　129, 167, 226, 227

礬石湯(ばんせきとう)　226, 227, 240, 241

ひ

百合滑石散(びゃくごうかっせきさん)　133, 143, 144

百合鶏子湯(びゃくごうけいしとう)　126, 133, 235

百合地黄湯(びゃくごうじおうとう)　132, 133, 188, 235

百合洗(びゃくごうせん)　133

百合知母湯(びゃくごうちもとう)　38, 132, 133, 235

百合湯類(びゃくごうとうるい)　130

白朮散(びゃくじゅつさん)　88, 100, 104, 113, 152, 181, 200, 233, 240, 241

白虎加桂枝湯(びゃっこかけいしとう)　25, 26, 37, 38, 108, 136

白虎加人参湯(びゃっこかにんじんとう)　36, 37, 38, 107, 108, 119, 136

白虎湯(びゃっことう)　35, 36, 37, 38, 107, 108, 136

白虎湯類(びゃっことうるい)　35, 36, 130, 136

ふ

風引湯(ふういんとう)　26, 37, 39, 63, 64, 68, 84, 102, 104, 108, 143, 144, 236, 237

茯甘五味加姜辛半杏大黄湯(ぶくかんごみかきょうしんはんきょうだいおうとう)　68, 83, 84, 86, 108, 150, 166, 167, 171, 173

茯苓飲(ぶくりょういん)　32, 94, 95, 119, 142, 149, 150, 151, 152

茯苓甘草湯(ぶくりょうかんぞうとう)　26, 32, 108, 150

茯苓杏仁甘草湯(ぶくりょうきょうにんかんぞうとう)　108, 150, 166, 167

茯苓桂枝甘草大棗湯(ぶくりょうけいしかんぞうたいそうとう)　25, 26, 100, 106, 108, 111, 115, 116, 149, 150, 237

茯苓桂枝白朮甘草湯(ぶくりょうけいしびゃくじゅつかんぞうとう)　25, 26, 100, 106, 108, 149, 150, 152

茯苓四逆湯(ぶくりょうしぎゃくとう)　80, 84, 108, 118, 119, 149, 150

茯苓戎塩湯(ぶくりょうじゅうえんとう)　150, 152, 231

茯苓沢瀉湯(ぶくりょうたくしゃとう)　26, 32, 108, 149, 150, 151, 152, 155

附子粳米湯(ぶしこうべいとう)　79, 80, 108, 116, 136, 173

附子剤(ぶしざい)　77

附子瀉心湯(ぶししゃしんとう)　50, 51, 53, 68, 80, 239

附子湯(ぶしとう)　80, 118, 119, 149, 150, 151, 152, 186

文蛤散(ぶんごうさん)　137, 238

文蛤湯(ぶんごうとう)　23, 32, 37, 108, 116, 137, 167

へ

鱉甲煎丸(べっこうせんがん)　26, 40, 49, 53, 55, 68, 84, 93, 100, 119, 139, 156, 157, 158, 173, 175, 182, 183, 186, 197, 198, 203, 207, 208, 209, 210, 244

ほ

防已黄耆湯(ぼういおうぎとう)　32, 108, 116, 121, 142, 146, 151, 152

防已地黄湯(ぼういじおうとう)　26, 27, 100, 108, 146, 188

防已椒目葶藶大黄丸(ぼういしょうもくていれきだいおうがん)　68, 129, 146, 158, 160

防已茯苓湯(ぼういぶくりょうとう)　26, 108, 121, 146, 150

蒲灰散(ほかいさん)　143, 144, 162

補中益気湯(ほちゅうえっきとう)　40, 151

牡蛎沢瀉散(ぼれいたくしゃさん) 72, 104, 134, 155, 158, 159, 221, 242
牡蛎湯(ぼれいとう) 23, 103, 104, 108, 221
奔豚湯(ほんとんとう) 30, 32, 53, 108, 110, 173, 185, 186, 199, 200

ま

麻黄加朮湯(まおうかじゅつとう) 23, 24, 26, 108, 142, 151, 152, 167
麻黄杏仁甘草石膏湯(まおうきょうにんかんぞうせっこうとう) 22, 23, 36, 37, 106, 107, 108, 165, 166, 167
麻黄杏仁薏苡甘草湯(まおうきょうにんよくいかんぞうとう) 23, 107, 108, 142, 147, 148, 167
麻黄細辛附子湯(まおうさいしんぶしとう) 21, 22, 23, 80, 85, 86
麻黄醇酒湯(まおうじゅんしゅとう) 23, 100
麻黄升麻湯(まおうしょうまとう) 23, 26, 28, 37, 38, 53, 84, 108, 131, 132, 135, 150, 152, 185, 186
麻黄湯(まおうとう) 21, 22, 23, 24, 26, 107, 108, 166, 167
麻黄附子甘草湯(まおうぶしかんぞうとう) 21, 22, 23, 80, 108
麻黄附子細辛湯(まおうぶしさいしんとう) →麻黄細辛附子湯(まおうさいしんぶしとう)
麻黄附子湯(まおうぶしとう) 23, 80, 108
麻黄連軺赤小豆湯(まおうれんしょうせきしょうずとう) 23, 32, 47, 58, 108, 116, 167, 213, 238
麻杏甘石湯(まきょうかんせきとう) →麻黄杏仁甘草石膏湯(まおうきょうにんかんぞうせっこうとう)
麻杏薏甘湯(まきょうよくかんとう) →麻黄杏仁薏苡甘草湯(まおうきょうにんよくいかんぞうとう)
麻子仁丸(ましにんがん) 66, 67, 68, 71, 93, 94, 129, 166, 167, 186

み

蜜煎(みつせん) 128, 129

も

木防已湯(もくぼういとう) 25, 26, 37, 119, 146
木防已湯去石膏加茯苓芒消湯(もくぼういとうきょせっこうかぶくりょうぼうしょうとう) 26, 69, 119, 146, 150

や

射干麻黄湯(やかんまおうとう) 23, 32, 86, 116, 170, 171, 173, 174, 175, 177, 178

よ

薏苡附子散(よくいぶしさん) 80, 148
薏苡附子敗醬散(よくいぶしはいしょうさん) 78, 80, 148, 211, 214

り

理中丸(りちゅうがん) 83, 84, 108, 118, 119, 129, 151, 152, 234, 239
苓甘姜味辛夏仁黄湯(りょうかんきょうみしんげにんおうとう) →茯甘五味加姜辛半杏大黄湯(ぶくかんごみかきょうしんはんきょうだいおうとう)
苓甘姜味辛夏湯(りょうかんきょうみしんげにんとう) →苓甘五味加姜辛半夏杏仁湯(りょうかんごみかきょうしんはんげきょうにんとう)
苓甘五味加姜辛半夏杏仁湯(りょうかんごみかきょうしんはんげきょうにんとう) 83, 84, 86, 108, 150, 166, 167, 171, 173
苓甘五味姜辛湯(りょうかんごみきょうしんとう) 83, 84, 86, 108, 150, 165, 170, 171
苓姜朮甘湯(りょうきょうじゅつかんとう) →甘草乾姜茯苓白朮湯(かんぞうかんきょうぶくりょうびゃくじゅつとう)
苓桂甘棗湯(りょうけいかんそうとう) →茯苓桂枝甘草大棗湯(ぶくりょうけいしかんぞうたいそうとう)
苓桂朮甘湯(りょうけいじゅつかんとう) →茯苓桂枝白朮甘草湯(ぶくりょうけいしびゃくじゅつかんぞうとう)
藜芦甘草湯(りろかんぞうとう) 302(→処方一覧)

ろ

狼牙湯(ろうがとう) 245

あとがき

『傷寒論』『金匱要略』を学ぶ上で，処方解説書は多数あるが，両書の視点から薬物について解説した薬物書は少なく，また登場するすべての薬物を解説したものは存在しない．本書では今まで取り上げられなかった薬物（水類，䃜，新絳，狼牙，紫参など）を含めた『傷寒論』『金匱要略』に登場する全薬物を網羅し，解説した．

本書の作成にあたっては，歴代本草書を始め，日本の古方派から現代中医学に至るまで，多くの文献にあたり，調査を行ったが，その際，いくつかの問題が出てきた．一つは基原の問題である．蒲灰や太一禹餘粮のように『傷寒論』『金匱要略』における基原が何にあたるのか，古来より議論されてきた薬物も少なくない．考証するには歴代本草書を読み解く必要があり，その作業は困難を極めたが，本書では，各時代における本草書の記述の変遷を追い，現代の研究と比較することにより基原の考証を行った．

次に，『傷寒論』『金匱要略』における薬物数，処方数の問題がある．日本・中国を問わず，様々な文献で薬物数・処方数をあげているが，その数え方を詳細に述べたものはみられない．この数は単に数えればよいというものではなく，薬物・処方の異名の扱い，薬物の修治法の扱い，条文ごとの薬物分量の異同や版本による異同の扱い，配合薬物が一致しても別処方とするか否か，といった様々な問題を含むため，資料の細部まで再検討する必要があったが，本書では巻末に収載した処方一覧をもとに処方数・薬物数の決定を行い，これに一つの結論を出している．

さらに，用語の問題がある．本書の薬物解説については，初学者の便を考え，できる限り漢方用語を少なくし，現代語で説明することとしたが，この漢方用語に関しては，現状，日本の古方派と現代中医学の用語が混乱して用いられているため，解説をする我々にしても用語の意味を見直す必要があった．また，「滋陰，涼血」など何気なく使用している用語であっても，『傷寒論』『金匱要略』では，いまだ概念として登場していないものもあり，解説に用いる用語にもこれまでにない制約があった．基本的な用語は巻末に解説を付して補ったが，時代や流派によって意味が変化する漢方用語が，特に初学者において，漢方をより学びにくくしている深刻な現状があると考える．なお本書では，同一の用語であっても立場の違いにより意味が異なるものは，それぞれの立場による意味を付したが，今後，古方なら古方の立場で統一した「漢方用語辞典」の整理は急務であると考えている．

本書の編集にあたり多くの方にご助力いただいた．現状流通および中国における状況については，株式会社栃本天海堂，株式会社ウチダ和漢薬をはじめとする薬業界の方々，また御茶の水大学の佐竹元吉教授に貴重な情報をいただいた．ご多忙にも関わらずどなたも快くご教授くださり，感謝の言葉もないほどである．

最後に，歴史上に数多くの文献を残した，先人の叡智に心から感謝を捧げたい．本書が，漢方を学ぶ多くの方の一助となれば幸いである．

2006年5月

西島啓晃
大石雅子

参考文献一覧

参考文献は，参照した内容によって「本草・薬物」「方剤」「炮制・度量衡」「用語」「その他」の各項目に分類したが，これは便宜的なものである．複数の項目にわたって参照した文献も多い．

＜本草・薬物＞

『第十五改正日本薬局方』日本公定書協会編 じほう (2006年)

『局外生薬規格 1989 増補版』薬事日報社 (1997年)

『中華人民共和国薬典 2005年版』国家薬典委員会編 化学工業出版社 (2005年)

『和漢薬百科図鑑 全改訂新版 全2巻』難波恒雄著 保育社 (1992年)

『漢方のくすりの事典』米田該典監修 鈴木洋著 医歯薬出版株式会社 (1996年)

『中薬大辞典 全5巻』上海科学技術出版社編集 小学館 (1985年)

『中薬大辞典 全3巻』江蘇新医学院編 上海科学技術出版社 (1979年)

『正倉院薬物を中心とする古代石薬の研究 正倉院の鉱物 I』益富寿之助著・発行 (1973年)

『中国高等植物図鑑 全5巻』中国科学院植物研究所主編 科学出版社 (1972年)

『中国本草図録 全11巻』蕭培根主編 中央公論社 (1992年)

『牧野新日本植物図鑑』牧野富太郎著 北隆館 (1970年)

『原色牧野和漢薬草大図鑑』三橋博監修 北隆館 (1988年)

『古方薬議』浅田宗伯著 木村長久校訓 日本漢方医学会出版部 (1975年)

『古方薬品考』内藤蕉園著 燎原 (1974年)

『経史証類大観本草 復刻版』宋・唐慎微撰 艾晟校定 木村康一・吉崎正雄編集 廣川書店 (1970年)

『重修政和経史証類備用本草』宋・唐慎微原著 金・張存恵重刊 南天書局景印 (1976年)

『本草綱目 全6冊』明・李時珍撰 商務印書館 (1967年)

『国訳本草綱目』木村康一新註校訂 春陽堂 (1978年)

『仲景方薬古今応用』呂志生等編著 中医古籍出版社 (2000年)

『校訂譯註齊民要術』後魏・賈思勰撰 西山武一・熊代幸雄譯 (1969年)

『新訂 和漢薬』赤松金芳著 医歯薬出版 (1980年)

『本草品彙精要』人民衛生出版社 (1984年)

『中薬学講義』成都中医学院主編 醫薬衛生出版社 (1970年)

『神農本草経』魏・呉普等述 孫星衍・孫馮翼輯 山西科学技術出版社 (1991年)

『和訓類聚方広義 重校薬徴』吉益東洞原著 尾台榕堂校注 西山英雄訓訳 創元社 (1978年)

『気血水薬徴』吉益南涯著(『漢方の臨床 特集号14巻』木場宏和訳 東亜医学協会 (1967年) 所収)

『薬能方法弁』宇津木昆台著(『近世医学書集成28 宇津木昆台 古訓医伝 (5)』
　　　　大塚敬節・矢数道明責任編集 名著出版 (1986年) 所収)

『皇漢医学叢書 薬徴続編』村井杶著 大新書局 (1972年)

『近世漢方医学書集成59 尾台榕堂 重校薬徴』名著出版 (1980年)

『近世漢方医学書集成 10 吉益東洞 薬徴』名著出版（1985年）

『湯液本草』元・王好古著（『東垣十種醫書』李東垣他著 五州出版社（1969年）所収

『漢方210処方生薬解説』佐竹元吉・伊田喜光・根本幸夫監修 昭和漢方生薬ハーブ研究会編 じほう（2003年）

『動物本草』楊倉良・齊英傑主編 中医古籍出版社（2001年）

『中国薬用動物志 第一冊』中国薬用動物志協作組編著 天津科学技術出版社（1979年）

『附子の研究 第二篇』出版科学総合研究所編 三和生薬株式会社（1981年）

『新古方薬嚢』荒木性次著 方術信和會（1972年）

『東洞全集』呉秀三・富士川游選集校訂 思文閣（1970年）

『正倉院薬物』柴田承二監修 中央公論新社（2000年）

『漢方薬物学入門』長沢元夫著 長城出版（1993年）

『本草学論攷』白井光太郎著 春陽堂（1933年）

『本草概説』岡西爲人著 創元社（1977年）

<方剤>

『傷寒論』（明・趙開美本）北里研究所附属東洋医学総合研究所／医史文献研究室編 燎原書店（1988年）

『金匱要略』（元・鄧珍本）北里研究所附属東洋医学総合研究所／医史文献研究室編 燎原書店（1988年）

『注解傷寒論』金・成無已著.「医統正脈全書」所収

『金匱要略方論』（明・趙開美本.内閣文庫蔵）日本漢方協会学術部覆刊

『新編金匱要略方論』（明・兪橋本）「四部叢刊」所収

『新編金匱要略方論』（明・徐鎔本）「百部叢書集成」所収

『金匱要略論注』清・徐彬撰.「四庫全書」所収

『校正宋板傷寒論』淺野徽元甫校（天保10年・1839年）

『傷寒雑病論』日本漢方協会学術部編 東洋学術出版（1990年）

『備急千金要方』唐・孫思邈著 国立中醫学研究所（1965年）

『千金翼方』唐・孫思邈著 国立中醫学研究所（1965年）

『外台秘要』唐・王燾著 国立中醫学研究所（1965年）

『傷寒論輯義』多紀元簡著 出版科学総合研究所（1979年）

『金匱要略輯義』多紀元簡著 出版科学総合研究所（1979年）

『勿誤薬室「方函」「口訣」釈義』長谷川弥人著 創元社（1994年）

『仲景方薬現代研究』叶森主篇 中国中医薬出版（1997年）

『高等医学院校選用教材 方剤学』閆潤紅主編 科学出版社（2003年）

『高等医薬院校教材 傷寒論講義』李培生主編 上海科学技術出版社（1983年）

『高等医薬院校教材 金匱要略講義』李克光主編 上海科学技術出版社（1983年）

『康治本傷寒論の研究』長沢元夫著 健友館（1992年）

＜炮制・度量衡＞

 『中国科学技術史度量衡巻』 丘光明・邱隆・楊平著 科学出版社（2001年）

 『中国度量衡史』 呉承絡著 商務印書館（1937年）

 『中薬炮制新釈及応用』 苗明三主編 興界図書出版公司（1998年）

 『中医薬学高級叢書 中薬炮制学』 叶定江・張世臣主編 人民衛生出版社（2000年）

 『中国医学古典と日本』 小曽戸洋著 塙書店（1996年）

 『本朝度量権衡攷 1，2』 狩谷棭斎著 冨谷至校注 東洋文庫 平凡社（1991年）

 『国医薬物学研究』 清水藤太郎著 廣川書店（1942年）

 『日本薬学史』 清水藤太郎著 南山堂（1971年）

 『臨床応用傷寒論解説』 大塚敬節著 創元社（1966年）

 『改訂新版漢方処方集』 龍野一雄編著 中国漢方医学書刊行会（1973年）

 『経験漢方処方分量集』 大塚敬節・矢数道明監修 気賀林一編 医道の日本社（1969年）

＜用語＞

 『大漢和辞典』 諸橋轍次著 大修館書店（1968年）

 『傷寒雑病論字詞句大事典』 王付編著 学苑出版社（2005年）

 『南山堂 医学大事典』 南山堂（1978年）

 『漢方用語大事典』 創医学術部主編 燎原（1984年）

 『中国漢方医語辞典』 成都中医学院・中医研究院・広東中医学院編著 中医学基本用語邦訳委員会
   訳編 中国漢方（1987年）

 『薬学生のための漢方薬入門』 指田豊・三巻祥浩著 廣川書店（2003年）

 『大字典』 上田万年他編 講談社（1965年）

 『漢方と漢薬（全28巻）』 春陽堂（1975年）

 『漢方医語辞典』 西山英雄編 創元社（1975年）

 『重要漢方処方解説口訣集』 中日漢方研究会（1971年）

 『雑病論識』 浅田宗伯著 森田幸門訳 森田漢方治療学研究所（1983年）

＜その他＞

 『中国医学の歴史』 傅維康著 川井正久編訳 東洋学術出版社（1997年）

 『中国醫史年表』 郭靄春編 黒竜江人民出版社（1984年）

 『宋以前醫籍攷 全4巻』 岡西爲人著 古亭書屋（1969年）

 『伝統医学の学び方』 長沢元夫著 續文堂出版（1998年）

 『明治前 日本薬物學史 1，2巻』 日本学士院日本科学史刊行会 財団法人日本古医学資料センター
   （1978年）

【編著者一覧】

総監修	伊田　喜光	1964年九州大学医学部薬学科卒．九州大学薬学部助手，昭和大学薬学部教授を経て，2006年4月横浜薬科大学薬学部教授（漢方薬学科長）に就任．薬学博士．昭和大学客員教授．監修：『漢方210処方生薬解説』（じほう），『食の医学館』（小学館）
監　修	根本　幸夫	1969年東京理科大学薬学部，東洋鍼灸専門学校卒．昭和大学薬学部非常勤講師．漢方平和堂店主．総合漢方研究会会長．洗足音楽大学邦楽研究所講師．薬学博士．著：『やさしくわかる東洋医学』（かんき出版），監修：『漢方210処方生薬解説』（じほう）
	鳥居塚和生	1977年千葉大学薬学部卒．エスエス製薬中央研究所，富山医科薬科大学，北里研究所，昭和大学薬学部助教授を経て，2006年同教授．薬学博士．著：『モノグラフ生薬の薬効・薬理』（医歯薬出版）
参　訂	只野　　武	1975年東北薬科大学大学院薬学研究科博士課程修了．2002年より東北薬科大学薬学部教授（薬理学教室）．薬学博士．共著：『薬物治療学』（南山堂），『新薬理学テキスト』（廣川書店）
	北島　潤一	1980年九州大学大学院薬学研究科博士課程修了．現在，昭和薬科大学薬学部教授（漢方治療学教育研究室）．日本生薬学会評議員・編集委員．薬学博士．共著：『新訂生薬学』（南江堂）
	口野　嘉幸	九州大学医学部大学院修了．国立がんセンター研究所部長を経て，現在，昭和大学薬学部客員教授．医学博士
協　力	矢久保修嗣	日本大学医学部附属板橋病院東洋医学科長．医学博士
	木下　優子	日本大学医学部東洋医学講座医局長．医学博士
	根本　安人	日本大学医学部附属板橋病院精神科．医学博士
	青木　浩義	医療法人社団竹山会青木医院院長．医学博士
	小泉久仁弥	昭和大学薬学部非常勤講師．医学博士
編集委員	西島　啓晃	総合漢方研究会主任研究員
	大石　雅子	総合漢方研究会主任研究員
	平井　康昭	昭和大学薬学部助教授（薬用植物園）．薬学博士
	羽田　紀康	共立薬科大学薬学部助教授（天然医薬資源学講座）．薬学博士
	磯田　　進	昭和大学薬学部講師（薬用植物園）．薬学博士
	小松　　一	総合漢方研究会主任研究員．薬学博士
	村岡　逸朗	総合漢方研究会主任研究員
分担執筆	［総合漢方研究会］	堀口和彦・沢口亜樹・鈴木映見加・阪田泰子（薬学博士）・鈴木信弘・川本寿則・根本奈帆・木村喜美代・青木麻理子
	［昭和大学薬学部］	藤井幹雄（理学博士）・堀由美子（薬学博士）・福村基徳・塩原仁子（分析センター助手．日本東洋医学会評議員）
	安藤英広（小太郎漢方製薬．薬学博士）	

傷寒・金匱薬物事典
しょうかん きんき やくぶつ じてん

2006年6月27日　初版第1刷発行

総監修　伊田喜光
監　修　根本幸夫　鳥居塚和生
発行者　藤本敏雄
発行所　有限会社万来舎
　　　　〒102-0072　東京都千代田区飯田橋2-1-4　九段セントラルビル803
　　　　電話03-5212-4455
印刷所　大日本印刷株式会社

© Sogo Kanpo Kenkyu-kai 2006 Printed in Japan

落丁・乱丁本がございましたら、お手数ですが小社宛にお送りください。送料小社負担にてお取り替えいたします。
本書の全部または一部を無断複写(コピー)することは、著作権法上の例外を除き、禁じられています。

NDC499.8　336p　26 cm
ISBN4-901221-18-3